Roland Liebscher-Bracht
Dr. med. Petra Bracht

DEUTSCHLAND HAT RÜCKEN

Wie es so weit kommen konnte
Warum jetzt Schluss damit ist
Was Sie selbst dagegen tun können

Mit unseren besten Selbsthilfeübungen
für zu Hause

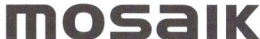

Dieses Buch ist auch als E-Book erhältlich.

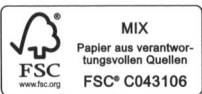

MIX
Papier aus verantwortungsvollen Quellen
FSC
www.fsc.org
FSC® C043106

Verlagsgruppe Random House FSC® N001967

4. Auflage
Originalausgabe Oktober 2018
Mosaik Verlag in der Verlagsgruppe Random House GmbH,
Neumarkter Str. 28, 81673 München
Illustrationen: Jana Mechmershausen
Fotos: Fabian Sprey und Simon Pieren, Liebscher & Bracht
Mit Ausnahme von: Fasziengeflecht (S. 73): shutterstock/Matusciac Alexandru; Faszienfäden (S. 73): EndovivoProductions/Jean-Claude Guimberteau; Muskel mit Faszien (S. 75): Science Photo Library/Oeggerli Martin; Rollator (S. 191): mauritius images/Westend61/Wolfgang Weinhäupl; Himmel (S. 381): shutterstock/PhilipYb Studio
Umschlag: *zeichenpool, München,
unter Verwendung eines Layouts von Simon Pieren, Liebscher & Bracht
Umschlagfoto: Simon Pieren, Liebscher & Bracht
Redaktion: Annette Gillich-Beltz
Layout: OH, JA!, München
Satz: Satzwerk Huber, Germering
Druck und Bindung: Grafisches Centrum Cuno, Calbe
Printed in Germany
JE · Herstellung: CB
ISBN 978-3-442-39344-2
www.mosaik-verlag.de

Dieses Buch ist unseren Söhnen Raoul und Julien gewidmet –
und ihrer Großmutter Ruth Liebscher.

Ruth ist mittlerweile 91 und völlig frei von Schmerzen – auch von
Rückenschmerzen. Sie zeigt Ihnen im Buch einige unserer Übungen.
Und im für Sie als Leser kostenlosen Online-Video-Übungsbereich
führt sie Ihnen sogar einige dieser Übungen vor. Sie ist der lebende
Beweis, dass Menschen sich bis ins hohe Alter mit unseren Übungen
schmerzfrei und beweglich halten können.

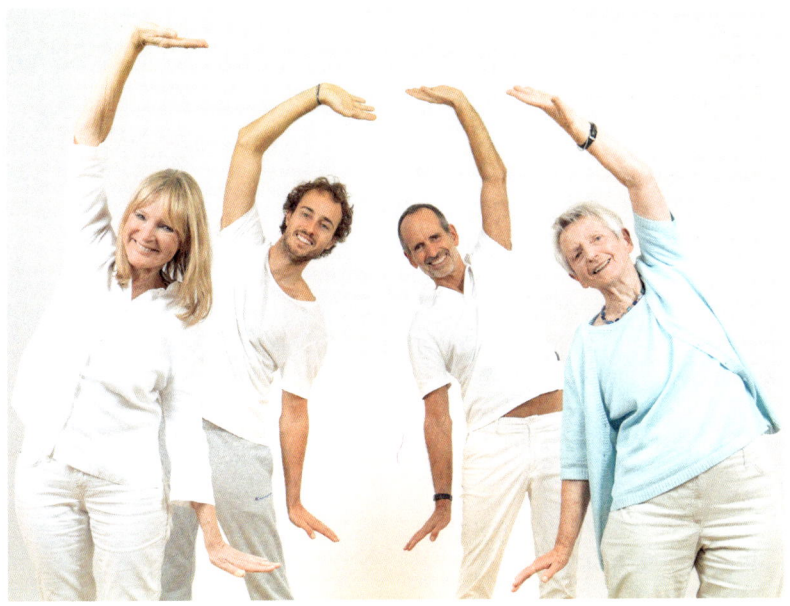

Petra Bracht, Raoul Bracht, Roland Liebscher-Bracht und Ruth Liebscher.
Drei Generationen, die Ihnen nahebringen möchten, dass unsere Übungen
allen Menschen helfen können.

Inhalt

Herzlichen Glückwunsch zum Kauf dieses Buches!

Sehr wahrscheinlich wird sich Ihr Leben nun ändern – es wird viel schöner und ungestörter von Schmerzmitteln, Behandlungen aller Art oder sogar Operationen verlaufen. Wir möchten erreichen, dass Sie in Zukunft keine Angst mehr vor Rückenproblemen, einem Bandscheibenvorfall oder sonstigen Schäden an der Wirbelsäule haben – und Ihre Schmerzen loswerden.

Zunächst erklären wir Ihnen, warum Sie keine Angst mehr haben müssen. Denn je besser Sie die Hintergründe verstehen, desto größer wird Ihr Vertrauen sein. Wir möchten, dass Sie logisch nachvollziehen können, dass Sie in fast allen Fällen Ihre Rückenschmerzen mit den richtigen Bewegungsübungen heilen können. Und darüber hinaus möchten wir, dass Sie – vor allem, wenn Sie skeptisch sind – den nächsten Schritt tun und unsere Vorschläge zur Selbstbehandlung umsetzen und unsere Übungen anwenden. Denn nichts überzeugt mehr, als selbst zu spüren: Das funktioniert ja wirklich!

Das sind wir

Damit Sie wissen, mit wem Sie es hier zu tun haben, möchten wir uns zunächst persönlich vorstellen.

Wir – Petra und Roland – liefern das Wissen, das Liebscher & Bracht ausmacht. Petra ist Ärztin für Allgemeinmedizin und Naturheilverfahren. Inzwischen wendet sie bei ihren Patienten fast ausschließlich Ernährungsmedizin und orthomolekulare Medizin an, um die Selbstheilungskräfte bestmöglich zu aktivieren. Nur ganz selten – wenn sie das Gefühl hat, eine Krankheit ist so weit fortgeschritten, dass der Körper des Patienten für den ersten Schritt in die Heilung zusätzliche Unterstützung benötigt – setzt sie herkömmliche medizinische Vorgehensweisen ein.

Roland hat einen völlig anderen Background. Er studierte Wirtschaftsingenieurwesen Fachrichtung Maschinenbau, lebte aber seit früher Kindheit neben Schule und Studium ein zweites Leben: Seit über 50 Jahren trainiert er asiatische Kampfkunst und Bewegungslehren. Diese Berufung machte er dann auch zum Beruf.

Wie alles begann

In den 1980er-Jahren erlebte Roland immer öfter, dass bei vielen Kursteilnehmern, die schon länger an unterschiedlichsten Schmerzen litten, diese durch das Training abnahmen oder ganz verschwanden. Selbst wenn die Schmerzen nach herkömmlicher medizinischer Auffassung nicht hätten reduzierbar sein dürfen. Damals hatte Roland damit begonnen, Wing Tsun zu unterrichten, einen chinesischen Stil, bei dem eine sehr anspruchsvolle Muskelansteuerung trainiert wird.

Weder Ärzte und Physiotherapeuten, die bei ihm trainierten, noch Petra, mit der er damals frisch verheiratet war, konnten diese Effekte schlüssig erklären. Daher begeisterte Roland sich immer mehr für dieses Thema. Wir beide spürten, dass wir etwas Großem auf der Spur waren. Etwas, das eine enorme Bedeutung für die Gesundheit der Menschen haben könnte. Und genauso war es. Wie Sie im Theorieteil dieses Buches nachvollziehen werden, ist es uns gelungen, herauszufinden, was die Hauptursache für die Entstehung der meisten Schmerzen ist, unter denen Menschen heute am häufigsten leiden. Dieses Wissen lieferte die Grundlage für die Entwicklung unserer Therapie.

Wir helfen Ihnen, sich selbst zu helfen.

Die Entwicklung dauerte 20 Jahre, von 1987 bis 2007. Dann waren wir so weit, dass Roland 72 Punkte an den Knochen des Menschen definiert hatte, an denen man Schmerzen durch manuellen Druck regelrecht abstellen kann. Und 27 Körperübungen, mit denen sich die Patienten von Kopf bis Fuß selbst schmerzfrei halten können. Die manuelle Schmerzbehandlung wurde durch Petras ernährungsmedizinische Vorgehensweisen ergänzt. Diese – unsere – neue Schmerztherapie besitzt eine Wirksamkeit, die man herkömmlich nicht für möglich hält. 2007 begannen wir, sie an Ärzte, Heilpraktiker, Physio- und andere Therapeuten weiterzugeben. Inzwischen haben wir ein Netzwerk etabliert, dem über 2.000 Ärzte und Therapeuten in ganz Deutschland, Österreich und der Schweiz angehören, die unsere Ausbildung absolviert haben und sich regelmäßig bei uns fortbilden. Das bedeutet, dass jeder Schmerzpatient die Möglichkeit hat, in seiner Nähe in den Genuss unserer Therapie zu kommen.

Unsere Vision: Was wir mit diesem Buch erreichen möchten

Was uns antreibt, ist das Ziel, allen Menschen, die dies möchten, zu einem schmerzfreien Leben zu verhelfen – was dieses Buch angeht, insbesondere zu einem rückenschmerzfreien. Grundsätzlich möchten wir dabei erreichen, dass Sie sich *selbst* helfen können. Dass Sie also dazu in der Lage sind, ohne weitere Hilfe oder Therapie für Ihre Schmerzfreiheit zu sorgen. Das ist nicht immer, aber häufig von Beginn an möglich. Wir möchten Ihr lebenslanger Ansprechpartner sein, der dafür Sorge trägt, dass Sie immer dann, wenn Schmerzen auftauchen, wieder schmerzfrei werden.

Ihre Unabhängigkeit soll größer werden.

Sie werden nach und nach all die richtigen Übungen und Verhaltensweisen für so gut wie jeden körperlichen Schmerz kennenlernen. Wenn Sie zwischendurch Unterstützung brauchen, sind wir oder ist einer der vielen von uns ausgebildeten Ärzte oder Therapeuten für Sie da. Doch unser Bestreben ist, dass Ihre Unabhängigkeit immer größer wird.

Diesem Ziel haben wir die letzten mehr als 30 Jahre unseres Lebens gewidmet und wollen und werden – so Gott will – das so lange wie möglich weiter tun.

Wir dürfen Ihnen zudem die erfreuliche Mitteilung machen, dass wir Ihnen exklusiv unter der Internetseite liebscher-bracht.com/dhr einen kostenfreien Online-Bereich zur Verfügung stellen, in dem Roland Sie in Mitmachvideos persönlich durch alle Übungen führt.

Nun wünschen wir Ihnen viel Spaß, viele neue Erkenntnisse und viele Anregungen beim Lesen dieses Buches, beim Ausprobieren und Anwenden unserer Übungen.

Und natürlich wünschen wir Ihnen ein langes, schmerzfreies und gesundes Leben!

Ihre
Petra Bracht · Roland Liebscher-Bracht · Raoul Bracht

PS: Eine große Bitte hätten wir noch: Wenn Ihnen unser Buch und unsere Methode gefällt, empfehlen Sie uns bitte weiter – bei Freunden und Kollegen, Therapeuten, Buchhändlern oder auf Amazon. Sie helfen uns dabei, vielen Menschen ein schmerzfreies Leben zu ermöglichen.

Die großen Irrtümer bei Rückenschmerzen

Rückenschmerzen sind die Volkskrankheit Nummer 1. Laut einem Bericht der DAK leiden mittlerweile 75 Prozent der Arbeitnehmer regelmäßig unter ihnen, jeder siebte davon sogar chronisch.[1]

Damit hat das Problem in den letzten Jahren noch einmal massiv zugenommen. Dies führt dazu, dass inzwischen fast jeder zehnte Krankheitstag auf Rückenschmerzen zurückzuführen ist.[2] Daraus ergeben sich neben den unserer Meinung nach unnötigen Schmerzen für die Patienten auch noch horrende volkswirtschaftliche Probleme. Jährlich entstehen hierdurch in Deutschland ca. 50 Milliarden Euro Kosten. Das sind mehr als 2 Prozent des Bruttoinlandsprodukts.[3] 2003 hatten bereits 55 Prozent der Berufstätigen mindestens ein Mal jährlich Rückenschmerzen, 2017 waren es 75 Prozent, also eineinhalb mal so viele. Von 2007 bis 2016, also in weniger als zehn Jahren, stieg die Zahl der stationären Behandlungen um schockierende 80 Prozent, die Notfallaufnahmen stiegen dabei um 160 Prozent an im Verhältnis zu den stationären.[4]

Das Erschreckende an diesen Zahlen ist, dass ein Ende dieser Entwicklung überhaupt nicht in Sicht ist. Ganz im Gegenteil: Immer mehr und auch immer früher leiden wir und die ganze Gesellschaft an diesem penetranten Schmerz im Rücken und werden damit buchstäblich alleingelassen. Denn der herkömmliche Versuch der Schulmedizin mit Schmerzmedikamenten und Physiotherapie das Problem in den Griff zu bekommen, kann inzwischen als gescheitert angesehen werden. Sogar die vielfältigen Angebote der Krankenkassen wie Rückenschulen und Wirbelsäulengymnastik bringen keinen Erfolg – sie »erreichen« sogar eher eine leichte Verschlechterung.[5] Bei einem

Großteil der Rückenschmerzen ist noch nicht einmal die Ursache bekannt. Das ist der offizielle Stand.

Ein schmerz-freies Leben ist möglich.

Eine Lösung mit den herkömmlichen Mitteln der Medizin, mit Naturheilkunde, Physiotherapie und manuellen oder anderen Therapien ist nicht in Sicht. Das zeigen nicht nur die ausufernden Zahlen der Betroffenen.

Deutlich wird dies auch in Interviews wie beispielsweise das mit dem ärztlichen Leiter des Schmerzzentrums Berlin Jan-Peter Jansen Anfang des Jahres 2018 mit der ZEIT, in dem er die herrschende medizinische Einschätzung so beschrieb: »Ein schmerzfreies Leben ist unrealistisch.«[6]

Es wird also indirekt empfohlen, sich mit seinen Schmerzen abzufinden. Die einzige Alternative hierzu scheint inzwischen nur noch die immer früher durchgeführte Operation an der Wirbelsäule zu sein.[7] Warum es sich hierbei unserer Meinung nach meistens um Kunstfehler handelt, werden wir im Weiteren noch genauer erklären. Nur so viel sei vorweggenommen: Eine Operation geht neben erheblichen Risiken auch immer mit einer massiven Veränderung der Statik einher und kann nie mehr rückgängig gemacht werden. Solch ein Schritt sollte, wenn überhaupt, nur dann in Betracht gezogen werden, wenn über Jahre alle anderen Maßnahmen – vor allem unsere Therapie – keine Linderung verschaffen konnten. Daher empfehlen wir Ihnen dringend, sich zumindest einmal nach unserer vollkommen nebenwirkungsfreien Methode behandeln zu lassen, bevor Sie sich zu so einem schwerwiegenden Eingriff überreden lassen.

Es geht um Ihr Leben

Schön, dass Sie dieses Buch in Ihren Händen halten – und wichtig für Ihr Leben. Denn in diesem Buch geht es darum, dass Sie es genießen können, schmerzfrei zu leben. Was ist die Grundlage jedes Wohlfühlens? Dass wir gesund sind. Und dass wir frei von Schmerzen sind. Denn Schmerzen können einen verrückt machen. Sie können Energie rauben, uns unfähig machen, unseren Beruf auszuüben, erst recht das Hobby oder den Sport. Sie können das Zusammenleben so stören, dass Familien und Partnerschaften zerbrechen. Schmerzen können das Leben so belasten, dass sich Menschen vor lauter Verzweiflung eher umbringen, als weiterhin diese Qualen zu erleiden. In USA hat man dazu Zahlen erhoben: Zwischen 2006 und 2008 begingen etwa 3.000 Menschen Suizid wegen anhaltender Schmerzen, die nicht in den Griff zu bekommen waren, besonders Rückenschmerzen schienen hierbei von großer Bedeutung zu sein.[8, 9] In Deutschland gibt es dazu keine Zahlen. Man weiß aber, dass hier bei uns etwa die gleiche Anzahl von Menschen nur aufgrund der Nebenwirkungen von Schmerzmitteln jährlich stirbt.[10] Und das sind nur die offiziellen Zahlen.

Das Ganze nimmt inzwischen solche Ausmaße an, dass der ärztliche Leiter des Schmerzzentrums Berlin in dem ZEIT-Interview weiter äußerte: »Schmerzen gehören einfach zum Leben dazu.« Das hört sich wie eine Bankrotterklärung der Schulmedizin an. Ähnliches hören wir auch immer wieder von Patienten – je älter sie sind, desto öfter. Sie erzählen von Ärzten, die auf ihre Frage, warum man denn nichts gegen ihre Schmerzen machen könne, antworten: »Schauen Sie sich doch mal um, wie können Sie erwarten, dass es bei Ihnen anders ist?«

Rückenschmerzen – die Nummer eins bei Schmerzen

Natürlich sind das die ganz extremen Fälle. Aber nach unseren Erfahrungen leiden ungefähr 20 Prozent der Bevölkerung an extremen Schmerzen und sind trotz der Einnahme von Schmerzmitteln und trotz Operationen in ihrem Leben stark eingeschränkt. Meist nennt man sie *austherapiert*. Weitere rund 20 Prozent leiden so stark, dass sie permanent Schmerzmittel benötigen, um ihren Alltag bewältigen zu können. Viele von ihnen lassen sich operieren, um das Problem zu lösen. Die nächsten etwa 20 Prozent müssen immer wieder zu Schmerzmitteln greifen, weil sie durch ihre Rückenschmerzen sonst zu sehr eingeschränkt sind. Auch sie lassen sich operieren oder schließen eine Operation zumindest nicht aus. Schließlich haben etwa 20 Prozent im Großen und Ganzen keine permanen-

Es geht um die Schmerzen, die scheinbar aus dem Nichts kommen.

17

ten Probleme mit Schmerzen, aber wenn sie welche bekommen, nehmen sie Schmerzmittel, um sie zu unterdrücken. Nur die letzten rund 20 Prozent sind schmerzfrei und geben an, nur sehr selten vielleicht Spannungskopfschmerzen zu haben oder mal nach dem Joggen das Knie zu spüren.

Uns geht es um die Schmerzen, die meist im Bereich der Gelenke auftauchen oder aber am Rücken – die Wirbelsäule ist ja auch eine Art Ansammlung von vielen Gelenken.

Viele der Schmerzen, die Sie im Bereich des Rückens oder auch im restlichen Körper spüren und die zunächst scheinbar unabhängig vom Bewegungsapparat sind, haben in Wirklichkeit mit zu hohen *Zugspannungen* der Muskeln und Faszien zu tun.

Das Problem der Rückenschmerzen ist gelöst

Wie in unserem letzten Buch, »Die Arthrose-Lüge«, sagen wir Ihnen auch jetzt:

- Niemand auf diesem Planeten muss Schmerzen im Bewegungssystem haben.
- Niemand muss »Rücken« haben.

»Es ist leichter, ein Atom zu spalten, als die Meinung der Menschen zu ändern.«
Albert Einstein

Die Lösung des Problems begann 1986, und es dauerte rund 20 Jahre, bis wir 2007 die ersten Ausbildungen für Ärzte fast aller Fachrichtungen, für Osteopathen, Heilpraktiker, Physio- und die verschiedensten anderen Therapeuten anbieten konnten. Seit diesem Zeitpunkt ist unsere Lösung, die Schmerztherapie nach Liebscher & Bracht, so weit entwickelt, dass sie in nur vier Tagen erlernt werden kann und dass die Absolventen schon am Tag nach der Ausbildung bei Patienten, denen sie vorher nicht befriedigend helfen konnten, sehr gute Ergebnisse erzielen können. Inzwischen sind über 2.000 der von uns ausgebildeten Therapeuten in unserer Qualitätssicherung, lassen sich regelmäßig fortbilden und sind deshalb auf unserer Internetseite im Schmerzspezialisten-Finder gelistet.[11]

Nach wie vor wirken wir mit unseren – für viele nicht nachvollziehbaren – Behandlungserfolgen stark polarisierend. Vor allem bei Fachleuten. Diejenigen, die unsere Ausbildung besucht haben, die wissen, was wir tun, und sich selbst davon überzeugt haben, wie frappierend wirkungsvoll unsere Osteopressur ist, sind begeistert und setzen bei Schmerzpatienten immer mehr auf unsere Therapie.

Andere, die unsere Therapie nicht kennen, halten unsere Aussagen zur Wirksamkeit für völlig überzogen, bestreiten sie vehement und verweisen dabei auf nicht vorliegende Studien. Sie belächeln unsere Erfahrungen und werfen uns Geschäftemacherei vor. Sie können sich einfach nicht vorstellen, dass es eine Schmerztherapie gibt, die so gute und systematisch wiederholbare Ergebnisse bringt. Sie vorverurteilen unsere Technik als etwas, das es schon immer so oder so ähnlich gab und deswegen auch nicht besser funktionieren kann als die herkömmlichen Therapien, die sie bislang kennen und einsetzen.

Die herkömmliche Meinung ist falsch

Die herkömmliche Meinung spiegelt die »falsche Realität«, eine falsche Wahrheit. Sie lautet: »Es gibt keine gesicherte Vorgehensweise um Rückenschmerzen zu verhindern. Sind Schäden an der Wirbelsäule entstanden, müssen sie meist operiert werden, weil sie die Ursache der Rückenschmerzen sind. Der Körper kann solche Schäden nicht selbst reparieren. Alle diese Rücken- und andere Schmerzen bedrohen uns Menschen umso wahrscheinlicher, je älter wir werden.«

Eine falsche Realität

Diese herkömmliche Meinung, von der immer noch die meisten Patienten und auch Ärzte und Therapeuten überzeugt sind, ist falsch. Sie ist ein Jahrhundertirrtum. Wir wissen das aufgrund unserer Erfahrungen aus inzwischen über 30 Jahren. Sie als Rückenschmerzpatient können sich in den allermeisten Fällen relativ schnell von Ihren Rückenschmerzen befreien. Sie können sogar gezielt vorbeugen, um keine zu bekommen. Menschen mit Rückenschmerzen müssen so gut wie nie operiert werden, um schmerzfrei zu werden. Und wenn die Schäden an der Wirbelsäule nicht schon zu gravierend sind, kann der Körper sehr viel selbst reparieren.

Wir können also gezielt Schluss machen mit dem ausufernden Problem der Rückenschmerzen, mit Ihren und denen der
ganzen Bevölkerung. Sie selbst können in den meisten Fällen
Ihren Rücken dauerhaft gesund und schmerzfrei halten.

Unsere Therapie funktioniert

Neun von zehn Patienten leiden umsonst. Warum? Weil wir ihnen mit unserer Therapie helfen könnten. Interessanterweise
passt unsere Erfahrung genau zu der durch herkömmliche Studien belegten Realität. Diese Studien kommen zu dem Schluss,
dass 80 bis 99 Prozent der Rückenschmerzen unspezifisch
sind. Das bedeutet, dass keinerlei Schädigungen nachgewiesen werden können, die diese Rückenschmerzen erklären.[12]
Und was kann durch die Untersuchungen mit bildgebenden Verfahren nicht nachgewiesen werden? Richtig: die zu hohen
Spannungen der Muskeln und Faszien, die wir als wahre Ursache der meisten Rückenschmerzen identifizieren konnten.

Nur weil unsere Schmerztherapie so gut funktioniert, konnte sie so bekannt werden.

Diese unspezifischen Schmerzen können wir durch das Normalisieren der zu hohen Spannungen auf natürliche Weise beseitigen, also heilen. Und genau deswegen leiden neun von
zehn Rückenschmerzpatienten umsonst.

Wir selbst und natürlich die meisten der von uns behandelten
Patienten wissen das schon seit 1986 – weil sie es selbst an
sich gespürt haben. Seit 2007, dem Beginn der Ausbildungen,
wissen das auch die Ausbildungsteilnehmer, die damals begannen, ihre Patienten mit unserer Therapie zu behandeln.
Dadurch nahm unser Bekanntheitsgrad stark zu. Nach weiteren acht Jahren begannen wir neben unserer herkömmlichen
Öffentlichkeitsarbeit (Vorträge vor Patienten und Fachpub-
likum, Artikel in Zeitschriften, Beiträge in Hörfunk und Fernsehen) zusätzlich die sozialen Medien intensiv zu nutzen.
Unser Liebscher-&-Bracht-YouTube-Kanal entstand. Mittlerweile hat er über 300.000 Abonnenten, die regelmäßig unsere Übungen praktizieren und viel Wissenswertes über die
Entstehung und Beseitigung ihrer Schmerzen lernen. Parallel
entstand unsere Facebook-Seite mit inzwischen fast 400.000

Abonnenten. Das Erscheinen unseres Buches »Die Arthrose-Lüge« sprengte noch einmal alle Erwartungen. Wenn sich ein Ratgeber acht Monate lang unter den ersten 20 Plätzen auf der Amazon-Bestsellerliste befindet, wo einige Millionen Bücher aller Kategorien gelistet sind, zeigt das eindrücklich, wie fieberhaft Patienten nach Lösungen für ihre Schmerzen suchen.[13]

Diese Entwicklung ist ein Beweis dafür, dass unsere Therapie hält, was sie verspricht. Auch wenn es unseren Kritikern vielleicht schwer im Magen liegt: Die Nachfrage von Ärzten und Therapeuten, die unsere Schmerztherapie lernen wollen, steigt so stark an, dass wir 2018 doppelt so viele Ausbildungen anbieten mussten wie im Jahr 2017. Immer mehr Patienten möchten von einem unserer Therapeuten behandelt werden.

Wir begleiten Sie durch ein schmerzfreies Leben

Stand der Dinge ist, dass aufgrund der frappierend guten Wirksamkeit immer mehr Betroffene unsere Übungen machen, sich von unseren Therapeuten behandeln lassen und immer besser verstehen, dass langfristig eigentlich nur sie selbst ihre Schmerzen in den Griff bekommen können – mit unserer Unterstützung. Wir begleiten Sie durch ein schmerzfreies Leben bis ins hohe Alter. Lesen Sie dieses Buch und wenden Sie die hier gezeigten Übungen und Techniken auch wirklich an. Es gibt keine bessere Möglichkeit, Ihre kostbare Zeit dafür zu investieren, wenn Sie sich von Ihren Rückenschmerzen wirklich dauerhaft heilen möchten oder ein Leben lang keine bekommen wollen.

Wir möchten Ihr lebenslanger Ansprechpartner für Ihre Schmerzfreiheit werden.

Unser Ziel: Wir machen Schluss mit Rückenschmerzen

Rückenschmerzen sind eine Volkskrankheit, die sehr viele Menschen quält. Wir haben dieses Buch geschrieben, um dieses unnötige Leiden endlich und ein für alle Mal zu beenden. Wir müssen das tun, da die herkömmliche Medizin keine Idee hat, wie sie das Problem systematisch in den Griff bekommen kann. Auch die Schmerztherapeuten haben keine Lösung. Warum behaupten wir das? Heute leiden mehr Menschen an Rückenschmerzen als je zuvor.[14] Das bedeutet doch offensichtlich, dass es für dieses Problem noch keine Lösung gibt.

Aus herkömmlicher Betrachtungsweise scheinen die Ursachen für Rückenschmerzen so verwirrend zu sein, dass die Medizin nur schwer nachvollziehen kann, wie diese Schmerzen genau entstehen. Als Ergebnis sind – je nach Studie – 80 bis 99 Prozent der Rückenschmerzen »unspezifisch«. Die Ursache ist unbekannt. Es fehlen Strategien, wie die Schmerzen zielstrebig und nachhaltig zu beseitigen sind, ebenso wenig gibt es sichere Empfehlungen, wie man sie präventiv vermeiden kann.

Die heutige Realität – eine Sackgasse

Aus unserer Erfahrung heraus können wir genau erkennen, warum das so ist. Wir sehen die Sackgasse, in die sich das herkömmliche System hineinmanövriert hat und aus der es seit Jahren nicht herauskommt. Schauen wir uns diese heutige Realität an. Dann können Sie verstehen und nachvollziehen, wie es dazu kommen konnte.

22

Unsere Entwicklung der neuen Schmerztherapie

Lassen Sie noch einmal kurz Revue passieren, wodurch wir, Petra und Roland, in der Lage waren, das Problem der Schmerzen allgemein und der Rückenschmerzen im Speziellen völlig anders anzugehen, völlig anders zu denken. Petra als Ärztin allein hatte keine Chance. In ihrem Medizinstudium hatte sie sich mit den klassischen Zusammenhängen befasst und sie fest in ihrem Denkmodell verankert. Ihr einziger Zugang zu anderen Methoden als denen der herkömmlichen Medizin war die Ernährungsmedizin. Denn wenn sie bestimmte Ernährungsprinzipien beachteten und gesünder aßen und tranken, nahmen die Schmerzen ihrer Patienten oft ab oder verschwanden ganz. Nur waren diese Erfolge nicht sicher reproduzierbar. Mal klappte es mehr, mal weniger gut, und niemand wusste, warum. Diese Erfahrung machen unendlich viele Ärzte und Therapeuten mit den unterschiedlichsten Vorgehensweisen und halten das bis heute für völlig normal. Sie erleben es ja nicht anders. Daraus resultiert ja auch die ganze Unsicherheit im Umgang mit Schmerzen, die heute quasi üblich geworden ist.

Erst wenn wir über den Tellerrand schauen, erkennen wir die volle Wahrheit.

Obwohl Petra also schon deutlich über den Tellerrand schauen konnte, kam sie im Bereich der Schmerztherapie nicht weit über die Behandlungserfolge eines Standardschulmediziners hinaus. Denn wenn die Veränderung der Ernährung nicht griff, musste sie natürlich genauso auf Schmerzmittel, Physiotherapie und Operationen zurückgreifen.

Warum konnte Roland ganz anders an die Thematik Schmerztherapie herangehen? Weil er nichts mit Schmerztherapie zu tun hatte. Er hatte Maschinenbau studiert und unterrichtete Bewegung, besaß also fundiertes technisches Wissen. Dann machte er bei Teilnehmern an seinen Selbstverteidigungskursen die Erfahrung, dass die Schmerzen weniger wurden oder verschwanden, wenn sie bestimmte Bewegungen übten, die mit bestimmten Dehnungen zu tun hatten. Das heißt, er brauchte auf nichts Rücksicht zu nehmen, was er vorher gelernt oder studiert hatte. Er konnte völlig unvoreingenommen beobachten, was tatsächlich passiert, und diese Zusammenhänge in seine Begriffswelt der Bewegung und der Technik übertragen.

Natürlich war es für die Entwicklung der neuen Schmerztherapie unverzichtbar, dass Roland und Petra sich permanent austauschen konnten. Roland konnte so immer wieder seine technische Denkweise mit der medizinisch-naturheilkundlichen Sicht von Petra abgleichen. Und Petra stellte durch seinen Input zunehmend das im Medizinstudium Gelernte in Frage und konnte es als fehlerhaft enttarnen. Die wichtigste Grundlage aber war von Beginn an, dass Roland eine wirklich funktionierende Möglichkeit gefunden hatte, die meisten Rückenschmerzen und auch die meisten anderen Schmerzen systematisch und auf völlig natürliche Art zu beseitigen. Diesen Luxus hat die herkömmliche Medizin leider nie gehabt, auch nicht die Schmerztherapeuten und andere, die in diesem Bereich forschten.

Quantität soll fehlende Qualität ersetzen

Der derzeitige »Goldstandard« bei Rückenschmerzen spiegelt die Verzweiflung der herkömmlichen Medizin: Man versucht die fehlende Qualität der Behandlung durch Quantität zu ersetzen. Der Fehler dabei ist, dass diese Vielzahl von Meinungen und Herangehensweisen, die dabei zusammengeführt werden, mehr oder weniger aus einer Denkrichtung stammen: der medizinisch-physiotherapeutischen. Das multimodale Modell geht von multiplen Ursachen aus, die es nötig machen, in sogenannten Schmerzzentren Fachleute jeder Couleur zu konzentrieren: Ärzte verschiedener Fachrichtungen (Orthopäden, Anästhesisten, Umweltmediziner, Neurologen, Internisten usw.), Physio- und andere Manualtherapeuten, Sportwissenschaftler, Psychotherapeuten, Hypnotherapeuten, Akupunkteure und viele mehr. Dies in der Hoffnung, dass das Problem durch die Vielfalt von Herangehensweisen gelöst wird.

Die herkömmlichen Rückenschmerztherapien erfassen nicht die wahre Ursache.

Diese Quantität bietet durchaus die Chance, sich gegenseitig durch offenen Austausch auf gleicher Augenhöhe weiterzubringen. Doch leider geschieht das nicht. Es ist eher so, dass die verschiedenen Herangehensweisen nebeneinander oder nacheinander angewendet werden in der Hoffnung, dass die Schmerzen nachlassen. Die unterschiedlichen Therapieansätze und Überzeugungen liegen so weit auseinander, die hierarchischen Gefälle sind so groß, dass es praktisch unmöglich ist, das gesamte Wissen in einen Topf zu werfen und mal ordentlich umzurühren.

Und es fehlt wieder eine reproduzierbare Vorgehensweise, die tatsächlich auf natürliche, körpergerechte Weise zur langfristigen Schmerzfreiheit führt – es fehlt ein roter Faden, der es viel leichter machen würde, offen zu sein für neue Herangehensweisen und neue Denkmodelle.

Die Behandlungsrealität sieht im Großen und Ganzen so aus: Zunächst kommen Schmerzmittel zum Einsatz. Helfen sie nicht oder müssen sie dauerhaft genommen werden, wird die Dosis erhöht, es werden stärkere Mittel gegeben. Der Magen reagiert mit ersten Schädigungen, damit das nicht schlimmer wird, werden weitere Arzneimittel verordnet, die die Nebenwirkungen der Schmerzmittel reduzieren sollen. Die Patienten erzählen, dass sie nur noch »schweben« und nicht mehr normal leben können.[15] Je länger die Schmerzmittel eingenommen werden, desto mehr Gewöhnung tritt ein, und die Dosis muss erhöht werden.

Irgendwann in diesem Ablauf werden Aufnahmen der Wirbelsäule (Röntgen, MRT, CT) gemacht. Ist darauf eine Schädigung oder Anomalie zu erkennen, hält man das für die Ursache der Schmerzen und rät zur Operation, zum Beispiel zu einer Bandscheiben-OP, einer Versteifung der Wirbelsäule, zum Einbau künstlicher Bandscheiben. Nach einem solchen Eingriff können die Schmerzen weg sein und sogar weg bleiben. Oder sie sind zunächst weg, kommen aber nach einigen Monaten genauso stark wieder zurück. Oder die Schmerzen sind nach der OP ebenso stark wie vorher oder gar stärker. Fragt der Patient, warum die Schmerzen noch da sind, erntet er leider oft nur Schulterzucken, da könne man nichts machen, er müsse einfach Geduld haben. Nach wie vor kommen Schmerzmittel bis hin zu Opiaten in immer stärkeren Dosierungen und Varianten zum Einsatz.

Es ist keine Schädigung zu erkennen? Dann muss die Psyche herhalten.

Ist auf den Bildern keine strukturelle Ursache zu erkennen, werden statt Operationen Psycho- oder Hypnotherapien eingesetzt, da man dann die Psyche als Ursache vermutet. Diese

Versuche werden wieder mit der Gabe von Schmerzmitteln kombiniert. Oft wird eine Therapie zur Kräftigung der Muskeln verordnet, da man davon ausgeht, dass zu schwache Muskeln mitverantwortlich oder sogar die einzige Ursache für das Leiden sind. Führt das alles nicht zum Ziel, landet der »austherapierte« Patient in Gruppen, in denen er lernen soll, sein »unabänderliches« Schicksal zu akzeptieren und mit seinen Schmerzen zu leben.

Dieser »Goldstandard« ist die Bankrotterklärung unserer modernen Medizin und Rückenschmerztherapie. Er wird noch persifliert von der Tatsache, dass Rückenschmerzen oft auf ebenso unerklärliche Weise verschwinden, wie sie gekommen sind – ganz von alleine.

Es muss völlig neu gedacht werden

Diese anscheinend unveränderbare Realität der Rückenschmerzen und der Hilflosigkeit im Umgang mit ihnen ist die »falsche Realität«, in der die meisten Menschen heute leben. Es gibt unglaubliche Missverständnisse und falsche Annahmen, und daraus resultierend ungeeignete oder gar schädigende Therapien, jahrelangen Missbrauch von Schmerzmitteln mit krank machenden oder sogar tödlichen Nebenwirkungen sowie erfolglose oder gar missglückte Operationen[16] – die Liste ist lang.

Als Folge dieser meist unwirksamen medizinisch-therapeutischen Vorgehensweisen steigt die Zahl der an Rückenschmerzen leidenden Patienten stetig an. Besonders besorgniserregend ist dabei, dass mittlerweile immer mehr Jugendliche und sogar Kinder betroffen sind. Auch die Zahl der Rückenoperationen nimmt stetig zu, anstatt zu sinken.[17] Es ist also höchste Zeit, dass mit dieser Entwicklung nicht nur Schluss ist, sondern dass sie umgekehrt wird. Dazu wollen wir mit diesem Buch einen Beitrag leisten. Vielleicht wird es ja sogar eine Art Initialzündung, da mittlerweile Millionen von Menschen wissen, dass unsere Vorgehensweisen gegen Schmerzen meist funktionieren. Das Umdenken wird dadurch erleichtert, dass viele Betroffene am eigenen Körper erlebt haben, wie durch einfache Übungen ihre Schmerzen verschwinden. Sogar solche, wegen denen sie jahrelang von Arzt zu Arzt gelaufen sind oder sich sogar haben operieren lassen. Die Menschen werden offener dafür, dass auch ihre Rückenschmerzen vielleicht eine ganz andere Ursache haben als den Bandscheibenvorfall oder den Gleitwirbel oder was auch immer sie bislang immer wieder zu hören bekommen haben.

Das neue Wissen bestmöglich und zeitnah umsetzen

Wir geben Ihnen jetzt einen kurzen Überblick über das, was Sie in diesem Buch erwartet.

Wir fangen quasi von vorne bei null an und beschreiben Ihnen ungeschminkt die aufgrund vieler Irrtümer in die Sackgasse gefahrene Situation der Therapie von Rückenschmerzen und wie wir Sie und die ganze Gesellschaft davon befreien können.

Ab **Seite 34** geht es um das Thema Studien. Sie wissen vielleicht, dass viele Menschen und vor allem Ärzte, nichts ernst nehmen, was nicht durch Studien »belegt« ist. In diesem Kapitel erfahren Sie, warum wir bisher noch keine größeren »echten« Studien gemacht haben und warum wir uns schwer damit tun. Das hat ganz nachvollziehbare Gründe. Trotzdem haben wir zwei kleine Überprüfungen unserer Therapie und eine große Beobachtungsanwendung vorzuweisen. Entscheiden Sie selbst, ob Sie das ernst nehmen, auch wenn es keine »echten« Studien sind – oder Sie sie sogar als wichtiger einstufen.

Ab **Seite 44** machen wir eine Bestandsaufnahme und legen die Ungereimtheiten der herkömmlichen schulmedizinischen Erklärungen offen. Ganz wie bei der Arthrose ist die dazu vorherrschende medizinische Meinung nämlich nicht sehr wissenschaftlich – im Sinne von *Wissen schaffen* – zustande gekommen.

Ab **Seite 58** geht es darum, wie unser Rücken, also unsere Wirbelsäule, eigentlich funktioniert. So können Sie verstehen, was sich darin eigentlich abspielt. Auf dieser Grundlage erfahren Sie, wie Sie selbst dafür sorgen können, dass keine Schmerzen oder Schädigungen an der Wirbelsäule entstehen. Denn die Biomechanik des Rückens ist eigentlich ganz einfach.

Ab **Seite 68** erweitern wir den Blick und betrachten zwei wichtige Grundprinzipien, nach denen unser Körper funktioniert und die alles beeinflussen, was sich in uns abspielt. Es sind fest in unseren Körper eingebaute Grundmechanismen, die eigentlich bekannt sind. Sie werden aber im Zusammenhang mit Rückenschmerzen einfach nicht zur Kenntnis genommen, da niemand vermutet, dass sie etwas damit zu tun haben könnten.

Ab **Seite 79** vermitteln wir Ihnen, wie unsere Bewegung und unsere Lebensgewohnheiten unseren Rücken formen. Dies hat viel damit zu tun, dass wir im Alltag unaufhörlich sitzen und laufen und dass diese einseitigen Bewegungen in der Regel nicht ausgeglichen werden. Das Kapitel liefert Ihnen die Grundlage dafür zu verstehen, dass die meisten Rückenschmerzen unwissentlich selbst »antrainiert« sind.

Ab **Seite 88** kommt unsere Erklärung, warum Schmerzen entstehen müssen, damit der Körper sich selbst vor Schlimmerem schützen kann. Sie erfahren, was Überlastungsschmerzen und Alarmschmerzen sind und warum chronische Schmerzen unserer Überzeugung nach *nicht* existieren.

Ab **Seite 105** erfahren Sie, wie und warum Bandscheibenvorfälle, Gleitwirbel, Spinalkanalstenosen und Facettengelenksentzündungen entstehen und wie das schnelle und das langsame »Sterben« der Bandscheiben passieren kann.

Ab **Seite 118** sprechen wir über die weitverbreiteten Sensibilitätsstörungen, die nach unserer Erfahrung nur äußerst selten im Bereich der Nervenwurzeln entstehen. Wir sprechen über flexible Schläuche – Blut- und Lymphgefäße sowie Nerven – und wie sie abgedrückt werden können. Wir erklären, warum Entzündungen eigentlich etwas Gutes sind, nur leider oft völlig missverstanden und dementsprechend unserer Überzeugung nach falsch behandelt werden.

Ab **Seite 128** führen wir Sie in das Erklärungsbild des Schmerzsees ein. Anhand dieses Modells sortieren wir die Einflüsse, die in unserem Rücken Schmerzen auslösen können. Denn neben unserer Bewegung, die sich direkt auf die muskulär-faszialen Spannungen auswirkt, gibt es noch drei weitere indirekte Einflüsse auf Schmerzen.

Ab **Seite 152** gehen wir mit dem inzwischen erworbenen Wissen die schmerztherapeutischen Verfahren durch, die in der herkömmlichen Medizin angewendet werden. Wir untersuchen eins nach dem anderen und schildern Ihnen den Sinn und Unsinn entsprechend unserer Einschätzung. So können Sie verstehen, warum Sie um die meisten der oft angewendeten herkömmlichen Therapien besser einen Bogen machen sollten.

Ab **Seite 168** untersuchen wir, welchen Sinn Operationen am Rücken ergeben, was man sich davon erwarten, was sich nicht erfüllen kann und welche Gefahren lauern.

Ab **Seite 182** räumen wir gründlich mit einem der größten Irrtümer der Rückenschmerztherapie auf: mit der weitverbreiteten Empfehlung, ein schmerzender Rücken müsse gekräftigt werden.

Ab **Seite 198** lösen wir das ewige Streitthema des rückengesunden Schlafens auf und entschuldigen uns schon hier in aller Form bei den Anbietern von Wasserbetten und sogenannten Gesundheitsbetten.

Ab **Seite 208** sind wir so weit, die Ungereimtheiten und Fragen, auf die die herkömmliche Medizin und Schmerztherapie keine oder nur unbefriedigende Antworten hat, aufzulösen. Mit unseren Erkenntnissen, die in das Schmerzerklärungsmodell eingeflossen sind, bleibt keine Frage offen.

Ab **Seite 215** fassen wir die wichtigsten Erkenntnisse aus dem Theorieteil noch einmal zusammen, damit wir vor dem Beginn des Praxisteils wissen, warum wir wie vorgehen müssen, um Rückenschmerzen endgültig zu heilen.

Ab **Seite 222** beginnen wir mit dem praktischen Teil und geben Ihnen zunächst einen Überblick darüber, was Sie nun ganz konkret als Selbsthilfemaßnahme nutzen können, um sich selbst von Ihren Rückenschmerzen zu befreien. Sie können sich darauf freuen, dass wir exklusiv für Sie alle Übungen des praktischen Teils inklusive aller Varianten in allen Schritten und in der Original-Mitmachlänge aufgenommen haben und Sie unter der Anleitung von Roland üben können.

Ab **Seite 232** finden Sie die Beschreibungen unserer sechs besten Übungen, die dafür sorgen, dass die Engpässe der Muskeln und Faszien beseitigt werden – die Grundvoraussetzung dafür, dass Sie langfristig schmerzfrei werden. Zusätzlich zu den Grundübungen finden Sie Varianten, damit Sie Ihre Übungen auch bei starken Bewegungseinschränkungen oder einem schlechten körperlichen Zustand so ausführen können, dass sie ihre Wirkung entfalten. Schon allein diese Übungen können Sie von Ihren Rückenschmerzen befreien.

Ab **Seite 308** erweitern wir Ihre Möglichkeiten der Selbsthilfe, indem wir Ihnen eine To-do-Liste aus dem Bereich der drei indirekten Faktoren liefern. Die Optimierung Ihrer Lebensführung kann noch verstärkend dazu beitragen, dass Ihre Rückenschmerzen verschwinden. Hier geht es darum, wie Sie Ihre Schmerzen mit Ihrer Ernährung ungewollt verstärken, bewusst mindern oder vordergründig »abstellen« können. Aber keine Angst, wir wollen Ihnen nichts vom Teller holen. Allein, wenn Sie wissen, was sich wie auswirkt, werden Sie automatisch zu einer schmerzlindernden Ernährung tendieren.

Zwei Bonusteile am Ende des Buches bieten Ihnen weitere Übungen zur Selbstbehandlung. Im ersten Bonusteil lernen Sie die Techniken der Light-Osteopressur für Patienten oder Vorbeugende. Die Technik, bei der Druckpunkte eingesetzt werden, um die Schmerzen zu lindern oder gar ganz zu beseitigen, führen wir mit diesem Buch neu ein. Dabei handelt es sich um eine vereinfachte Selbstbehandlungstechnik der Osteopressur, mit der von uns ausgebildete Ärzte und Therapeuten ihre Patienten behandeln. Im zweiten Bonusteil lernen Sie die spezielle Faszien-Rollmassage gegen Ihre unterschiedlichen Formen der Rückenschmerzen.

Noch ein Extra für Sie als Leser dieses Buches

Die Mitmachvideos in Originallänge zu allen Übungen und ihren verschiedenen Varianten, zu Druckpunkttechniken der Light-Osteopressur und den verschiedenen Abläufen der Faszien-Rollmassage finden Sie exklusiv auf der Website: *www.liebscher-bracht.com/dhr*

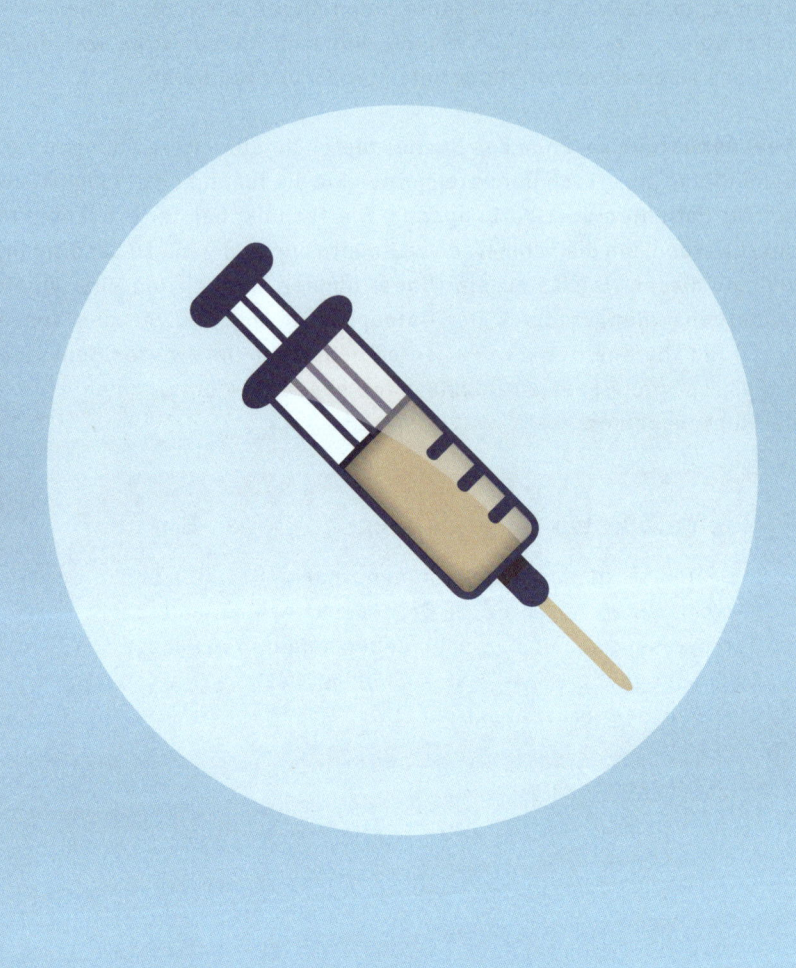

Kapitel 1

So schlimm ist es inzwischen – die Kapitulation der herkömmlichen Medizin

Sinn und Unsinn von Studien – Einladung an die unabhängige Wissenschaft

Gemäß unserer Vision, so vielen Menschen wie möglich ein schmerzfreies Leben zu ermöglichen, sehen wir es als unsere größte und wichtigste Aufgabe an, unser Wissen zu verbreiten, um Patienten zu helfen. Deswegen stellen wir dieses Wissen im YouTube-Kanal »Liebscher & Bracht«, auf Vorträgen und durch unsere regelmäßigen Newsletter kostenfrei allen Menschen zur Verfügung.[18] Diejenigen, die unsere Übungen probieren, machen selbst ihre Erfahrung damit – sie spüren, was mit ihren Schmerzen passiert. Nach inzwischen drei Jahren, in denen unsere Videos über 45 Millionen Mal angeschaut wurden, sind wir überglücklich, dass die allermeisten Menschen, die unsere Übungen ausprobiert haben und die Ursache für ihre Schmerzen nun besser verstehen, sich überschwänglich bei uns bedanken und einfach nur froh sind, dass es ihnen jetzt besser geht.

Diese Reaktionen von Hunderttausenden von Menschen, die sich mit ihren Kommentaren im Internet frei äußern, ist der größte und überzeugendste Beleg für den Erfolg unserer Methode – und für uns relevanter und aussagekräftiger als Studienergebnisse.[19]

Studien sollten eine positive Funktion haben

Die Reaktionen sind überragend.

Die evidenzbasierte Medizin stützt sich bei ihren Entscheidungen auf wissenschaftliche Belege. Sie erkennt prinzipiell nur das an, was durch Studien nachgewiesen wurde. Das klingt so weit vernünftig, denn so sollen Scharlatane daran gehindert werden, ihr Unwesen zu treiben. Patienten sollen davor geschützt werden, dass bei ihnen Therapien angewendet werden, die mehr schaden als nutzen. Aber wie sieht die Realität aus?

Wir möchten gleich zum Punkt kommen. Was könnte wohl neben Arzneimitteln für Menschen das Bedenklichste sein? Was könnte ihnen am meisten schaden? Da müssen wir nicht lange überlegen: Operationen. Sie sind die gefährlichsten Anwendungen in der Medizin. Bei ihnen wird geschnitten, gesägt, gefräst, gebohrt, geschraubt und genagelt. Und das im menschlichen Körper. Es wird also mit Vorsatz verletzt, um den Patienten zu retten. Das ist natürlich in Ordnung, und wir können wirklich glücklich sein, dass es fähige Chirurgen gibt, die uns nach einem Unfall wieder zusammenflicken, damit wir möglichst uneingeschränkt weiterleben können. Aber darf dieser prinzipiell gute Ansatz dazu führen, dass therapeutische Verfahren, die Schmerzpatienten ganz offensichtlich helfen, erst dann anerkannt werden, wenn ihre Wirkung zusätzlich durch »wissenschaftliche« Studien belegt ist? Wäre es nicht viel vernünftiger, die leidenden Menschen nicht warten zu lassen und ihnen die Hilfe nicht vorzuenthalten? Vor allem, wenn die Therapie keinen Schaden anrichten kann, seit 30 Jahren außer blauen Flecken keine »Nebenwirkungen« aufgetreten sind und die Wirksamkeit von Beginn an alles in den Schatten stellte, was aus Medizin und Therapie hierzulande als Behandlung gegen Rückenschmerzen bekannt ist?

Wer heilt, hat Recht.

Verheerende Folgen der Medizin

Die Nebenwirkungen von Medikamenten, die in US-amerikanischen Krankenhäusern verabreicht werden, töten jährlich etwa 100.000 Menschen.[20]
7.000 US-Amerikaner sterben jedes Jahr, weil sie versehentlich ein falsches Medikament verschrieben bekommen haben, und weitere 20.000 sterben an anderen Fehlern, die in Krankenhäusern passieren.[21] Es kommt zu 90.000 Todesfällen jährlich in den USA durch Infektionen, mit denen sich die Patienten erst im Krankenhaus infizierten.[22]

> Viele amerikanische Ärzte sind inzwischen besorgt, dass das Vertrauen der Bevölkerung massiv abnehmen könnte, wenn diese Fakten bekannt werden würden.[23]

Es werden unterschiedliche Maßstäbe angelegt

Auch in der orthopädischen Chirurgie, die uns in Bezug auf Rückenschmerzen interessiert, schaut man in Gelenke hinein, glättet Knorpel, schneidet, sägt oder fräst unerwünschte Strukturen weg, schraubt, damit Knochen zusammenheilen, oder versteift Wirbelkörper. Wussten Sie, dass solche Operationstechniken zu 80 Prozent nicht wissenschaftlich untersucht sind und dass ihre Wirksamkeit nicht wissenschaftlich bestätigt ist?[24, 25, 26] Dies könnte eine Erklärung dafür sein, dass in einer anonymen Umfrage etwa 90 Prozent der jüngeren Orthopäden angaben, sie würden auch nach monatelangen, anhaltenden Beschwerden einer konventionellen Bandscheibenoperation bei sich selbst nicht zustimmen.[27]

Das Problem mit unterschiedlichen Maßstäben

Das müssen wir uns auf der Zunge zergehen lassen. Ein großer Kritikpunkt an unserer Therapie vonseiten der Medizin ist, dass wir keine großen Studien haben. Deswegen lehnen immer noch viele aus dieser Gemeinschaft unsere Schmerztherapie ab. Obwohl schon lange nicht mehr abzustreiten ist, dass sie in den allermeisten Fällen deutlich effektiver ist als die medizinischen und auch herkömmlichen manualtherapeutischen Vorgehensweisen. Wenn man sich das überlegt, dann kann man schon ins Sinnieren kommen. Und um die Absurdität des Ganzen noch deutlicher zu zeigen: Bitte machen Sie sich den mehr als gravierenden Unterschied klar zwischen einem vergleichsweise harmlosen Druck mit den Fingern auf bestimmte Stellen am Knochen bei unserer Osteopressur und dem Aufschneiden, Bohren und Fräsen bei Operationen.

Vergleichen wir also noch einmal: Einerseits wenden bestimmte Bereiche der Medizin Operationstechniken an, die den Körper drastisch verletzen. Die Krankenkassen bezahlen das, obwohl bisher nicht wissenschaftlich nachgewiesen wurde, dass diese risikobehafteten Eingriffe gegenüber einer konservativen Therapie Vorteile haben. Geschweige denn, dass gesundheitliche Nachteile ausgeschlossen wurden.[28] Andererseits wird in großen Teilen der herkömmlichen Medizin die Wirksamkeit unserer Therapie nicht anerkannt, obwohl durch sie Patienten von teilweise jahrelangem Leiden befreit wurden und ihnen ihre Lebensfreude wiedergegeben wurde. Möglicher Grund: Wer zerstört schon gerne den Sockel, auf dem er thront?

Unsere Einladung an die unabhängige Wissenschaft

Wir sind natürlich daran interessiert, dass unsere Schmerztherapie immer mehr Anerkennung findet. Möchten Sie dabei helfen, ihre Wirksamkeit zu überprüfen und zu beweisen? Wir freuen uns sehr über Ihr Interesse an einer positiven Zusammenarbeit. Bitte nehmen Sie Kontakt mit uns auf. Vielleicht kennen Sie auch Personen oder Institutionen, die daran Interesse haben könnten. Bitte geben Sie unsere Einladung an diese weiter oder informieren Sie uns, damit wir mit ihnen Kontakt aufnehmen können. Im Anhang finden Sie Möglichkeiten, wie Sie uns kontaktieren können.

Immer mehr Vertreter der herkömmlichen Medizin reagieren offen

Was wir oben geschrieben haben, darf nicht darüber hinwegtäuschen, dass sich schon viele Ärzte in unserer Therapie haben ausbilden lassen. Sie alle sind sehr offen, weil sie die Wirkung erkennen und ihren Patienten zukommen lassen wollen. Vor allem Naturheilärzte oder Ärzte, die schon andere manualtherapeutische Verfahren anwenden, kommen zu uns. Aber auch Orthopäden werden mehr und mehr auf uns aufmerksam. Eine der angesehensten Verbraucherzeitschriften in der Schweiz zitierte den Schweizer Orthopäden Bernhard Waibl, der auf die Frage, wie er unsere Therapie bezüglich Arthrose einschätzen würde, Folgendes sagte: »Angesichts des Standes der Wissenschaft sollte man mit neuen Ansätzen gnädig sein. Vor allem wenn eine Therapie mit Sicherheit nicht schadet, sollte man auf eine Vorverurteilung verzichten.«[29]

Von unserer Therapie profitieren die Patienten – das zählt.

Ihm gebührt Anerkennung, denn er geht völlig vernünftig mit der Situation um. Wir interpretieren seine Aussage so, dass der Stand der Wissenschaft keine ausreichenden Antworten bietet und vor allem Betroffene, denen mit den herkömmlichen Verfahren nicht geholfen werden kann, sich mit unserer Therapie behandeln lassen sollten. Mit unserer Therapie, bei der weder Arzneimittel verabreicht werden noch geschnitten oder gestochen wird. Für die Leidenden ist es das einzig Vernünftige, denn Probieren geht bekanntlich über Studieren – vor allem wenn es keine andere Möglichkeit mehr gibt.

Eindeutige Ergebnisse verschiedener Untersuchungen

Wir haben zwar noch keine großen Studien gemacht, aber einige Untersuchungen, die sehr interessante Ergebnisse brachten. Die erste kleine Untersuchung fand gemeinsam mit Professor Dr. Ingo Froböse von der Sporthochschule Köln statt. Bei ihr ging es darum nachzuweisen, dass Schmerzen unabhängig von vorliegenden Schädigungen abnehmen, wenn die Spannungen der Muskeln durch unsere Osteopressur normalisiert werden. Wir hatten 15 Probanden, deren Schmerzzustände mit einem Schmerzfragebogen erfasst wurden. Sie hatten unterschiedliche Schmerzzustände und verschiedene Schädigungen. Nach nur einer Behandlung nahm die Muskelspannung, die mittels EMG (Elektromyografie) gemessen wurde, deutlich sichtbar ab. Gleichzeitig reduzierten sich die Schmerzzustände durchschnittlich auf einen Restwert von 38,6 Prozent vom Anfangswert 100 Prozent.[30] Professor Froböse äußerte anschließend, es sei erstaunlich gewesen, dass es 14 Probanden hinterher deutlich besser gegangen sei, und dies könne bedeuten, dass in der Schmerztherapie umgedacht werden muss.[31]

Die zweite Untersuchung fand ebenfalls in Köln statt, bei Professor Dr. med. Oliver Tobolski. Er hat mit unserer Schmerztherapie vor allem bei Leistungssportlern so gute Erfahrungen gemacht, dass er eine kleine Anwendungsstudie durchführte, die diese Ergebnisse auch unter wissenschaftlichen Bedingungen eindrucksvoll bestätigen konnte. Es handelte sich dabei um eine kontrollierte, nicht randomisierte Anwendungsbeobachtung an zehn Leistungssportlern.

Untersuchungen an Leistungssportlern

Untersucht wurden folgende Zielparameter: die Geometrie des Beckens und der Wirbelsäule, gemessen mittels digitaler 3D-Rekonstruktion; die Knorpeldicke, gemessen mittels Ultraschall; die Schmerzintensität, gemessen mittels VAS (Visuelle Analogskala); die körperliche Leistungsfähigkeit, gemessen mittels Ein-Bein-Sprungtest (»one leg hop«). Die Messungen wurden jeweils vor und nach einer Behandlung mit unserer Therapie durchgeführt. Es zeigten sich signifikante Verbesserungen der Becken- und Wirbelsäulenpositionierung sowie deutliche Schmerzreduzierungen von durchschnittlich VAS 5,02 auf VAS 1,94, also auf einen Restwert von 38,65 Prozent nach der Behandlung vom Ausgangswert 100 Prozent vor der Behandlung. Interessanterweise war der Rückgang der Schmerzen ebenso groß wie der bei der Studie mit Dr. Froböse. Außerdem war die körperliche Leistungsfähigkeit beim Ein-Bein-Sprungtest um durchschnittlich 9,5 Prozent gestiegen, und der retropatellare Gelenkraum (Gelenkspalt zwischen Kniescheibe und Oberschenkelknochen) im 90-Grad-Winkel des Knies war im Durchschnitt um 2 Millimeter vergrößert. Auch diese kleine Untersuchung zeigte eindrucksvoll, dass die von uns formulierten Zusammenhänge zwischen Schmerz, körperlicher Leistungsfähigkeit und Gelenkbelastungen wirklich zutreffen.[32, 33]

Die Gelenkspaltvergrößerung – besonders wichtig bei Arthrose

Die Vergrößerung des Gelenkspaltes war damals für uns eine normale Erscheinung, da wir schon lange wussten, dass durch unsere Therapie die »zusammenziehenden« Kräfte der Gelenke sinken, was mehr Freiraum für den Knorpel schafft. Diese Beobachtung wurde 2017 wichtig, als wir »Die Arthrose-Lüge« schrieben. Denn eine holländische Forschungsgruppe an der Universität Utrecht um den Leiter Dr. Mastbergen hatte herausgefunden, dass sich der Knorpel sogar bei Patienten mit Arthrose vierten Grades wieder regenerieren, also aufbauen, kann, wenn der Druck auf die Gelenkflächen normalisiert wird. Und zwar nicht nur minderwertiger Faserknorpel, sondern hyaliner Knorpel, also sehr widerstandsfähiger Originalknorpel. Damit war klar, dass der Körper auch bei Arthrose im schlimmsten Stadium – bei den 20 Probanden der holländischen Studie standen nur noch 20 Prozent Knorpelreste, bei 80 Prozent der Fläche rieben Knochen auf Knochen – seinen Knorpel wieder aufbauen kann, wenn er nur die Voraussetzungen dafür vorfindet. Wenn also der Druck auf die Gelenkflächen nicht zu groß ist. Die holländische Forschungsgruppe stellte diese Voraussetzungen allerdings mit einem sehr massiven Eingriff her. Sie schraubte Metallbolzen in den Ober- und Unterschenkelknochen und baute eine Federmechanik ein, die den Gelenkspalt federnd um 5 Millimeter vergrößerte. Das ist natürlich heftig, und es kam zu Entzündungen im Bereich der Metallbolzen. Dennoch wurde der Beweis erbracht, dass der Körper seinen Knorpel regenerieren kann, wenn der zu hohe Druck auf die Gelenkflächen normalisiert wird.[34]

Wir stellen diese Voraussetzungen viel einfacher und natürlicher her, indem wir die Spannungen der Muskeln und Faszien auf das gesunde Maß senken – eben wie das die kleine Tobolski-Studie gezeigt hatte.

Knorpel und Gelenkspaltvergrößerung

Die drei Knorpelarten

Es werden drei Knorpelarten unterschieden: hyaliner Knorpel, elastischer Knorpel und Faserknorpel.

Hyaliner Knorpel: Das ist der häufigste und belastbarste Knorpeltyp, weswegen man ihn vor allem an Orten hoher Druckeinwirkung findet. Er kommt in den meisten Gelenkflächen vor, außerdem im Rippenknorpel, in der Nase, im Kehlkopf, in der Luftröhre und in den Bronchien.

Elastischer Knorpel: Der Aufbau des elastischen Knorpels unterscheidet sich nicht wesentlich vom hyalinen, jedoch ist er von mehr elastischen Fasern durchzogen. Elastischer Knorpel befindet sich in der Ohrmuschel, im äußeren Gehörgang, in der Ohrtrompete, in der Epiglottis und in den kleinen Bronchien.

Faserknorpel: Faserknorpel ist nicht so belastbar und wird daher auch als Übergangsform zwischen straffem Bindegewebe und hyalinem Knorpel angesehen. Faserknorpel kommt in der Bandscheibe, in der Schambeinfuge, in Gelenkzwischenscheiben, als Gelenkknorpel im Kiefergelenk, im medialen Schlüsselbeingelenk und in den Ansatzzonen von Sehnen und Bändern am Knochen vor.

Wir dokumentieren die Schmerzbefreiungen seit Jahren

Seit wir mit unserer Ausbildungstätigkeit begonnen haben, dokumentieren wir, wie sich bei unseren Teilnehmern die Schmerzen verändern. Diese Untersuchung läuft seit 2007 und wird bei jeder Ausbildung fortgeführt. Sie ist sehr einfach, aber – wie wir meinen – sehr aussagekräftig. Wir erfassen die von den Teilnehmern (vor allem Ärzte, Physiotherapeuten, Osteopathen, Chiropraktiker, Heilmasseure und Heilpraktiker) »mitgebrachten« Schmerzen so, wie wir das auch bei der Schmerztherapie-Behandlung von Patienten tun. Der jeweilige Schmerz wird vor der Behandlung, also am Morgen, zu Ausbildungs-beginn, gleich 100 Prozent gesetzt. In den ersten drei Tagen üben die Teilnehmer das Auffinden der 72 Osteopressur-Punkte am Knochen, die Ausführung der 27 Engpassdehnungen sowie die Faszien-Rollmassagen. Nur allein durch das Üben nehmen die meisten Schmerzzustände schon deutlich ab oder gehen sogar auf 0 Prozent, sind also weg. Am vierten und letzten Tag werden die noch vorhandenen Schmerzen gezielt durch die vor-her erlernte Osteopressur behandelt. Jeden Morgen und jeden Abend werden sämtliche Schmerzzustände von den Teilneh-mern beurteilt und alle Ergebnisse festgehalten.

11.914 Schmerz-zustände

Mittlerweile haben wir auf diese Weise über 11.914 Schmerzzu-stände erfasst (Stand: Juli 2018). Diese Schmerzen, die unsere Teilnehmer »mitbringen«, unterscheiden sich nicht von den Schmerzen, die Patienten haben. Alles ist dabei: Rückenschmer-zen, andere chronische Schmerzen, austherapiert, siebenfach operiert, künstliche Gelenke, Wirbelsäulenversteifungen, Arth-rose bis zum vierten Grad, Fibromyalgie, Migräne und vieles mehr. Aber ein Punkt ist beachtenswert: Viele unserer Teilneh-mer sind Schmerztherapeuten, die ihre eigenen Schmerzen mit den herkömmlichen Therapiemethoden, die sie selbst bei ihren Patienten anwenden, nicht in den Griff bekommen haben. Von al-len erfassten Schmerzen sind am Schluss der Ausbildung 11.334, also etwa 95 Prozent, auf 0 bis 30 Prozent Restwert ge-sunken von 100 Prozent Anfangswert vor der Behandlung. Die Teilnehmer waren also schmerzfrei oder spürten einen kleinen Restschmerz. Sie können die statistisch aufgearbeiteten Unter-lagen unter diesem Link abrufen: *www.lie-br.de/biometrik*.[35] Kri-tiker nehmen diese Zahlen leider nicht ernst, weil sie die Krite-rien einer wissenschaftlichen Studie als nicht erfüllt sehen.

Nach 30 Jahren keine anerkannten Studien – warum?

Kennen Sie die Regel, dass man die Seriosität von Studien immer daran überprüfen sollte, wer sie finanziert hat? Und dass man kritisch sein sollte, wenn sie vom Nutznießer der Studie selbst bezahlt wurden? Wir können dieses Argument sehr gut nachvollziehen. Es gibt leider so viele Studien, die nicht seriös sind. Deren Ergebnisse etwas beweisen sollen, was einfach nicht stimmt. Daher geht man inzwischen sogar schon davon aus, dass ein Großteil der publizierten Daten je nach Interesse des Auftraggebers beschönigt wurde. Leider wird durch diese Vorgehensweise die Aussagekraft sämtlicher Studien massiv untergraben.[36]

Was sollte eine Studie bringen?

Wir werden also sicherlich nicht viel Geld für eine Studie ausgeben, um uns dann sagen zu lassen, das Ergebnis könne man nicht ernst nehmen, das sei doch sicherlich gefärbt, wir hätten es uns erkauft. Wir haben absolut nichts gegen Studien, die das, was wir und sehr viele Menschen schon seit vielen Jahren selbst erfahren und wissen, »wissenschaftlich« beweisen. Aber dann sollten entsprechend unabhängige Institutionen im Interesse des Gemeinwohls die Finanzierung übernehmen. Unabhängig von Interessengruppen, die kein Interesse an der Verbreitung unserer Therapie haben oder sogar dagegen sind.

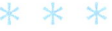

Im nächsten Abschnitt wollen wir Ihnen die Augen dafür öffnen, dass es bei den herkömmlichen Erklärungen für Rückenschmerzen jede Menge Ungereimtheiten gibt. Dies ist sozusagen der Einstieg dafür, dass die herkömmlichen Annahmen über Rückenschmerzen ebenso falsch sind wie die über Arthrose. Der spannende Körper-Krimi wird hiermit fortgesetzt.

Resümee

Die herkömmliche Schmerztherapie – Ungereimtheiten, Widersprüche, offene Fragen

Lassen Sie uns anschauen, wie sich die Verfahrensweisen bei Rückenschmerzen im Laufe der Zeit geändert haben. Allein dies zeigt schon deutlich, dass die herkömmliche Medizin bis heute keine gesicherte Vorgehensweise hat – weder bei spezifischen noch bei unspezifischen Rückenschmerzen. Spezifische Rückenschmerzen sind diejenigen, bei denen eine Schädigung der Wirbelsäule gefunden wird, die herkömmlich als Ursache für die Rückenschmerzen gilt, und zwar meist über bildgebende Verfahren. Wir sind da völlig anderer Meinung, wie wir Ihnen in Kapitel 3 erläutern werden. Bei den unspezifischen Rückenschmerzen wird keine körperliche Ursache in Form einer Schädigung oder sonstigen Veränderung gefunden. Sie machen je nach Studie zwischen 80 und 99 Prozent aller Rückenschmerzen aus.[37] Wir selbst tendieren zu 95 Prozent, denn das ist der Anteil, bei dem wir ohne größere Probleme die Rückenschmerzen beseitigen können – weil sie muskulär-faszial bedingt sind.

Ursachen und Therapie von Rückenschmerzen – die herkömmliche Sichtweise

Vor einigen Jahrzehnten war die Welt der Schmerztherapie noch klar gegliedert: Weh tut etwas, das kaputt ist. Wenn möglich, wird es repariert, ansonsten wird es entfernt, sodass es nicht mehr wehtun kann. Zu dieser Zeit waren die Orthopäden die Fachleute für Rückenschmerzen und Schmerzen am Bewegungsapparat allgemein. Vor allem für den Bereich der Wirbelsäule entstanden sehr viele Operationstechniken. Technische Hilfsmittel und Ersatzteile wurden entwickelt, mit denen man meinte, den geschädigten Körper reparieren zu können. Chirurgen spezialisierten sich, orthopädische Chirurgen und Neurochirurgen schienen das Optimum an Wissen und Können zu vereinen. Indem die Orthopädie und Chirurgie zum orthopädischen Chirurgen zusammengelegt wurde, nahmen die konservativen Behandlungsinhalte der Orthopädie zunehmend eine untergeordnete Rolle ein, man kann auch sagen, sie wurden mehr oder weniger abgeschafft.

Allen Menschen, die etwas mit Rückenschmerzen zu tun haben, seien es Ärzte, Physiotherapeuten oder betroffene Patienten, ist eines gemein: Aufgrund ihrer Erfahrungen, die sie tagtäglich mit Rückenschmerzen und deren Therapie machen, können sie sehr gut nachvollziehen, dass es in diesem Bereich jede Menge Ungereimtheiten und Widersprüche gibt. Dass es Fragen gibt, die nur deswegen nicht gestellt werden, weil die Antworten das Gewohnte angreifen würden. Weil dann der Status quo kritisch hinterfragt werden müsste.

Menschen, die täglich mit Rückenschmerztherapie zu tun haben, wissen, dass es große Widersprüche gibt.

Kurz gesagt: Patienten und auch Ärzte oder andere Therapeuten kennen jede Menge reale Zusammenhänge, die nicht ins Bild der herkömmlichen Erklärung passen. Aber sie gewöhnen sich daran und stellen es irgendwann nicht mehr in Frage. Wir aber wollen das jetzt vehement tun, denn die Wahrheit kommt nur ans Licht, wenn man hinschaut.

Fangen wir mit der Frage nach den Ursachen für Rückenschmerzen an. Dazu gab es in der Vergangenheit und gibt es heute noch verschiedene Theorien.

Sind die Gene verantwortlich für Rückenschmerzen?

Obwohl sich der Zusammenhang eigentlich aufdrängt, dass Rückenschmerzen etwas mit Bewegung zu tun haben könnten, wurde deren Einfluss kaum beachtet. Hingegen schienen die Erbanlagen und das Alter die einfache und bequeme Erklärung dafür zu sein, warum die einen sehr massiv mit Rückenschmerzen zu tun haben, die anderen weniger. Damit war klar: Die Erb-anlagen oder das Alter oder sogar beide sind schuld. Aber stimmt das wirklich? Wir selbst fragen bei unseren Rücken-schmerzpatienten immer wieder, ob ihre Eltern ähnliche Prob-leme hatten oder nicht. Mal lautet die Antwort »Ja!«, mal »Nein!«. Die Realität, die sich dadurch immer mehr abzeichnet, zeigt, dass die Gene nicht als Argument herhalten können, um verzweifelten Rückenschmerzpatienten eine befriedigende Antwort auf ihre Frage nach dem Grund für ihr Leiden geben zu können.

Die Epigene-tik redu-ziert den wirklichen Einfluss der Gene dras-tisch

Auch der wissenschaftliche Forschungszweig der Epigenetik weiß inzwischen, dass die genetische Veranlagung der Eltern viel weniger für Krankheiten der Kinder verantwortlich ge-macht werden kann, als früher angenommen wurde. Ging man vor einigen Jahren noch von etwa 20 Prozent Wahrscheinlich-keit aus, so ist man heute im Bereich von nur noch 5 Prozent oder sogar noch weniger angekommen.[38, 39] Es ist mittlerweile klar, dass die Lebensführung viel stärkeren Einfluss hat. Sie ist offensichtlich dazu in der Lage, Gene an- und abschalten zu können. Das heißt, Sie können Ihre Gene, die Krankheiten för-dern, abschalten und solche, die Gesundheit fördern, anschal-ten. Leider machen die meisten Menschen heute, ohne es zu wissen, genau das Gegenteil. Sie schalten die Gene an, die Krankheiten fördern, und sie schalten die Gene ab, die Gesund-heit begünstigen. Wie Sie Gene schalten können, erklären wir Ihnen in Kapitel 8 am Anfang des Praxisteils.

Welche Rolle spielt das Alter bei Rückenschmerzen?

Vielleicht haben Sie es als älterer oder alter Mensch sogar schon selbst erlebt: Wenn man Ihre Rückenschmerzen nicht in den Griff bekommt, Sie aber keine Diagnose haben, wird Ihr Al-ter dafür verantwortlich gemacht. Das gipfelt in der Aussage von Ärzten oder anderen Therapeuten, von denen unsere Pati-enten immer mal wieder berichten: »Ja, in Ihrem Alter ist das doch normal.« Nach dem Motto: »Jetzt werden Sie mal nicht unverschämt mit Ihrem völlig überzogenen Anspruch, in Ihrem hohen Alter schmerzfrei sein zu wollen.« Wir haben Verständnis für solche Äußerungen, denn die Ärzte und Therapeuten, die so etwas sagen, sind verzweifelt. Sie möchten ihren Patienten helfen, doch wenn die Schmerzmittel versagen und vielleicht sogar eine OP ohne Erfolg blieb, wissen sie einfach nicht weiter.

Allerdings kann das Argument mit dem Alter heute im Grunde nicht mehr angeführt werden, weil wir alle wissen, dass es immer mehr jüngere Rückenschmerzpatienten gibt. Wir alle haben es gehört oder gelesen oder haben solche Fälle in unserer Familie oder im Bekanntenkreis. Mittlerweile leiden immer mehr Jugendliche und sogar Kinder an Rückenschmerzen.[40] Und wir alle kennen ältere Menschen, die keine Rückenschmerzen haben. Also auch hier stimmt etwas nicht.

Die meisten vermeintlichen Ursachen für Rückenschmerzen halten einem genaueren Blick nicht stand.

Ist Übergewicht schuld an Rückenschmerzen?

Übergewichtige Rückenschmerzpatienten bekommen häufig gesagt, sie müssten abnehmen, um ihre Schmerzen loszuwerden. Das klingt zunächst nachvollziehbar. Denn wenn die Last auf dem Rücken nicht mehr so schwer ist, tut er weniger weh. Wir sind zwar auch dafür, dass Menschen mit Gewichtsproblemen etwas für sich tun, um die überflüssigen Kilos langsam und stetig abzubauen. Aber wir empfehlen das Abnehmen aus gesundheitlichen Gründen und nicht wegen der Rückenschmerzen. Wir wissen nämlich, dass auch übergewichtige Menschen schmerzfrei sein können. Wir befreien Übergewichtige, auch stark Übergewichtige, immer wieder von ihren Rückenschmerzen und wissen daher, dass es diesen zwingenden Zusammenhang zwischen Gewicht und Schmerzen gar nicht gibt. Die Frage lautet daher: Wenn es tatsächlich so wäre, dass Übergewicht zu Rückenschmerzen führt, warum gibt es dann jede Menge übergewichtige Menschen ohne Rückenschmerzen? Und darüber hinaus wäre zu überlegen: Warum können auch sehr dünne Menschen Rückenschmerzen bekommen?

Trotz immer besserer OP-Techniken: Rückenschmerzen nehmen zu

Kommen wir zurück zur Therapie von Rückenschmerzen. Die Operationstechniken wurden immer ausgefeilter, die Ersatzteile immer ausgeklügelter. Es wurde immer minimalinvasiver gearbeitet, die tollsten künstlichen Bandscheiben wurden entwickelt. Aber die Schmerzen und Schädigungen nahmen weiter zu.[41] Es kamen immer neue hinzu und auch nach Operationen waren beileibe nicht alle Patienten von ihren Schmerzen befreit. Es war aber keine andere Lösung in Sicht, also machte man einfach so weiter. Und das Ganze hält ja bis heute an. Vor allem bei den sogenannten spezifischen Rückenbeschwerden, wo also scheinbar etwas gefunden wird, was sich zu operieren lohnt. Es kommt zwar selten vor, aber es gibt natürlich auch Fälle, bei denen operiert werden muss. In den meisten Fällen sollten Operationen jedoch unbedingt vermieden werden.

Schädigungen verursachen meist keine Schmerzen

Wo entstehen Schmerzen?

Fangen wir damit an, dass es viele Menschen gibt, die keinerlei Schmerzen haben, dafür aber jede Menge Veränderungen an der Wirbelsäule.[42] Hätten diese Menschen Schmerzen, würde man diese Veränderungen sofort für die Ursache halten und wohlgemut operieren. Doch sie haben ja gar keine Schmerzen und haben daher auch keinen Grund, einen Arzt aufzusuchen.

Die Frage lautet: Verursachen Bandscheibenvorfälle, Vorwölbungen, Spinalkanalstenosen und Ähnliches nun Schmerzen oder nicht?

Und was ist mit denen, die Schmerzen und solche Schädigungen haben? Sollten die sich wirklich operieren lassen? Und was hat es eigentlich damit auf sich, dass der Schmerz am Rücken häufig nicht dort zu spüren ist, wo die kaputte Bandscheibe sitzt, sondern viel weiter seitlich? Das fällt meist gar nicht auf, da bei der Anamnese so gut wie nie exakt darauf geachtet wird. Und wenn es auffällt, dann heißt es, ohne zu hinterfragen: »Das sind Ausstrahlungen.«

Ja was nun? Ist der Bandscheibenvorfall für den Schmerz verantwortlich? Dann müsste es doch auch dort wehtun. Wir beobachten das seit vielen Jahren und haben festgestellt, dass der tatsächliche Ort des Schmerzes meist weit weg war von der angeblich dafür verantwortlichen Schädigung.

Die gleichbleibende Ursache tut mal mehr und mal weniger weh

Weiter geht es mit der Tatsache, dass die meisten Rückenschmerzen in der Intensität wechseln. Aber wie kann das denn sein, wenn der Grund für den Schmerz der Bandscheibenvorfall oder die Vorwölbung ist, die sich nicht täglich verändert? Aber am Montag ist der Schmerz mäßig, am Dienstag schlimm, am Mittwoch wieder weniger, am Donnerstag fast ganz verschwunden. Das passt doch überhaupt nicht zusammen. Und wenn eine bestimmte Bewegung, eine unruhige Nacht oder Stress den Schmerz auslösen, dann ist das ein deutliches Zeichen dafür, dass die Muskeln und Faszien verantwortlich sind. Warum das so ist, erfahren Sie in den Kapiteln 3 und 4.

Wenn die Medizin uneindeutig ist.

Ebenfalls interessant ist, dass viele Rückenschmerzen nach einer Weile auf genauso geheimnisvolle Weise wieder verschwinden, wie sie gekommen sind.[43] Das gilt nicht nur für die unspezifischen, sondern auch für spezifische Schmerzen. Der Zustand der Schädigung, die Vorwölbung ist noch vorhanden, und der Schmerz ist plötzlich weg. Verrückt, oder? Da passt doch einiges nicht zusammen.

Die »Ursache« wird wegoperiert, und trotzdem wieder Schmerzen?

Der folgende Fall ist vielen von Ihnen bestimmt bekannt: Bei einem Freund oder Familienmitglied traten Rückenschmerzen auf, die auch mit Schmerzmitteln nicht weggingen. Dann wurden beim Arzt Aufnahmen gemacht, bei denen ein Bandscheibenvorfall entdeckt werden konnte. In den wenigsten Fällen denkt man darüber nach, wie alt der Bandscheibenvorfall eigentlich ist. Dann kommt es zur Operation. Nach der OP ist der Schmerz vielleicht etwas gedämpft oder genauso stark wie vorher oder sogar schlimmer. Oder er ist erst mal einige Tage, Wochen oder Monate weg, und dann kommt er wieder zurück, und alles ist wie vor der OP. Oder er bleibt dauerhaft weg. Das hat aber meist andere Gründe als die Operation, wie Sie in Kapitel 5 lesen werden. Meist taucht der Schmerz nach zwei bis vier Wochen wieder auf oder nach sechs bis neun Monaten.[44] Aber wie kann das sein, wenn die »Ursache« doch wegoperiert wurde?

Wie können stabile Zustände wechselnde Schmerzen verursachen?

Noch nachdenklicher machen die Erfahrungen mit Versteifungen, beispielsweise bei Gleitwirbeln. Nachdem sie mit Kraft von außen »zurechtgerückt« wurden, werden sie verschraubt, sodass sie auch dort bleiben, wo man sie haben möchte. Auch werden häufig künstliche Bandscheiben eingesetzt, weil die originalen wie von Zauberhand einfach verschwunden sind. In vielen Fällen haben die Menschen hinterher noch Schmerzen und werden sie teilweise nie wieder los. Anscheinend haben inzwischen so viele Patienten auch nach Rückenoperationen anhaltende Schmerzen, dass man dem Phänomen sogar einen eigenen Namen gegeben hat: das »Failed Back Surgery Syndrome« bedeutet sinngemäß: »Die Rückenoperation hat versagt.«[45-49]

Grenzen der Diagnose

Bei der Diagnose können sich die Geister scheiden. Denn wie wahrnehmbar sollten Veränderungen, die im Bild zu sehen sind, überhaupt sein, damit die herkömmliche Medizin einen Ansatzpunkt für eine Operation sieht? Wir erleben immer wieder, dass Patienten zu uns kommen, die von drei verschiedenen Ärzten drei verschiedene Diagnosen und Empfehlungen bekommen haben und völlig verunsichert sind. Wie unterschiedlich die medizinischen Einschätzungen sind, belegt eine Studie der Bertelsmann-Stiftung, die herausfand, dass in bestimmten

Regionen bis zu 13 Mal (!) häufiger an der Wirbelsäule operiert wird als in anderen.[50]

Diese Schmerzen nach Operationen können sich in bis zu 70 Prozent der Fälle entwickeln, besonders wenn mehrfach operiert werden musste. Fragen Sie als Patient nach, warum das denn alles nichts gebracht hat, bekommen Sie gesagt, so schnell ginge das nicht, Sie sollten sich gedulden. Wenn Sie nach einem Jahr immer noch Schmerzen haben, kann oft keine nachvollziehbare Begründung gegeben werden. Diese Patienten landen dann in den Gruppen, in denen sie lernen sollen, mit dem Schmerz zu leben. Für den Rest ihres Lebens.

Es sind keine Ursachen für die Schmerzen zu finden – was nun?

Befassen wir uns mit den Menschen, die Schmerzen haben, bei denen aber keine Schädigungen zu finden sind. Es geht also um Menschen, die unter sogenannten unspezifischen Rückenschmerzen leiden.

»Unspezifische« Rückenschmerzen

In der Geschichte der Schmerztherapie wurde immer deutlicher, dass es bei der Diagnose und Behandlung von Rückenschmerzen viele Ungereimtheiten gab. Der Fokus richtete sich mehr auf diese Widersprüche, doch sie konnten in der herkömmlichen Schmerztherapie bis heute nicht aufgeklärt werden. Daher vollzog sich ein Wandel. Die Anästhesie kam ins Spiel, also die Schmerzlinderung mittels Medikamenten. Die »kleine Anästhesie« in Form von Schmerzmitteln aller Art gab es ja schon immer. Drogen wie Marihuana, Opium oder Alkohol wurden schon lange zur Schmerzunterdrückung verwendet, auch als die Schulmedizin noch in den Anfängen steckte. Nun kombinierte die Pharmaindustrie immer ausgefeilter die Substanzen, um den Schmerz zu betäuben.

Die Ursachen für Schmerzen werden in der Psyche gesucht

Die Theorie, dass körperliche Schädigungen die Ursache für Rückenschmerzen sind, bekam immer mehr Risse. Lösungen mussten her. Viele Ärzte und andere Therapeuten begannen, die Psyche als Schmerzursache zu benennen. Der Fachbereich der Psychosomatik wurde hinzugezogen. Für die betroffenen Patienten war das schlimm, denn da körperlich alles in Ordnung und ohne Befund sei, wurde ihnen unterstellt, sie müssten ein Trauma erlitten haben. Und selbst wenn das nicht so war, sollten sie einmal über ihre Familie, den Lebenspartner oder den Beruf nachdenken oder direkt zum Psychologen oder Psychotherapeuten gehen.

In dieser Zeit, das war etwa in den 1990er-Jahren, entstand auch die Diagnose »Fibromyalgie«, was nichts anderes heißt als »schmerzende Muskelfaser«. Diese Verlegenheitsdiagnose wurde zu einer eigenständigen Krankheit erhoben.[51] Sie besteht darin, Schmerzen zu haben, die nicht zu erklären und laut herkömmlicher Schmerztherapie auch nicht heilbar sind, nur gelindert werden können.

Das multimodale Modell

Der so genannte Goldstandard

Nun hielt auch das multimodale Modell Einzug, das bis heute ausgebaut wird und zum Goldstandard erhoben wurde. Ziel dabei ist es, die fehlende Wirksamkeit, also die Qualität herkömmlicher Schmerztherapien, durch Quantität in der Behandlung zu ersetzen. Schmerzkliniken entstanden. Orthopäden, Chirurgen, Psychologen, Anästhesisten und Physiotherapeuten sollen das Problem nun in gemeinsamer Arbeit lösen. Insbesondere bei Schmerz als Krankheit und unspezifischen Rückenschmerzen hatten die Anästhesisten die Führung übernommen, da sie in der herkömmlichen Medizin die Profis für Schmerzen sind, bei denen keine körperlichen Ursachen gefunden werden.

Chronifizierung – das Schmerzgedächtnis wurde erschaffen

Die Theorie des Schmerzgedächtnisses entstand. Hiermit ist die Annahme gemeint, dass ein Schmerz, der irgendwann eine strukturelle Ursache hatte, sich später verselbstständigt.

Wenn ein Schmerz keinen Grund mehr hat, da zu sein, er aber trotzdem noch vorhanden ist, braucht man eine Erklärung dafür. Diese fand sich folgendermaßen: Man untersuchte das Gehirn von schwer leidenden Schmerzpatienten und fand heraus, dass es sich vom Gehirn von Menschen, die nicht an Schmerzen litten, unterschied. Seine Struktur, seine neuronalen Verknüpfungen waren anders. Daraus entstand die Theorie, dass der Schmerz sich verselbstständigt, sozusagen im Gehirn »festgesetzt« hatte. Man begann davon auszugehen, dass bei Menschen, die an Schmerzen leiden, für die es eine Ursache gibt, diese Schmerzen Spuren im Gehirn hinterlassen, die die betroffenen Menschen grundsätzlich viel empfänglicher für Schmerzempfindungen machen. Dass also Schmerzen geschaltet werden, die keinen Sinn ergeben, die keine Funktion haben, die entkoppelt sind. Mit dieser Erklärung war der Schmerz als eigenständiges Krankheitsbild geboren. Das war natürlich sehr praktisch, denn jetzt musste man ja keine Ursachen mehr suchen. Es gab einfach keine, die Betroffenen waren einfach schmerzkrank.

Schmerzen ohne körperliche Ursache werden mit starken Schmerzmitteln behandelt, um eine Chronifizierung zu verhindern.

Diese Entwicklung wird als Chronifizierung bezeichnet. Um nun zu vermeiden, dass Schmerzen chronisch werden können, wird empfohlen, den Betroffenen starke Opioide zu verabreichen. Diese lindern den Schmerz und sollen verhindern, dass sich das Gehirn entsprechend umstrukturiert und ein Schmerzgedächtnis ausbildet.

Schmerzen ohne Grund?

Hören Sie nun einmal in sich hinein und folgen Sie einfach Ihrem gesunden Menschenverstand: Halten Sie es für möglich, dass unser Körper uns grundlos Schmerzen spüren lässt? Dass er also zunächst einen Grund hat, uns Schmerzen fühlen zu lassen, und wenn der Grund verschwindet, bleibt der Schmerz bestehen? Evolutionsbiologisch gesehen ergibt das absolut keinen Sinn. Denn das hieße, dass jeder Schmerz sich von der Ursache trennen kann. Und um das zu verhindern, müssen wir harte Drogen konsumieren. Wie hätten wir das als Menschheit überleben sollen? Und weiter: Wenn traumatische Erlebnisse zu Schmerzen führen, warum haben dann nicht alle traumatisierten Menschen Schmerzen?

Offensichtlich gibt es also noch andere Einflüsse, die bei der Entstehung von Schmerzen eine Rolle spielen. Diese Einflüsse haben wir gefunden: Es sind die zu hohen Spannungen der Muskeln und Faszien.

Eine abstruse Vorstellung

Fassen wir zusammen: Jemand hat Schmerzen, und die haben ihre Ursache. Dann sind die Schmerzen weg, weil die Ursache weg ist. Diese Schmerzen haben aber ein Schmerzgedächtnis entwickelt. Deswegen haben die Betroffenen nun, nachdem der Grund weg ist, weiterhin Schmerzen. Die Evolution hat also zugelassen, dass Schmerzen entstehen, die keinen Grund haben, da zu sein. Und deshalb braucht jeder Mensch, der einmal Schmerzen hatte, Opioide, damit er diese Schmerzen nicht wegen der Ausbildung eines Schmerzgedächtnisses ewig behält.

Klingt das nicht abstrus? Und außerdem: Warum entwickelt dann nicht jeder Mensch, der einmal Schmerzen hatte, solch ein Schmerzgedächtnis? Auch dieses Konstrukt können wir getrost mit in die Sammlung der Ungereimtheiten aufnehmen.

✳ ✳ ✳

Resümee Haben Sie gemerkt, was für ein Durcheinander das ist? Wer soll sich denn da noch zurechtfinden? Wir könnten uns ja mit so einem Wirrwarr abfinden, wenn es die Grundlage dafür wäre, dass die Menschen damit von ihren Schmerzen befreit werden können. Aber das ist ja nicht annähernd der Fall. Vielmehr wird es von Jahr zu Jahr schlimmer. Sämtliche Operationen – und wir sind mit der Schweiz zusammen Weltmeister beim Operieren am Bewegungssystem[52] – haben nicht geholfen, diese Entwicklung aufzuhalten. Warum sollten sie es in Zukunft tun?

Deswegen müssen wir alles tun, um diese Situation so schnell wie möglich zu verbessern. Auch wenn die Mühlen im Gesundheitsbetrieb langsam mahlen, wollen wir den unzähligen umsonst leidenden Rückenschmerzpatienten helfen, sich selbst zu helfen. Dabei werden wir glücklicherweise von vielen Medizinern und Therapeuten unterstützt, die unsere Methode, nachdem sie sie bei uns gelernt haben, kennen und schätzen. Warum uns das gemeinsam gelingen wird und wie, erfahren Sie in diesem Buch.

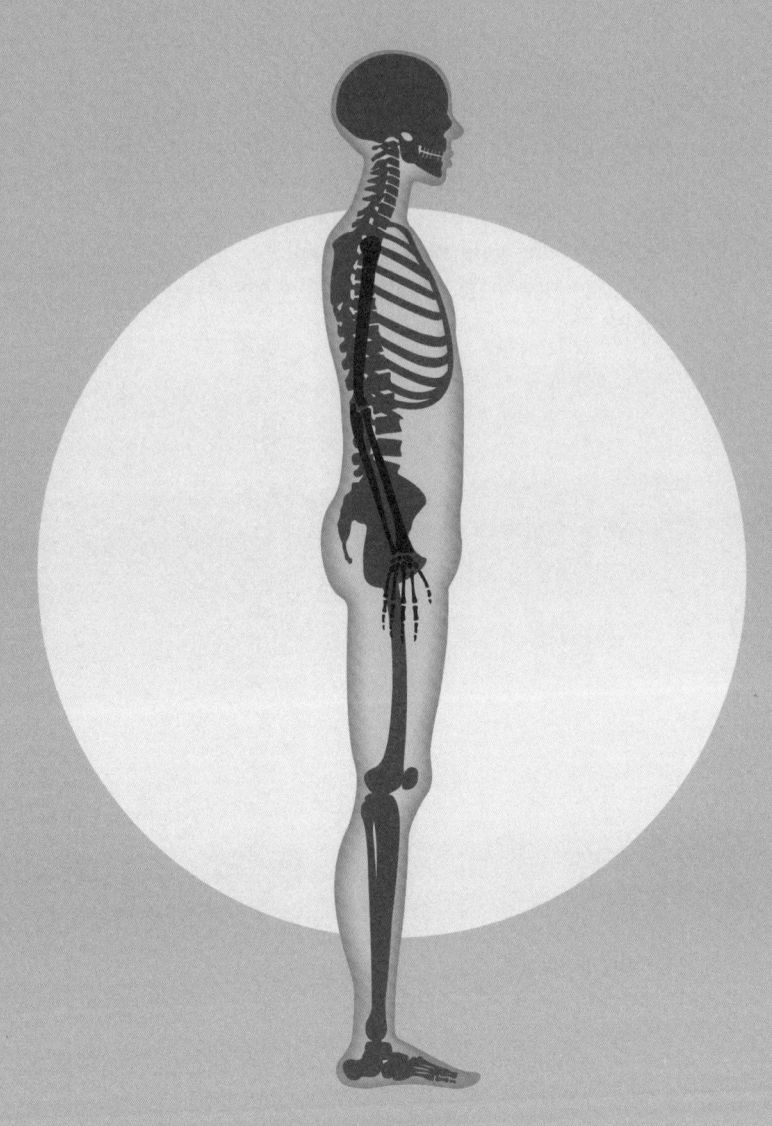

Kapitel 2

Meist sind wir selbst für unsere Rückenschmerzen verantwortlich – ohne es zu wissen

So funktioniert der Rücken – konstruiert für 120 Jahre

In diesem Abschnitt erfahren Sie, wie ausgeklügelt unser Rücken mit der Wirbelsäule, die ihn trägt, von der Natur konstruiert ist. Wir beschreiben, wie eine Funktion in die andere greift und wie die Kräfte, die durch die Bewegung auf die Wirbelsäule wirken, dafür sorgen, dass die Bandscheiben ernährt werden und in einem guten Zustand bleiben.

Eine Wirbelsäule aus vielen verschiedenen Teilen

Die Konstruktion der Wirbelsäule ist von Natur aus perfekt.

Die Wirbelsäule trägt den Rumpf und den Rücken. Am oberen Ende ist der Kopf aufgesetzt, am unteren Ende schließt sie mit dem Steißbein ab. Neben dem Übergang des obersten Wirbels zum Schädel hat die Wirbelsäule auch gelenkige Verbindungen zum Brustkorb, also zu den Rippen, sowie zum Becken, das über die sogenannten Iliosakralgelenke mit dem Kreuzbein verbunden ist. Die gesamte Wirbelsäule besteht aus fünf Abschnitten: Sieben Wirbel bilden die Halswirbelsäule, zwölf die Brustwirbelsäule und fünf die Lendenwirbelsäule, daran schließen das Kreuzbein und das Steißbein an.

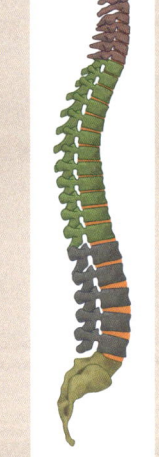

Unsere Wirbelsäule von der Seite – Hauptachse für Information und Statik

Die Wirbelsäule durchzieht also den ganzen Rumpf und gibt ihm Stabilität. Gleichzeitig ist sie so beweglich, dass der Rumpf sich in alle Richtungen krümmen und drehen kann. Dies ermöglichen die 24 knöchernen Wirbel, aus denen die Wirbelsäule besteht und die durch die Bandscheiben flexibel miteinander verbunden sind. Darüber hinaus dient sie als Schutz für den Hauptkabelstrang des Körpers, das Rückenmark: Sämtliche Nerven münden in sie hinein und sind dort an das Rückenmark angeschlossen, das nach oben ins Gehirn führt. Das heißt, die Wirbelsäule stabilisiert, macht alle nötigen Bewegungen des Rumpfes möglich und enthält die Verbindung zwischen den Nerven, die den Körper durchziehen, und dem Gehirn.

Wenn man sich diese verschiedenen Funktionen bewusst macht, wird klar, dass unsere Wirbelsäule eine im wahrsten Sinn des Wortes zentrale Bedeutung für uns hat. Aber sie wäre nichts ohne

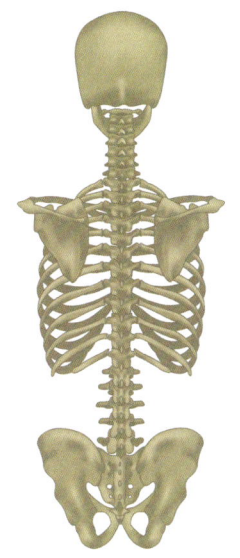

Unser Rumpf von hinten

die Muskeln und Faszien. Dabei sind insbesondere die durch Faszien gebildeten Bänder wichtig, die die Wirbelsäule umgeben, die an ihr befestigt sind und sie in bestimmte Bewegungswinkel hineinziehen oder in festen Positionen verankern. Erst dadurch erwacht sie quasi zum Leben und kann uns ihre ganze Funktion zur Verfügung stellen.

Damit die einzelnen Wirbel nicht direkt aufeinandersitzen und eine bestimmte Beweglichkeit überhaupt erst entstehen kann, sind in den Zwischenräumen die Bandscheiben eingebaut. Auch diese sind ein kleines Wunder für sich, denn sie enthalten jeweils einen Gallertkern, ein mit gelartiger Flüssigkeit gefülltes Polsterkissen. Dadurch kann der Druck, der in den Bandscheiben dadurch entsteht, dass die Wirbel durch die Muskeln und Faszien zueinander gezogen werden, besser verteilt werden.

Stabil und gleichzeitig beweglich – die große Herausforderung

Wie funktioniert nun die Wirbelsäule? Entfernt können Sie sich das vorstellen wie bei einem Segelschiff, bei dem der Mast seine Stabilität durch die Seile bekommt, die seine Position von mindestens drei Seiten durch ihre Zugspannung festlegen. Wird der Mast von diesen Seilen fest verspannt, dann bewegt er sich nicht mehr. Schon hier wird klar, dass das Beispiel mit dem Schiffsmast seine Grenzen hat, denn die Wirbelsäule muss sich nicht nur insgesamt, sondern auch in Teilabschnitten bewegen und drehen können. Es müssen also überall Seile – Muskeln und Faszien – angebracht sein, denn wie sonst sollen die einzelnen Wirbelsäulenabschnitte bewegt oder als kleinere Teilbereiche stabil gehalten werden?

Den Spagat zwischen hoher Stabilität und maximaler Beweglichkeit hat die Natur mit Bravour hinbekommen, und zwar mit Hilfe sehr vieler Muskeln: kleinste Muskeln, die sich von Wirbel zu Wirbel ziehen, senkrecht und diagonal, etwas längere Muskeln, die mehrere Wirbel überspannen, bis hin zu den großen Rückenstreckern, die sich längs der Wirbelsäule entlangziehen. All diese Muskeln sorgen dafür, dass der Rücken nach hinten in die Überstreckung gezogen werden kann. Und natürlich ziehen Muskeln ebenso nach vorne in die Beugung des Rumpfes und der Wirbelsäule, zur rechten und linken Seite und auch in die Drehung nach beiden Seiten sowie in alle Kombinationsmöglichkeiten dieser Grundrichtungen. Können Sie sich das Gewirr von Muskeln vorstellen, das nötig ist, um das fertigzubringen? Diese Muskeln sind teilweise direkt an der Wirbelsäule befestigt, teilweise aber auch am Becken und an den Rippen und bewegen die Wirbelsäule dann direkt oder indirekt über Kraftübertragung.

Bei aller Flexibilität darf unser Mast, der aus vielen Teilstücken besteht, natürlich nicht zu beweglich sein, sonst würde er sich zu leicht verformen. Dafür sind starke Bänder rings um die Wirbelsäule an jedem Wirbel befestigt. Von vorne, von hinten und von den Seiten umhüllen diese Bänder unsere Wirbelsäule und geben ihr in sich Halt, damit die Wirbel nicht gegeneinander verrutschen können. Denn zwischen zwei Wirbeln befindet sich ja jeweils ein Gelenk, das zusammengehalten werden muss. Deswegen sind die Bandscheiben auch angewachsen.

Der Schwerpunkt ist entscheidend

Um zu verstehen, wie Rückenschmerzen entstehen, müssen wir uns mit der Biomechanik des Rückens befassen. Dazu schauen wir uns am besten die Knochen des Menschen von der Seite an. Wo befindet sich der Schwerpunkt des Menschen? Optimalerweise genau in der Wirbelsäule. Doch der Schwerpunkt ist nicht nur abhängig von der Gewichtsverteilung, sondern auch von der Körperposition. Stehen wir ruhig, bleibt er ruhig. Aber schon wenn wir die Arme bewegen, verschiebt er sich nach vorne. Und tragen wir etwas vor dem Körper, verschiebt er sich noch mehr nach vorne. Bei den meisten Menschen befindet sich durch ihre Haltung oder aufgrund von Übergewicht der Schwerpunkt vor der Wirbelsäule, sodass sie durch die Schwerkraft nach vorne gezogen werden. Das ist aber nicht schlimm, denn die Rückenstrecker sorgen dafür, dass diese Kraft, die nach vorne zieht, durch eine Kraft, die nach hinten zieht, ausgeglichen wird.

Je nachdem, wo sich der Schwerpunkt befindet, verändert sich die Grundbelastung der Bandscheiben.

Den Abstand von der Wirbelsäule bis zum Schwerpunkt nennt man auch Hebelarm. Im Schwerpunkt wirkt die Schwerkraft. Diese Schwerkraft multipliziert mit dem Hebel nennt man Drehmoment. Dieses Drehmoment zieht den Körper nach vorne beziehungsweise will ihn beugen. Die Rückenstrecker bauen ein Drehmoment nach hinten auf und gleichen so den Zug nach vorne aus. Ein größerer Bauch erhöht das Drehmoment und damit auch die gegenziehende Kraft der Rückenstrecker.

Das Drehmoment, das an der Wirbelsäule ansetzt und diese

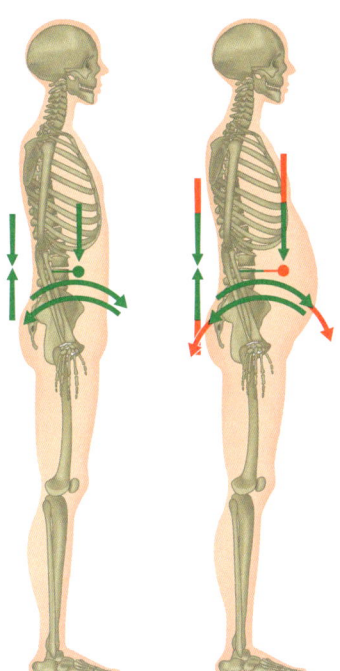

Übergewicht verschiebt den Schwerpunkt nach vorne.

nach vorne ziehen und beugen will, wird durch ein Gegendrehmoment, das von den Rückenstreckern aufgebaut wird, wieder ausgeglichen. Dadurch bleibt der Körper gerade. Konsequenz aus dem Zug nach vorne und dem Zug nach hinten ist eine Belastung der Bandscheiben.

Bei Bewegungen der Wirbelsäule verändern sich die Kräfte, die auf die Bandscheiben wirken, auf vielerlei Weise.

Diese Belastung schwankt je nach Körperposition, ist mal kleiner und mal größer, verschiebt sich beim Beugen nach vorne auf den vorderen Knorpelbereich, beim Überstrecken nach hinten auf den hinteren Bereich sowie beim seitlichen Beugen auf den jeweiligen seitlichen Bereich. Ab einem bestimmten Grad der Überstreckung nach hinten übernehmen die Facettengelenke, das sind die kleinen Wirbelgelenke zwischen den Wirbeln und Dornfortsätzen, einen Teil der Last. Ist die Lendenwirbelsäule aber zu stark gekrümmt, was man allgemein als Hohlkreuz bezeichnet, müssen diese kleinen Gelenke dauernd einen Teil der Kraft, die auf die Wirbelsäule wirkt, übertragen. Dafür sind sie nicht konstruiert, sie sind also irgendwann überfordert. Auch bei der Rotation des Rumpfes und dem Zurückrotieren wird der Knorpel belastet und wieder entlastet.

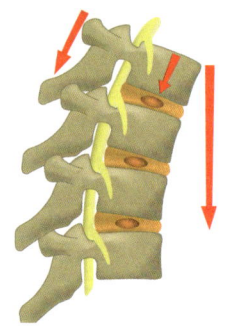

Die zusammengedrückten Bandscheiben

Die größere Kraft nach vorne beugt

Wird eine Bandscheibe zusammengedrückt, dann wird der Gallertkern flacher und will sich nach allen Seiten ausbreiten. Da aber der Faserknorpel außen herum wie ein Gürtel wirkt, verteilt sich der Druck gleichmäßig. Wird die Bandscheibe gedrückt und gleichzeitig die Wirbelsäule in eine Richtung gebeugt, dann wird der Gallertkern in die Gegenrichtung gedrückt. Bei der Rotation der Wirbelsäule in eine Richtung wird eine Hälfte der Bindegewebsfasern, aus denen der äußere Ring besteht, auf Zug belastet, was die Rotation begrenzt, bei Rotation in die andere Richtung wird die andere Hälfte belastet. Beide Male wird der Gallertkern dabei zusammengedrückt.

Die größere Kraft nach vorne und die kleinere Kraft nach hinten führen dazu, dass die Bandscheibe mehr nach vorne zusammengedrückt wird. Wenn der Körper nach vorne gebeugt wird, schaltet er über das Gehirn hinten eine reduzierte Kraft. Dies nennen wir Steuerspannung, und sie sorgt dafür, dass die Bewegung kontrolliert abläuft. Dabei ist es kein Unterschied, ob der Körper gegen einen Widerstand mit der

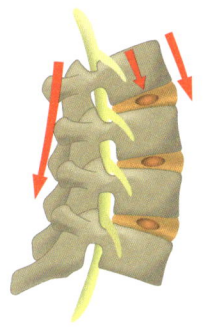

Die größere Kraft nach hinten überstreckt

Kraft der nach vorne ziehenden Muskeln nach vorne gebeugt wird oder von einer äußeren Kraft, wenn beispielsweise ein Koffer nach vorne gehalten wird, runtergezogen wird.

Wie man gut in der Abbildung erkennen kann, führt die kleinere Kraft nach vorne und die größere Kraft nach hinten dazu, dass die Bandscheibe hinten zusammengedrückt wird. Wird der Körper nach hinten überstreckt, schaltet er über das Gehirn vorne eine reduzierte Kraft. Diese von uns so genannte Steuerspannung der nach vorne ziehenden Muskeln sorgt dafür, dass die Bewegung kontrolliert abläuft.

Für Insider: das Tensegrity-Modell

Neuere Erkenntnisse der Faszienforschung stellen das alte biomechanische Bild in Frage, dass die Bandscheiben zwischen den Wirbelkörpern die Last übertragen müssen. Dass also die Bandscheiben die Kräfte des Gewichtes und der muskulären Verspannung aufnehmen. Bei diesem sogenannten Tensegrity-Modell geht man davon aus, dass die Wirbelkörper quasi ohne Belastung übereinander hängen, da sie von faszialen Strukturen in der Höhe gehalten werden, wenn diese Faszien schön flexibel und in einem guten Zustand sind.[53, 54, 55] Für unsere Betrachtungen spielt das keine Rolle. Denn entweder gilt das alte Modell, dann ergeben sich die Druckkräfte auf die Bandscheiben durch die Schwerkraft und die muskulären Zugkräfte.

Oder aber es gilt das Tensegrity-Modell. Dann wird die Belastung der Bandscheiben im Falle des optimalen physiologischen Zustandes der Faszien geringer, und die Bandscheiben haben noch weniger Grund zu verschleißen, da sie dann nicht allein die Kräfte aufnehmen müssen. Die Idee ist, dass die Wirbelsäule ein sich durch fasziale Verspannungen selbst tragendes System ist. Dass also die Wirbelkörper mit den dazwischenliegenden Bandscheiben nicht wie aufeinandergestapelte Steine mit Kissen dazwischen zu betrachten sind. Sondern dass der Wirbelkörper, der sich über einem anderen Wirbelkörper befindet, quasi am darunterliegenden aufgehängt ist.

Biomechanische Voraussetzung dafür ist, dass ein »Arm« des darunter liegenden Wirbelkörpers so hoch reicht, dass der darüber liegende daran »hängen« kann. Wenn Sie sich das Holz-Modell anschauen, dann sehen Sie seitlich nach oben weg strebende Arme, die wohl die Querfortsätze darstellen sollen. In diesem Modell müssten sie aber eigentlich Diagonalfortsätze heißen, da sie diagonal aufwärts streben. Das Ende dieser Arme reicht bis zur Oberkante des darüber liegenden Wirbelkörpers. Exakt am Ende dieser Arme ist der darüber liegende Wirbel am roten schräg nach unten laufenden Gummizug aufgehängt. Diese Konstruktion könnte funktionieren. Dann wäre der jeweils darüber liegende Wirbel an den Armen des darunter liegenden aufgehängt und zumindest ein Teil der axialen Kräfte könnte übernommen werden. Die Bandscheiben wären weniger stark belastet

Aber wie sieht es in der Praxis aus? An der menschlichen Lendenwirbelsäule und auch an der Brustwirbelsäule gibt es keine solchen seitlichen Tragarme, die diagonal nach schräg oben bis zur Oberkante des darüber liegenden Wirbelkörpers verlaufen. Die Querfortsätze der Lendenwirbelsäule wie auch der Brustwirbelsäule gehen mehr oder weniger horizontal zur Seite. Und wir entdecken keine druckstabile Struktur, also Knochen, die sich als Aufhängevorrichtung eignen könnten. Auch die an der Brustwirbelsäule befestigten Rippen können diese Funktion nicht erfüllen. Wenn diese Idee der Entlastung funktionieren soll, dann muss es diese »Hochhänger« aber geben.

Für uns ist diese Idee – zumindest als Bandscheiben-Entlastung – anhand dieses Holz-Modells noch nicht nachvollziehbar. Glücklicherweise spielt es für unser Erklärungsmodell aber keine Rolle. Lassen Sie uns beobachten, was in den nächsten Jahren weiter dazu erforscht wird. Die Faszienforschung der letzten Jahre hat uns schon sehr wertvolle Informationen zum besseren Verständnis der Abläufe und Zusammenhänge im menschlichen Körper geliefert. Wir dürfen gespannt sein, was sich da noch alles tut.

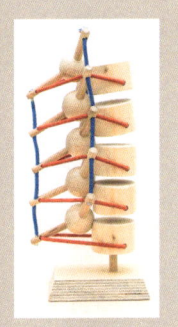

Wirbelsäulenmodell

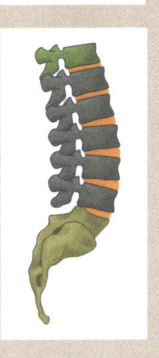

Die knöchernen, druckstabilen Tragarme der Wirbelkörper ragen maximal bis zur Unterkante des darüberliegenden Wirbelkörpers.

So ernähren sich die Bandscheiben

Wenn wir uns bewegen und der Rumpf immer wieder in verschiedene Richtungen gekrümmt oder gedreht wird, werden die beteiligten Bandscheiben also immer wieder gedrückt und entlastet. Genau das brauchen sie auch unbedingt. Denn da sie – ähnlich wie der Gelenkknorpel – ab dem Alter von etwa 20 Jahren nicht mehr durchblutet sind, müssen sie durch Nährstoffe ernährt werden, die in der Umgebungsflüssigkeit enthalten sind. Dies geschieht durch Diffusion nach dem Schwammprinzip. Wird der Schwamm gedrückt, kommt der Schmutz mit dem Wasser heraus, lässt man ihn los und taucht ihn in frisches Wasser, so saugt er sich damit voll. Bei den Bandscheiben sieht das dann so aus: Ist ausreichend Umgebungsflüssigkeit vorhanden, die die Abfallstoffe abtransportieren kann, und enthält sie genügend Nährstoffe, dann werden die Bandscheiben gut ernährt, es geht ihnen gut.

Wo gehobelt wird, fallen Späne, wo sich bewegt wird, entsteht zwangsläufig physiologischer Verschleiß. Knorpelzellen der Bandscheibe gehen zugrunde und werden ersetzt durch bereitstehende Stammzellen, die zu neuen Knorpelzellen werden. Das ist normal und passiert überall im Körper. Dies ist auch der grundlegende Unterschied zwischen lebendigen Wesen wie uns und Autos oder anderen Maschinen, die nicht aus lebenden Zellverbänden, sondern aus Metall, Kunststoff oder Ähnlichem bestehen.

Es gibt keinen Grund für Rückenschmerzen und Wirbelsäulenschäden

Wird eine Wirbelsäule, ein Rücken so vielfältig bewegt, wie es »eingebaute« Möglichkeiten gibt, gibt es keinen Grund dafür, dass Schmerzen entstehen. Die Wirbelsäule hat keinen Grund, Schädigungen zu entwickeln – von Unfällen mit Krafteinwirkungen von außen abgesehen. Es gibt keinen Grund, Bandscheibenvorwölbungen oder gar -vorfälle zu erleiden. Es gibt keinen Grund dafür, dass der Spinalkanal immer mehr versperrt wird, weil die Bandscheiben hineindrücken oder das Innere des Gallertkerns austritt. Es gibt keinen Grund für einen Gleitwirbel. Es gibt keinen Grund für Facettengelenksarthrose oder die Entzündung dieser kleinen Wirbelgelenke. Eine Wirbelsäule ist dafür gebaut, ein Leben lang zu halten. Egal ob wir 50 Jahre alt werden, 75 Jahre, 100 Jahre oder noch älter.

Natürlich wenden Sie jetzt ein: »Schön, hört sich gut an, eine tolle Theorie. Aber bitte schaut euch doch mal im normalen Leben um. Da leidet doch fast jeder dran. Es kann doch jeden treffen.« Und damit haben Sie völlig recht.

Wenn unser Körper so gut konstruiert ist, dass er ein ganzes Leben ohne Probleme schmerzfrei bleiben kann, woran liegt es dann, dass wir in einer ganz anderen Realität leben müssen?

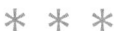

Um diese Frage zu beantworten, befassen wir uns zunächst damit, wie die menschliche Biologie funktioniert. Seien Sie gespannt, denn das kann Ihnen meist selbst Ihr Arzt oder Therapeut nicht erklären. Warum wir uns da so sicher sind? Na, weil sonst alle Menschen mit Rückenschmerzen ganz anders behandelt würden, als es der sogenannte Goldstandard für die Behandlung von Rückenschmerzen vorgibt.

Resümee

So funktioniert der Mensch –
die biologischen Grundgesetze

Dieser Abschnitt könnte Ihr Leben entscheidend verändern – vor allem, was Ihre Einstellung zur Bewegung angeht. Denn die Grundmechanismen, die wir hier beschreiben, werden von den meisten Menschen so gut wie nicht beachtet. Entweder weil sie zu wenig darüber wissen, oder weil ihnen die Bedeutung dieser Mechanismen nicht klar ist. Dabei ist das Prinzip im Grunde sehr einfach zu verstehen. Und wenn Sie es einmal verinnerlicht haben, können Sie es auf alles andere übertragen, was mit Körper, Geist und auch mit der Seele beziehungsweise mit unseren Entwicklungsmöglichkeiten zu tun hat. Aber jetzt geht es um unser Thema: die Schmerzen, die sich körperlich am Rücken äußern.

Jeder Mensch trainiert 24 Stunden täglich

Unser Rücken ist perfekt dafür konstruiert, uns ein Leben lang ohne Schmerzen oder Schädigungen zu begleiten. Wie kann es dazu kommen, dass er uns trotzdem plagt?

Die Funktion macht die Struktur.

Um das zu verstehen, müssen wir uns mit einigen wichtigen Grundprinzipien vertraut machen, die leider viel zu wenig beachtet werden. Von Ärzten und Therapeuten, von Patienten, von den meisten Menschen überhaupt.

Wir sagen immer, dass jeder Mensch auf diesem Planeten 24 Stunden täglich trainiert. Was meinen wir damit? Wir wollen damit sagen, dass es in den 24 Stunden jedes Tages nichts gibt, das der Mensch tut oder nicht tut, das keine Folgen für ihn hat. Denn wir sind ein perfekt organisiertes System von etwa 100 Billionen Zellen, die sich in jedem Augenblick darüber abstimmen, was am besten zu tun ist, um das Gesamtsystem optimal zu versorgen. Deswegen gibt es im therapeutischen Bereich ein Gesetz, dessen Wichtigkeit wir gar nicht hoch genug einschätzen können. Auch für uns und unsere Therapie ist es oberste Leitlinie.

Es heißt: **Die Funktion macht die Struktur.**

Der große Einfluss der Funktion

Was bedeutet dieses Gesetz? Es stellt klar, dass der Körper sich danach ausrichtet, was wir mit ihm tun. Dass vor allem unsere Bewegung dazu führt, wie sich die Struktur organisiert.[56] Wir alle kennen das von unseren Muskeln. Gebrauchen wir sie, werden sie stärker. Nutzen wir sie nicht, bauen sie ab. Dieses Gesetz geht aber weit über solche einfachen Zusammenhänge hinaus. Es gibt nichts in unserem Körper, was nicht davon betroffen wäre. Sogar die Knochen, die viele Menschen für sehr fest und unveränderbar halten, befinden sich permanent im Auf- und Abbau – je nachdem, was wir tun und was nicht.[57]

Wussten Sie, dass der Oberschenkelknochen schon nach kurzer Zeit einen deutlichen Teil seiner Masse verlieren kann, wenn er zum Beispiel nach einem Bruch nicht belastet werden darf und der Patient liegen muss? Ähnliche Veränderungen beobachtet man auch bei Astronauten, die nach mehrwöchigen Expeditionen auf die Erde zurückkehren.[58] Es zeigt, wie riesig der Einfluss der Funktion – die Bewegung – auf unseren Körper ist.

Das scheint Ihnen unglaublich? Dann erklären wir es etwas genauer: Natürlich bleibt die äußere feste Knochenhülle bestehen. Abgebaut wird die innere Struktur, die aus vielen Bälkchen besteht, die sich je nach Belastung ausrichten, um den Knochen bei geringstem Gewicht, also bei minimalem Materialeinsatz, maximal stabil zu machen. Die Konsequenz ist ganz einfach. Je weniger wir unsere Knochen belasten, desto leichter brechen sie. Dadurch erscheint auch die Osteoporose in einem völlig neuen Licht, oder?

Die Funktion der Bewegung wirkt sich insbesondere auf zwei Ebenen aus.

Anpassung auf zwei Ebenen

Für unsere Betrachtung der Rückenschmerzen ist es besonders wichtig, ganzheitliche Zusammenhänge zu erfassen, die sich in unserem Körper abspielen, wenn wir unser Leben auf gewohnte Weise führen. Denn unsere Gewohnheit, also unsere persönliche Auswahl an Bewegungen, ist ja das, was unseren Körper ganz individuell formt. Unsere Gewohnheit ist praktisch die Funktion, die Blaupause, an der sich der Körper ausrichtet.

Diese Anpassung an die Blaupause passiert vor allem auf zwei Ebenen: Die erste Ebene ist die Software-Ebene, die Ebene der Gehirnfunktionen, die unsere Bewegung ansteuern. Die zweite Ebene ist die Hardware-Ebene, also der Computer selbst, das Gehäuse und die Festplatten.

Das Gehirn – die Software-Ebene unserer Bewegung

Jede Bewegung, die wir bewusst ausführen oder nicht ausführen, wird vom Gehirn angesteuert. Sie hinterlässt Spuren in den Bewegungsprogrammen unseres Gehirns. Und durch das wiederholte Ausführen von Bewegungen gibt es permanent Verbesserungen dieser Ansteuerungsprogramme. Das nennt man Training. Wenn wir eine Bewegung zum ersten Mal ausführen, dann ist sie noch unsicher, eben ungeübt. Wiederholen wir sie, so wird sie jedes Mal besser. Die Ansteuerung der Muskeln durch das Gehirn bildet Bewegungsprogramme aus, die sich bei jeder Wiederholung selbst optimieren. Durch das Feedback der Informationsgeber – der Rezeptoren – aus dem Bewegungssystem können die Ansteuerungsprogramme immer genauer und sicherer werden.

Das können Sie wunderbar bei Kindern beobachten, die gerade laufen lernen und dabei täglich Fortschritte ma-

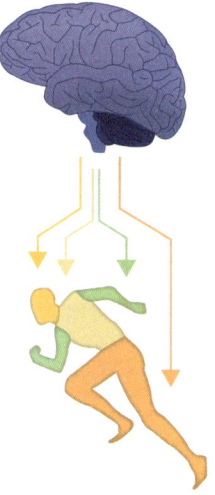

Der Kopf steuert

chen. Anfangs fällt das Kind noch häufig hin, die Schritte sehen tapsig aus. Einige Tage später werden die Bewegungen immer sicherer, dann geht es immer schneller, und nach einigen Wochen haben Sie das Gefühl, das Kind konnte schon immer laufen. Die Hirnforschung spricht in diesem Zusammenhang von Straßen und Autobahnen, die im Gehirn angelegt werden. Wird eine Bewegung zum ersten Mal gemacht, dann ist da noch unberührte Wiese. Mit zunehmender Übung wird daraus ein Trampelpfad, dann ein Weg, dann eine Straße.

Dabei ist es sehr wichtig zu wissen: Dass es mit zunehmender Übung immer besser wird, ist nur die eine Seite der Medaille. Die andere Seite ist, dass mit abnehmender Übung die Autobahn wieder zur Straße und schließlich zum Weg wird. Dass die Programme also sofort wieder schlechter werden, wenn sie nicht benutzt werden. »Use it or lose it«, sagt man auf Englisch: Benutze es oder verliere es.

»Use it or lose it.«

Die Bewegungsprogramme unseres Rumpfes

Übertragen wir diese Überlegungen auf unseren Rücken. Unser Rücken ist so konstruiert, dass wir den Rumpf nach vorne und zu den Seiten beugen und ihn nach hinten überstrecken können. Wir können ihn auch in jeder dieser Positionen nach links und nach rechts drehen. Außerdem können wir ihn in den Hüftgelenken als Einheit nach vorne und etwas zur Seite beugen oder begrenzt nach hinten überstrecken. Üben wir diese Bewegungen, sind unsere Ansteuerungsprogramme vollständig. Der Körper ist sozusagen jederzeit bereit, diese Positionen einzunehmen. Dort, wo Muskeln ziehen müssen, kontrahieren sie, das heißt, auf der jeweiligen Gegenseite geben sie genau so viel nach, dass die Kontrolle über die Bewegung vorhanden ist und die Wirbelsäule sich in hoher Qualität bewegen kann. Der Körper kann bei minimalem Verschleiß also maximale Kräfte übertragen.

Die Faszie – früher nannte man sie Bindegewebe

Eigentlich ist die Faszie nichts Neues. Es gab sie schon, bevor sie unter dieser Bezeichnung in der Öffentlichkeit bekannt wurde. Vorher nannte sie sich einfach »Bindegewebe«. Beide Wörter sind fast Synonyme. Streng genommen gibt es einige Strukturen, die nicht unter beide Begriffe fallen, aber in diesem Buch setzen wir sie der Einfachheit halber gleich – die Wissenschaft möge uns verzeihen.

Das Bindegewebe hatte in der Naturheilkunde schon immer seinen festen Platz. Denn der Zwischenzellraum, also der Raum zwischen den Zellen, in dem die Zwischenzellflüssigkeit zirkuliert und der mit Bindegewebe ausgefüllt ist, gilt in naturheilkundlichen Gesundheitssystemen als Durchgangs- und Speicherplatz für Nährstoffe und Sauerstoff. Diese Stoffe gelangen auf diesem Weg zu den Zellen, nachdem sie die kleinsten Blutgefäße – die Kapillaren – verlassen haben. Der Zwischenzellraum soll möglichst nur »gute« Stoffe enthalten. »Schlechte« Stoffe, wie Zellabfall, Müll aus der Nahrung, der nicht verwertet werden kann, oder gar giftige Substanzen sollen möglichst schnell durch die Kapillaren und die Lymphgefäße abtransportiert werden, sodass sie über die Entgiftungs- und Ausscheidungsorgane den Körper verlassen. Die Sauberkeit dieses Raums aus Flüssigkeit und Faszienfäden ist für die Gesundheit so immens wichtig, weil letztlich so gut wie alle Krankheiten damit zu tun haben, dass dieser Raum mit Abfall »verstopft« ist. Denn dann gelangen Nährstoffe und Sauerstoff nicht mehr in ausreichendem Maß zu den Zellen, in der Folge können die Zellen ihre Abfallstoffe nicht mehr gut entsorgen und bekommen ein »Erstickungsproblem«. Je nachdem, wo das passiert, resultieren daraus mehr oder weniger alle Krankheiten.

Die Sauberkeit des Zwischenzellraums ist für unsere Gesundheit immens wichtig.

Die Faszie – die Hardware-Ebene unserer Bewegung

Schauen wir uns die Faszie etwas genauer an. Wir haben übrigens nur eine Faszie, denn jeder Faszienfaden ist mit allen anderen verbunden, es gibt keine einzelnen Faszien. Ihr Körper besteht aus 100 Billionen Zellen – eine unvorstellbare Zahl. Nun geht man davon aus, dass jede dieser Zellen mit jeder anderen durch die Faszie verknüpft oder verbunden ist. Das sind unvorstellbar viele Faszienfäden. Sie sind zu stärkeren Strängen vereint, bilden Schichten und sind verzweigt. Stellen Sie es sich wie ein dreidimensionales Spinnennetz vor, das den gesamten Körper durchzieht. Es durchzieht den Körper so vollständig, dass wenn man es entfernen würde, nichts mehr an seinem Platz bliebe und die Zellen in einer Pfütze – der Zwischenzellflüssigkeit – liegen würden. Würde man dagegen alle Flüssigkeiten entfernen, die Zellen, die die Organe und Muskeln bilden, nur nicht die Knochen, stünde der Mensch noch genauso da wie vorher. Er würde seine Form behalten, man würde ihn erkennen, nur hätte er halt viele Hohlräume. Das zeigt, wie allgegenwärtig die Faszie in unserem Körper ist.

Damit die Faszie alle Bewegungen mitmachen kann, die wir ausführen, hat sie eine sehr flexible Scherengitterstruktur. Die können Sie sich vorstellen wie eine Damenstrumpfhose: Sie ist äußerst dehnfähig, und wenn sie wieder kurz wird, schlägt sie keine Falten.

Wer ist der Architekt dieses Wunderwerks Faszie?

Wenn Sie sich YouTube-Filme über die Faszie anschauen, zum Beispiel »Strolling under the Skin« von Dr. Jean-Claude Guimberteau, sehen Sie Netzwerke einer Vielzahl von Faszienfäden, die quasi leben, weil sie sich dauernd verändern.[59] Diese wunderschöne Geometrie ist dauernd in Bewegung. Fäden verschmelzen zu einem, teilen sich auf, bilden neue Verbindungen. Es stellt sich die Frage:

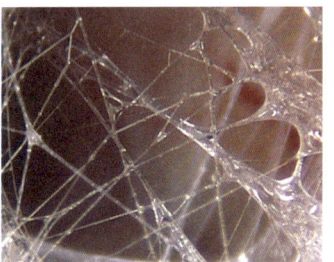

Faszienfäden

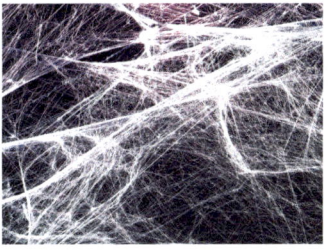

Fasziengeflecht

Wer ist der Konstrukteur dieses unglaublich vielseitigen Gebildes?

Die ausführenden Arbeiter, die das Netz weben, sind die sogenannten Fibroblasten – das sind bildhaft Spinnentierchen. Sie sind 24 Stunden täglich bei der Arbeit und weben und produzieren Faszienfäden. Die Faszie verändert sich also ununterbrochen.

Der Architekt der Faszie ist die Bewegung.

Aber wer ist der Auftraggeber? Wer sorgt dafür, dass Faszienfäden zusammengehen, sich trennen, sich kreuzen? Der Architekt dieses sich permanent verändernden Kunstwerks ist unsere Bewegung, 24 Stunden am Tag. Diese Bewegungsreize veranlassen die Fibroblasten, bestimmte Arbeiten auszuführen. Man weiß zum Beispiel, dass die Flimmerhärchen an den Fibroblasten, die durch das Strömen der Zwischenzellflüssigkeit mehr oder weniger gebogen werden, Reize setzen, die bewirken, dass bestimmte Webarbeiten ausgeführt werden. Durch unsere Bewegung setzen wir also Reize, die dazu führen, dass jeder von uns seine ganz individuelle Faszie hat. Zu jedem Zeitpunkt anders, denn das System formt sich immer wieder um.

Die Faszie und die Bewegungsprogramme des Gehirns

Jetzt wollen wir diese Zusammenhänge auf unser Problem der Rückenschmerzen übertragen. Beugen wir den Rumpf nach vorne, wird das Faszienetz an der Vorderseite kürzer. Gleichzeitig muss die Gegenseite, also das Faszienetz des Rückens, länger werden. Sonst käme ja die Bewegung nicht zustande.

Über die Muskeln ist die Faszie untrennbar mit den Bewegungsprogrammen des Gehirns verbunden.

Das gilt für alle Bewegungen, die der Rumpf in sich ausführen kann, und genauso für alle Bewegungen, die der Rumpf relativ zu den Beinen ausführen kann. Denn Sie müssen immer daran denken, dass die Faszie unseren gesamten Körper durchzieht. Es ist absolut keine Bewegung möglich, an der die Faszie nicht beteiligt ist. Dort, wo die Körperposition mehr Kürze verlangt, muss sie sich zusammenstauchen lassen. Dort, wo mehr Länge nötig ist, muss sie geschmeidig nachgeben.

Nun haben wir also zwei Ebenen, die zunächst scheinbar unabhängig voneinander sind: die Software-Ebene der Bewegungsprogramme, also das Gehirn, das unsere Muskeln kontrahieren oder entspannen lässt, und die Hardware-Ebene des alles durchziehenden Fasziennetzwerkes. Nun gibt es aber ein verbindendes Element dieser beiden Ebenen: die Muskeln. Sie zwingen, wenn man so will unsere Software-Ebene und unsere Hardware-Ebene dazu, sich zu vereinen. Sie ketten die beiden Ebenen untrennbar zusammen. Auf diese Weise ist die Kommandozentrale der aktiven Bewegung, das Gehirn, das die Muskeln ansteuert, fest mit dem alles durchziehenden Faszien netzwerk verbunden.

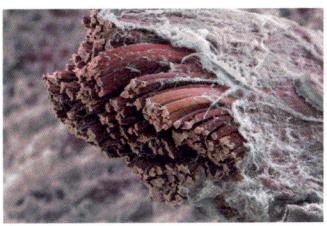

Untrennbare Verbindung von Muskel-fasern und Faszien-geflecht

An einem Stück Fleisch können Sie das gut erkennen. Das, was weiß, zäh und so schlecht zu kauen ist, sind dickere Faszienstrukturen. Jeder Teil des Muskels ist von entsprechend dünnen oder dickeren Faszienhäutchen umgeben: die Muskelfibrillen von ganz zarten, die Fasern von dickeren, die Faserbündel von stärkeren und der gesamte Muskel von einer dicken Faszienschicht. Alle diese Schichten durchlaufen den Muskel und vereinen sich an dessen Ende zur Sehne, die dann wiederum am Knochen angewachsen ist. Deswegen bewegen sich sämtliche Anteile der Faszie immer gezwungenermaßen mit, wenn die Muskeln sich bewegen.

Wie umfassend nutzen wir unsere Bewegungsmöglichkeiten?

In unserem Körper befinden sich 206 Knochen, die durch 143 Gelenke miteinander verbunden sind. 656 Muskeln sorgen dafür, dass diese Gelenke aktiv bewegt werden können. So können wir die unterschiedlichsten Körperpositionen einnehmen. Die Form der Gelenke, oft auch Bandstrukturen, begrenzen genetisch festgelegt die Winkel, die maximal eingenommen werden können. Zählen wir alle diese Winkelpositionen zusammen und setzen sie insgesamt gleich 100 Prozent – was glauben Sie, wie viel Prozent dieser Bewegungsmöglichkeiten wir tat-

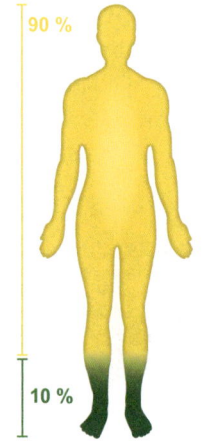

90 %

10 %

sächlich durchschnittlich nutzen? Unserer Erfahrung nach sind das nur zwischen 5 und 10 Prozent.

Unglaublich, oder? Das wird aber gleich viel nachvollziehbarer, wenn wir kurz überlegen, was die meisten von uns den ganzen Tag tun. Wir sitzen, laufen und stehen. Ach ja, und nachts liegen wir im Bett. Die meisten in Sitzposition, also mit einem oder zwei angezogenen Beinen, oder in einer Position irgendwo zwischen laufen und sitzen. Wenn wir uns dann noch vergegenwärtigen, dass unsere Hände meistens vor unserem Körper etwas zu tun haben, dann wird klar, welche eigentlich möglichen Positionen alle wegfallen.

Einige Beispiele? Tief in die Hocke gehen, die Hüftgelenke überstrecken (also den Rumpf nach hinten kippen oder seitlich beugen), den Rumpf in sich drehen, die Arme nach oben in alle Richtungen, nach hinten und zur Seite führen, die Handgelenke überstrecken, den Kopf seitlich beugen und bei gerader Brustwirbelsäule nach hinten überstrecken – um nur die wichtigsten zu nennen.

*Wir nutzen
nur einen
Bruchteil der
Bewegungs-
möglichkei-
ten, die uns
der Körper
bietet.*

Was unser Thema, nämlich den Rücken angeht, da fehlen vor allem das extreme Beugen im Hüftgelenk und im Rumpf an sich, das Überstrecken der Hüfte, das Überstrecken des Rumpfes in sich, das Seitbeugen und das Drehen des Rumpfes. Und vor allem die Kombinationen aus diesen Bewegungen. Im Ergebnis nutzen wir, wie gesagt, schätzungsweise maximal 5 bis 10 Prozent der möglichen Bewegungswinkel. Bei den Schultergelenken sieht es noch schlimmer aus, bei denen gehen wir von rund 2 Prozent aus. Wie das zustande kommt? Ganz einfach: Normalerweise ist das Schultergelenk, ein Kugelgelenk, unglaublich beweglich. Es ist eigentlich das beweglichste Gelenk im Körper überhaupt. Wenn alle Muskeln und Faszien schön geschmeidig sind, kann man den Arm vor dem Körper fast vollständig kreisen lassen, seitlich sowieso und ebenfalls hinter dem Rücken.

Aber machen wir das im Alltag? Wenn wir nicht regelmäßig im Apfelbaum sitzen und uns mit einer Hand an einem Ast festhalten, um mit dem anderen Arm sehr weit nach hinten zu greifen und diesen leuchtend roten Apfel zu pflücken – dann wohl eher nicht. Stattdessen gehen wir zur Obstschale, greifen hinein und nehmen uns den Apfel. Nun wissen Sie, was wir meinen: Unsere Oberarme, die ausschlaggebend für den Schultergelenkwinkel sind, befinden sich so gut wie immer in einem engen Bereich halb schräg vor dem Körper. Ob wir essen, jemanden massieren, die Tastatur unseres Computers bearbeiten, Essen zubereiten, stricken oder die Bierflasche zum Mund führen. Beobachten Sie die Stellung des Oberarmes, dann können Sie nachvollziehen, wie wir auf etwa 2 Prozent kommen.

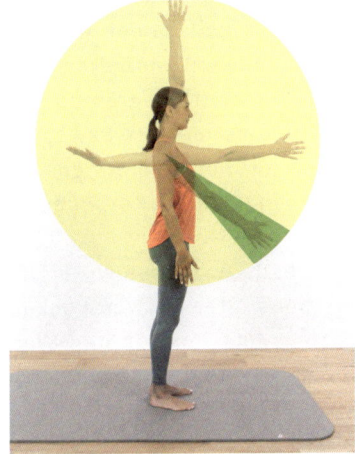

In Gelb: die meist ungenutzten Gelenkwinkel unserer Arme In Grün: die meist genutzten Winkel

Schonen schadet unserem Körper

Machen Sie jetzt bitte keinen Denkfehler, der so lauten könnte: Wenn bestimmte Gelenkbereiche nicht genutzt werden, verschleißen sie nicht und halten länger.

Bei einem Auto mag das stimmen: Wir können die Lenkmechanik schonen, indem wir nur größere Kurven fahren und keine kleinen. Dann wird ein Teil dieser Mechanik nicht genutzt und verschleißt entsprechend weniger. Doch wir dürfen solche Überlegungen aus technischen Systemen nicht auf unsere nicht genutz-

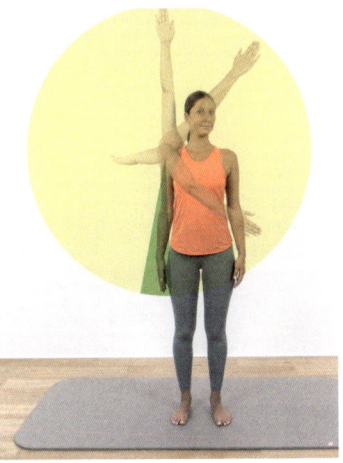

Analog: das Bewegungsprofil unserer Schulter von vorne

ten Gelenkwinkel übertragen. Auch wenn Sie unter Arthrose leiden, ist es falsch, das entsprechende Gelenk zu schonen, weniger zu bewegen, nicht zu belasten. Wie wir im nächsten Abschnitt sehen werden, unterliegen solche gut gemeinten Ratschläge einem verhängnisvollen Irrtum.

* * *

Resümee Unser Bewegungsprofil über 24 Stunden sorgt also permanent für Veränderungen. Auf der Software-Ebene des Gehirns ebenso wie auf der Hardware-Ebene des Fasziennetzwerks. Und durch die Biologie des Muskels sind beide Ebenen gezwungen, eng zusammenzuarbeiten. Kombinieren wir diese biologischen Tatsachen mit unseren Überlegungen, dass wir lediglich 5 bis 10 Prozent unserer Bewegungsmöglichkeiten nutzen, haben wir die Grundlage dafür geschaffen, verstehen zu können, was genau in unserem Körper entgleist.

Dies bedeutet, dass wir eigentlich ein ganzes Leben lang bis ins hohe Alter frei von Rückenschmerzen und Schäden an der Wirbelsäule sein könnten. Warum das so ist und wie genau das aussehen kann, untersuchen wir im nächsten Abschnitt.

Funktion schafft Struktur –
wie unser Alltag den Rücken formt

Im letzten Abschnitt haben wir besprochen, wie die Anpassungsvorgänge der Muskeln und Faszien grundsätzlich funktionieren. In diesem Abschnitt wird es konkreter. Wir schauen uns an, wie sich die wichtigsten Positionen und Bewegungen, die wir oft einnehmen und ausführen, auf unseren Körper allgemein und speziell auf unseren Rücken auswirken.

Sitzen, Laufen, Stehen – unsere Körperpositionen im Alltag

Wie sieht Ihr Alltag aus? Sitzen Sie tagsüber viel am Schreibtisch und treiben in Ihrer Freizeit regelmäßig Sport? Oder sind Sie im Haushalt oder als Verkäufer den ganzen Tag auf den Beinen und freuen sich, wenn Sie abends die Füße hochlegen können? In jedem Fall wirken sich Ihre Bewegungsgewohnheiten direkt auf Ihren Körper aus.

Sitzen – die häufigste Körperhaltung

Was ist die wohl häufigste Körperhaltung, die wir einnehmen? Natürlich das allgegenwärtige Sitzen. Wir sitzen beim Frühstück, auf der Toilette, im Auto, im Bus, in der Straßenbahn, im Flugzeug, in der Schule oder Uni, im Büro, beim Mittagessen, am Schreibtisch, bei den Hausaufgaben, beim Lernen für die Uni, beim Kaffeetrinken, bei Meetings, bei Kindergeburtstagen, beim Abendessen, vor dem Fernseher, im Kino, im Restaurant, beim Skat- oder Schachspielen und sogar beim Rudern oder Radfahren. Wir wollen Sie nicht langweilen, aber es ist uns wichtig, Ihnen deutlich zu machen, welch großen Raum das Sit-

2 – Selbst verantwortlich

zen in unserem 24-Stunden-Training einnimmt, auch wenn wir keinen typischen Sitzberuf haben.

Was wir ebenfalls nicht vergessen dürfen, ist der Schlaf. Häufig fragen wir unsere Patienten und auch die Teilnehmer in unseren Vorträgen danach, in welcher Position sie üblicherweise schlafen. Schätzungsweise 80 bis 90 Prozent geben an, in der Seitenlage zu schlafen. Entweder mit einem angezogenen Knie oder sogar in der Embryonalstellung. Das heißt, die durch Studien errechneten durchschnittlichen 7,5 Stunden, die wir sitzen, genügen längst nicht.[60] Denn unserem Gehirn und den Faszien ist es egal, ob wir sitzend sitzen oder liegend sitzen. Wir können davon ausgehen, dass Menschen mit Sitzberufen fast zwei Drittel des Tages sitzend verbringen.

Laufen – allgegenwärtig in unserem Alltag

Die zweithäufigste Körperstellung und -bewegung ist das Laufen. Nur Stehberufler bilden eine Ausnahme. Wenn wir nicht sitzen oder stehen, dann laufen wir – meistens vom einen Sitzplatz zum nächsten. Deswegen ist das Laufen ebenso vollständig in unseren Tagesablauf eingebaut wie das Sitzen. Aber Laufen ist gleichzeitig das wohl beliebteste körperliche Gesundheitstraining. Wir gehen, laufen und rennen, beim Spielen, beim Joggen, beim Fußball und vielen anderen Sportarten. Wenn wir älter werden, gehen wir wandern oder spazieren.

In unserem Alltag schöpfen wir unsere Bewegungsmöglichkeiten bei Weitem nicht aus.

Stehen – weil die Tätigkeit es erfordert oder wir warten müssen

Die dritthäufigste Position ist das Stehen. Wenn Sie einen Stehberuf ausüben, können Sie ein Lied davon singen und sind froh, wenn Sie sich zwischendurch im Sitzen ausruhen können. Dabei ist zu unterscheiden zwischen dem Stehen des Verkäufers, der immer mal hin und her läuft, und dem Stehen einer Hausfrau, die an der Spüle, am Bügelbrett oder an der Kochstelle steht, sowie dem Masseur oder Therapeuten, der an der Behandlungsbank steht. Letztere sind permanent oder immer mal wieder mehr oder weniger nach vorne gebeugt, um die Waschmaschine zu füllen, etwas aufzuheben, um besser am Patienten arbeiten zu können.

Ausnahmen bestätigen die Regel

Natürlich gibt es Ausnahmen von diesen Positionen, aber denken Sie mal über Ihren Alltag nach. Wie viele Ausnahmen fallen Ihnen ein? Vielleicht betreiben Sie regelmäßig Sportarten wie Ballett, Yoga, Kampfsport, Pilates oder Gymnastik, dann ist Ihr Bewegungsprofil umfangreicher. Oder Sie haben einen ganz speziellen, zum Beispiel handwerklichen Beruf. Bei Letzterem ist es allerdings fast noch schlimmer, denn oft gehören zu solchen Berufen zwar Bewegungswinkel, die über das Sitzen, Laufen oder Stehen hinausgehen, aber dafür gehen sie noch intensiver in andere Einseitigkeiten hinein. Letztlich kommt es immer auf den Mix der körperlichen Winkeleinstellungen an. Es kann sich durch Zufall viel ausgleichen, aber genauso auch noch extremer einseitig anhäufen.

Wie reagiert der Körper auf die Positionen beziehungsweise Bewegungen?

Erinnern wir uns an die beiden Grundmechanismen, die sich im Körper abspielen, wenn wir uns bewegen oder eben nicht bewegen: auf der Ebene der Bewegungsprogramme für die Muskeln sowie auf der Ebene der Faszie. Lassen Sie uns zunächst schauen, bei welchen Körperpositionen wir Einseitigkeiten erkennen können. Um es gleich zu Beginn klar zu kommunizieren: Wir untersuchen diese Positionen nicht, um sie als verboten zu identifizieren. Wir möchten Ihnen nicht vorschreiben, was Sie tun sollen. Sie sollen genauso weiterleben, wie Sie Lust haben. Wenn Sie sich täglich nur etwa 15 Minuten Zeit für sich nehmen, um das Schädigende, das Sie sich durch Ihren Alltag antrainieren, wieder auszugleichen, können Sie ganz entspannt bleiben.

Es geht nicht um Verbote.

Schauen wir uns das Sitzen an

Schauen wir uns die Sitzposition im Vergleich zum Stehen an. Sitzen zeichnet sich dadurch aus, dass die Oberschenkel mehr oder weniger senkrecht zum Rumpf stehen. »Na und?«, werden Sie jetzt sagen, »das ist doch völlig normal.« Ja richtig, aber lassen Sie uns trotzdem schauen, welche Folgen das hat.

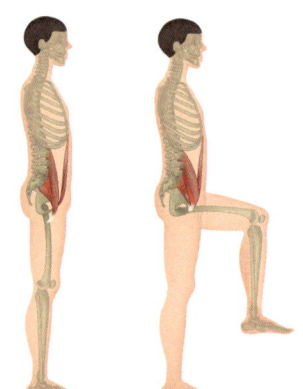

Hüftbeuger: Vergleichen Sie die Länge des Hüft-beugers im Stehen und in der 90°-Position des Sitzens

In der Abbildung sehen Sie, dass der Hüftbeuger in der Sitzposition deutlich kürzer ist als beim Stehen oder wenn Sie auf dem Rücken liegen. Sie erkennen auch in der Brustwirbelsäule und in der überstreckten Halswirbelsäule die schlechte Sitzhaltung, in der sich die meisten Menschen befinden, wenn sie längere Zeit sitzen und sich ihrer Haltung nicht bewusst sind. Im nächsten Kapitel gehen wir mehr ins Detail und schauen uns genauer an, was die zu hohen Spannungen für Folgen haben. An dieser Stelle sollen Sie nur verstehen, dass durch das Sitzen immer größere Zugkräfte nach vorne entstehen.

So sieht es beim Laufen aus

Viele sind ja der Meinung, das Laufen sei eine vollständig natürliche Bewegung und es sei daher völlig in Ordnung, wenn man viel läuft. Sie sind der Meinung, da könne nichts schiefgehen. Wenn Sie das auch denken, dann machen Sie sich mal den Spaß und fragen einen Marathonläufer oder sogar einen Ultra-Lang-läufer, der Distanzen über 100 Kilometer läuft, ob er einfach nur laufen kann, ohne das irgendwie auszugleichen. Er wird Sie eindringlich davor warnen, das zu tun. Denn er weiß genau, was passiert, wenn er nur einige Tage keine ausgleichenden Übungen macht. Woran liegt das? Schauen wir uns die Abbildung an.

Auf den Bildern sehen Sie genau, was beim Laufen passiert. Das Bein, das den Schritt nach vorne macht, hat einen Winkel

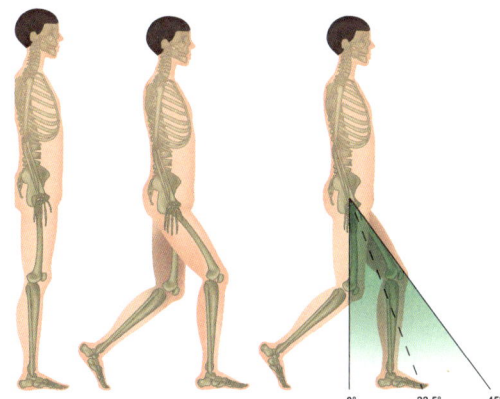

0°   22,5°   45° *Stand und Gang*

von etwa 45 Grad nach vorne. Beim langsamen Gehen ist der Winkel eher kleiner, beim Joggen vielleicht etwas größer. Das jeweils hintere Bein, das stehen bleibt, macht die Vorwärtsbewegung des Rumpfes mit, indem es das Knie beugt und mit dem Fuß auf die Spitze geht. Das heißt, der Oberschenkel schwingt zwischen etwa 45 Grad nach vorne und senkrecht. Im Mittel ist das Hüftgelenk also um 22,5 Grad gegenüber der Stehposition gebeugt und damit ist der Hüftbeuger im Durchschnitt auch in einer verkürzten Position.

Zusätzlich zum Hüftbeuger baut beim Laufen auch ein Muskelanteil des vierköpfigen Oberschenkelstreckers, der nicht nur das Kniegelenk, sondern auch noch das Hüftgelenk überspannt, zu große Spannung auf und »verkürzt«. Er hat nämlich auch eine hüftbeugende Funktion und reagiert deswegen ähnlich verkürzend auf das Laufen wie der Hüftbeuger. Interessanterweise ist meistens dieser Muskel dafür verantwortlich, wenn jemand beim Joggen nach einigen Kilometern immer heftigere Rückenschmerzen bekommt, bis er schließlich den Lauf abbrechen muss.

Werfen wir noch einen Blick auf das Stehen

Das gerade Stehen des Verkäufers, der sich nicht dauernd bücken muss, ist für den Hüftbeuger relativ neutral, wobei natürlich das Stehen ohne jedes Laufen eher eine Ausnahme sein

dürfte. Ganz anders als das Sitzen, das oft stundenlang praktiziert wird. Sobald aber das Stehen mit häufigem Bücken verbunden ist oder sogar mit einer anhaltenden Beugung im Hüftgelenk und im Rumpf, ist der Hüftbeuger mindestens so wie
beim Laufen in einer durchschnittlichen Verkürzung. Beim Nach-
vorne-Beugen kommt aber im Unterschied zum Laufen noch die
Beugung des Rumpfes selbst hinzu. Daher ist hier auch der gerade Bauchmuskel in einer verkürzten Position, so wie beim
Sitzen in schlechter Haltung.

Die Bewegungen und Positionen hinterlassen ihre Spuren

Das Sitzen, Laufen und Stehen hat also zur Folge, dass verschiedene Muskelbereiche ständig verkürzt sind. Und dass diese Verkürzungen im normalen Alltag nicht ausreichend ausgeglichen werden. Wie formt das unseren Rücken?

Wir hatten herausgearbeitet, dass unsere Bewegungen und
Positionen ihre Spuren in den Bewegungsprogrammen des Gehirns hinterlassen. Man könnte im übertragenen Sinne sagen,
dass der Körper immer wieder in die Position möchte, in der er
sich dort wohlfühlt. Je intensiver und öfter wir eine bestimmte
Bewegung machen oder eine bestimmte Position einnehmen,
desto mehr entwickeln sich die Pfade zu Straßen. Hingegen reduzieren sich die Bewegungen und Positionen, die wir nicht
ausführen oder einnehmen, zu immer kleineren Wegen und
schließlich zu Trampelpfaden, die immer mehr von Unkraut
überwuchert werden, je länger wir sie nicht nutzen. Dort möchte der Körper nicht hin, da er sich dort immer weniger auskennt.
Diese Effekte brennen sich im Gehirn ein.

Des Weiteren ging es um die Faszien. Die Längenverhältnisse
dieses alles durchdringenden Netzwerkes gleichen sich immer
mehr an die genutzten Bewegungswinkel an und ebenso an die
nicht genutzten. Aus der Faszienforschung wissen wir, dass
Faszienbereiche, die nicht mehr auf Länge gebracht werden,
immer mehr verfilzen und dadurch unnachgiebiger werden.[61]
Die flexible Scherengitterstruktur der Damenstrumpfhose geht

immer mehr verloren. Stellen Sie sich einen Wollpullover vor, der schön weich und flauschig ist. Wenn Sie ihn tragen, gibt er jeder ihrer Bewegungen nach, Sie spüren ihn kaum. Doch wehe, er wird zu heiß gewaschen. Schon beim Anziehen merken Sie, wie eng er geworden ist, und wenn Sie sich bewegen wollen, spüren Sie, wie schwer er die Bewegungen mitmacht. Er macht Sie richtig unbeweglich und kratzt unangenehm. So fühlen sich Bewegungen mit Faszien an, die verfilzt sind, die nicht nachgeben wollen, sich nur schwer ziehen lassen.

$$* \quad * \quad *$$

Damit haben wir alles besprochen, damit Sie verstehen können, warum Rückenschmerzen, Bandscheibenvorfälle, Spinalkanalstenosen, Gleitwirbel und Facettengelenksarthrose, einbrechende Wirbel und scheinbar grundlos verschwundene Bandscheiben nicht nur kein Wunder sind, sondern selbst antrainierte Zustände.

Resümee

Oder anders formuliert: Im nächsten Kapitel erfahren Sie, warum die meisten Menschen heute Rückenschmerzen fast zwingend bekommen müssen und warum es völlig logisch ist, dass sie entstehen.

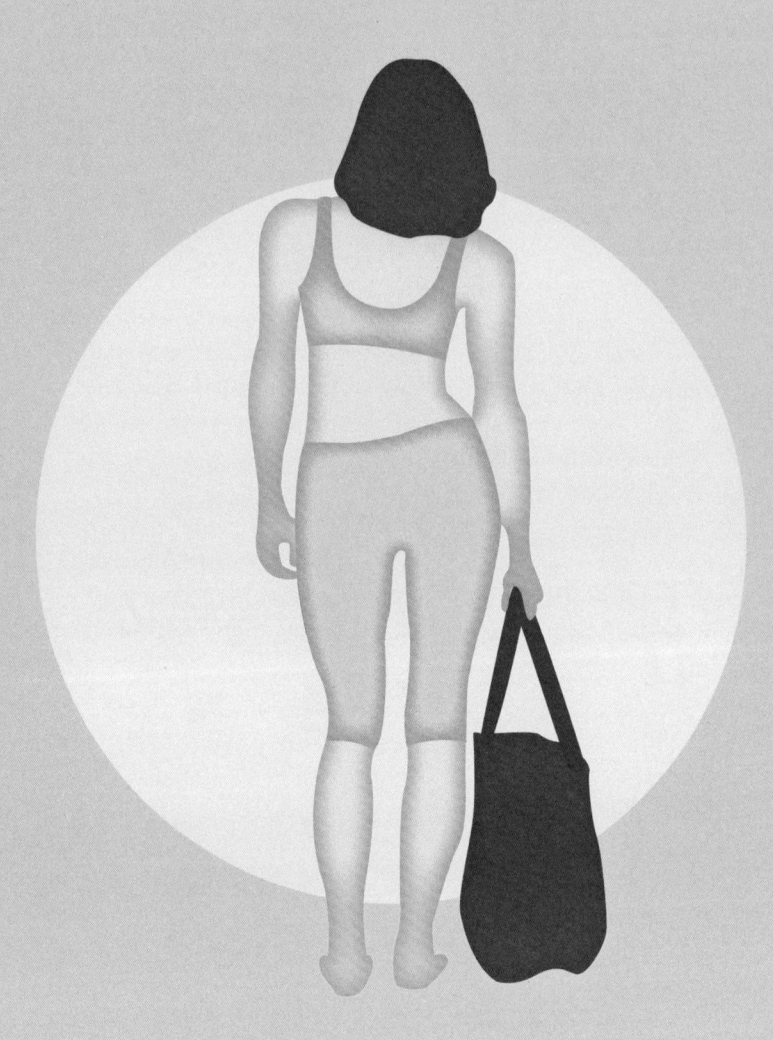

Kapitel 3

Die wahre Ursache der Rückenschmerzen

Die Fehlbelastung der Wirbelsäule – die Entstehung der Rückenschmerzen

Jetzt wird es spannend, denn nun wenden wir das, was wir im letzten Kapitel beschrieben haben, auf unser Schmerzerklärungsmodell an. Sie können diese Erläuterungen ohne jedes Vorwissen mit Ihrem gesunden Menschenverstand gut nachvollziehen. Wenn es Ihnen an einigen Stellen trotzdem zu kompliziert wird, dann ist es auch nicht schlimm. Lesen Sie einfach darüber weg und steigen Sie etwas später wieder ein. Es ist nicht zwingend notwendig, jedes Detail zu erfassen. Es genügt vollkommen, wenn Ihnen das Grundprinzip klar wird.

Die physiologisch belastete Wirbelsäule

Lassen Sie uns also anschauen, welchen Einfluss unsere Erkenntnisse, die wir im vorherigen Kapitel gewonnen haben, auf die Schmerzfreiheit und Gesundheit unseres Rückens haben. Wir gehen noch einmal von unserem letzten Schaubild auf Seite 83 aus. Da sich der Schwerpunkt vor der Wirbelsäule befindet, zieht eine physiologische Kraft nach vorne, und die Rückenstrecker müssen eine entsprechend große Gegenkraft nach hinten aufbauen, damit der Rumpf in sich gerade bleiben kann. Konsequenz dieser beiden Kräfte ist eine biologisch normale Belastung der Bandscheibe. Die aus dem Zug nach vorne und dem Gegenzug nach hinten resultierende Kraft auf die Wirbelsäule muss von den Bandscheiben und bei Überstreckung zu einem mehr oder weniger großen Teil von den Facettengelenken aufgenommen werden. Die Kräfte müssen irgendwo abgefangen werden, so wie bei einer Wippe, die ohne die Lagerung in der Mitte nicht funktioniert.

Die Folgen der »Verkürzungen«

Lassen Sie uns die im letzten Kapitel gefundenen Einflüsse durch das Sitzen, Laufen und Stehen noch einmal zusammenfassen: Der Hüftbeuger und der gerade Bauchmuskel verkürzen. Das Wort »Verkürzung« bedeutet hierbei, dass die Spannungen der Muskelfasern zur kürzeren Muskellänge tendieren und dass die Faszie gerne so kurz bleiben möchte, wie sie im Sitzen ist, und nur unwillig, das heißt mit Widerstand nachgibt. Natürlich haben die Kritiker an diesem Ausdruck recht, wenn sie sagen, dass ein Muskel oder ein Faszienbereich nicht kürzer werden kann. Es kommt ja keiner mit einem Messer und schneidet ein Stück davon ab. Wir verwenden den Ausdruck trotzdem, weil er gut beschreibt, was wir damit ausdrücken möchten: Wenn wir von Verkürzung sprechen, meinen wir, dass ein Muskel oder ein Faszienbereich nicht oder nicht schnell genug nachgeben kann, weil er zu angespannt oder zu verfilzt ist. Der Effekt ist dann der gleiche, als wäre der Muskel oder der Faszienbereich einfach »zu kurz«.

»Verkürzung« bedeutet, dass ein Muskel oder ein Faszienbereich nicht oder nicht schnell genug nachgeben kann.

Der verkürzte Bauchmuskel wirkt sich auf die Rückenstrecker aus

Lassen Sie uns diese Erkenntnisse auf unser Schaubild übertragen. Die nach vorne ziehende höhere Kraft macht die nach hinten gegenziehende größere Kraft notwendig, damit die Wirbelsäule aufrecht bleiben kann und nicht in einen Rundrücken fällt. Zieht mehr die Verkürzung des geraden Bauchmuskels den Rumpf nach vorne in die Beugung, wird die Gegenkraft eher von den Rückenstreckern aufgebaut. Dadurch wird die Wirbelsäule belastet, da sie ja den Druck aufnehmen muss. Der Druck wird mit zunehmender Verkürzung der vorderen Struktur immer größer, da die Rückenstrecker hinten immer mehr Gegenspannung aufbauen müssen. Aus diesem Grund gibt es heute kaum Menschen, die nicht einen Hartspann in den Rückenstreckern haben. Das dauernde Gegenspannen trainiert die Rückenstrecker regelrecht in die Verkrampfung, also in die Daueranspannung, hinein.

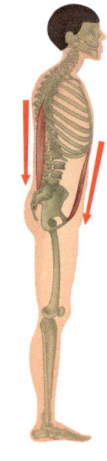

In dieser Abbildung kann man gut erkennen: Der Bauchmuskel zieht den Brustkorb runter. Der Hebel ist dabei so groß, dass die Strecker der Brustwirbelsäule keine große Chance haben, dem etwas entgegenzusetzen. Die Rückenstrecker kämpfen permanent gegen die nach vorne ziehende Kraft der Bauchfaszien an. Erst ab Beginn der Lendenwirbelsäule, wo der riesige Hebelarm des Brustkorbs nicht mehr so stark wirken kann, überwiegt die hohlkreuzverstärkende Komponente wie bei einem Bogen, bei dem die Sehne immer mehr gespannt wird.

Der Bauchmuskel kann den Brustkorb vorne herunterziehen.

Der verkürzte Hüftbeuger wirkt sich auf die Rückenstrecker sowie auf den Gesäßmuskel aus

Zieht mehr die Verkürzung der Hüftbeuger den Rumpf insgesamt nach vorne, indem der eine Teil des Hüftbeugers an der Lendenwirbelsäule und der andere Teil am Becken zieht, müssen auch die Hüftstrecker gegenziehen, damit der Rumpf aufrecht bleiben kann. Da der größte Hüftstrecker der große Gesäßmuskel ist, muss dieser die notwendige Gegenspannung aufbauen. Das ist der Grund dafür, dass es heute so viele Menschen gibt, die Probleme mit dem Ischias haben. Denn das ständige Gegenspannen der Gesäßmuskulatur klemmt den Ischiasnerv so zusammen, dass er zunehmend Schwierigkeiten bekommt. Zum Thema Ischialgie und anderen Abklemmungen erfahren Sie mehr ab Seite 118.

Durch die Verkürzung des Hüftbeugers wird eine regelrechte Gegenspannungslawine in Gang gesetzt.

Der eine Teil des Hüftbeugers, der an der Lendenwirbelsäule befestigt ist, zieht diese nach vorne und vergrößert durch diesen Zug die Lordose, das Hohlkreuz. Dieses ist bei den meisten Menschen sowieso durch die Spannungen nach vorne viel zu ausgeprägt. Um diesen Zug nach vorne auszugleichen, spannen die Gesäßmuskeln und die Rückenstrecker gegen. Unglücklicherweise führt die verstärkte Zugspannung bestimmter Anteile der Rückenstrecker dazu, dass das Hohlkreuz noch einmal zusätzlich verstärkt wird, da die wenigsten Menschen heute das

Körpergefühl haben, nur die Fasern zu aktivieren, die den Rumpf aufrecht halten. Automatisch spannen sie auch die Anteile der Rückenstrecker an, die das Hohlkreuz noch verstärken – wie bei einem Bogen, mit dem man Pfeile verschießen kann. Spannt man die Sehne stärker, dann krümmt sich der Bogen mehr. Dieser Doppeleffekt, der durch den zu hohen Zug des Hüftbeugers an der Lendenwirbelsäule ausgelöst wird, ist ein weiterer Grund für die großen Probleme, die Menschen heute mit der Lendenwirbelsäule haben. Die Zugspannungen von vorne und hinten werden von den Bandscheiben der Lendenwirbelsäule aufgefangen sowie im Iliosakralgelenk, dem Kreuzbein-Darmbein-Gelenk. Denn das Kreuzbein wird von den Anteilen der Rückenstrecker, die am Darmbein befestigt sind, nach unten ins Becken gedrückt.

Der andere Teil des Hüftbeugers, der am Becken befestigt ist, zieht dieses in eine Beckenkippung nach vorne. Auch dieser Zug verstärkt wieder das Hohlkreuz. Auch dieser Zug wird wieder vor allem mit dem größten Strecker des Hüftgelenkes, dem großen Gesäßmuskel ausgeglichen, der gegenziehen muss. Merken Sie, was sich da abspielt? Noch ein Grund mehr für den Gesäßmuskel, in Daueranspannung zu sein. Diese großen Zugspannungen werden im Hüftgelenk, genauer gesagt von dessen Knorpel aufgefangen.

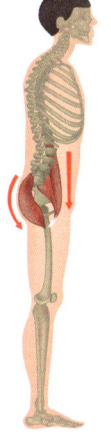

Der Hüftbeuger kann die Lendenwirbelsäule und das Becken nach vorne ziehen.

Wenn Sie bei diesen Ausführungen irgendwann den Faden verloren haben, ist das kein Problem für Ihr Gesamtverständnis. Sie konnten bestimmt die Grundaussage nachvollziehen: Durch die Verkürzung des Hüftbeugers wird eine regelrechte Gegenspannungslawine in Gang gesetzt. Welche Konsequenzen das hat, schauen wir uns jetzt an.

Haben Sie Ihre Kinder wachsen sehen?

Das Heimtückische an diesen Spannungserhöhungen infolge der stetig zunehmenden Verkürzungen ist, dass kaum jemand die Veränderungen bemerkt. Haben Sie Ihre Kinder oder andere Kinder in Ihrem Umfeld jemals wachsen sehen? Sie sagen Ja? Das kann sein, aber nur dann, wenn Sie die Kinder nur unregelmäßig gesehen haben. Wenn Sie mit ihnen zusammengelebt haben, dann ist es eigentlich nicht möglich. Warum? Weil das tägliche Wachstum viel zu gering ist, als dass man es wahrnehmen könnte. Nur beispielsweise die Großeltern, die ihre Enkel vielleicht nur alle paar Wochen oder Monate sehen, rufen erstaunt: »Oh, wie sind die Kinder groß geworden!«

Ebenso wenig wie die paar Zehntel Millimeter Wachstum am Tag nimmt man die winzig kleinen Spannungserhöhungen wahr, die sich Tag für Tag im Körper ansammeln. Deswegen kann man tatsächlich sagen: Die meisten Menschen wissen gar nicht, wie verspannt sie sind – im wahrsten Sinne des Wortes. Ärzte oder Therapeuten kennen diese Effekte von ihren Patienten. Diese kommen in die Praxis, und für geübte Augen ist es sofort erkennbar, dass die Schultern total hochgezogen sind und der Nacken völlig verspannt ist. Auf die Frage, ob sie eigentlich wüssten, wie verspannt ihre Körperhaltung ist, reagieren die meisten Patienten ungläubig. Nein, sie wären nicht verspannt. Berührt man dann leicht ihre Schultern und dirigiert sie behutsam nach unten, bemerken sie dann plötzlich ihre Verspannung. Aber die gute Nachricht ist: Mit den Übungen im Praxisteil dieses Buches können Sie sich ein super Körpergefühl und eine sehr gute Wahrnehmungsfähigkeit für Ihren Rumpf und auch die angrenzenden Bereiche antrainieren.

Die Verkürzungen nehmen stetig zu – das Leiden beginnt

Diese Verkürzungen an der Vorderseite unseres Körpers nehmen kein Ende. Jeden Tag werden sie intensiver, mit der Folge, dass die Zugspannungen nach vorne und nach hinten immer größer werden. Der Körper, der darauf genetisch nicht eingerichtet ist, versucht die Situation zu lösen. Dafür nutzt er zunächst die Muskeln an der Rückseite des Körpers, um über sie die Kraft aufzubringen, den Rumpf aufrecht zu halten. Die Muskeln müssen also gegen den Zug der zunehmend verfilzten und immer weniger flexiblen Faszie an der Vorderseite des Körpers arbeiten. Irgendwann ist es dann so weit. Der Rücken beginnt zu schmerzen. Wie kommt es aber zu den Schmerzen?

Kraft und Gegenkraft. Die Gesäßmuskeln trainieren permanent gegen die nach vorne ziehende Kraft der Hüftbeugerfaszien an.

Brennende Überlastungsschmerzen

Nehmen Sie eine gefüllte 1,5-Liter-Flasche in die Hand, strecken Sie Ihren Arm auf Schulterhöhe waagerecht nach vorne aus und halten Sie ihn. Je nach Ihrem Trainingszustand wird es einige Minuten dauern, bis Sie den Arm herunternehmen müssen, auch wenn Sie es nicht wollen.

Und? Wie lange konnten Sie die Flasche vor sich halten? Und warum mussten Sie den Arm irgendwann herunterlassen? Richtig, weil Ihre Schulter vorne gebrannt hat wie Feuer und Sie es nicht mehr ausgehalten haben. Eigentlich hat sie gebrannt, als wäre sie entzündet, oder? Aber wir alle wissen, dass die Schulter nicht entzündet ist. Sie brennt so, weil die Muskeln nicht mehr können, sie schmerzen einfach vor Überanstrengung. So weit zum Schulterversuch. Kommen wir wieder zum Rücken.

Wird eine Schädigung gefunden, wird diese zur Ursache erklärt

Wissen Sie, warum der Rücken brennt? Genau aus demselben Grund, aus dem Ihre Schulter gebrannt hat. Weil die Rückenstrecker irgendwann nicht mehr mithalten können. Weil sie irgendwann völlig überfordert sind und die gleichen Überlastungsschmerzen entfalten wie Ihre vordere Schultermuskulatur beim eben durchgeführten Halteversuch. Aber Achtung: Wenn Sie in dieser Phase von Ihrem Arzt oder Therapeuten ins MRT, CT oder zum Röntgen geschickt werden und sie zufällig Facettengelenksarthrose mit Entzündungsanzeichen haben, dann passiert meistens ein Missverständnis. Dann wird nämlich das gleichzeitige Auftreten der Rückenschmerzen und der Facettengelenksentzündung für kausal verknüpft gehalten. Mit anderen Worten: Man denkt, dass Ihre Facettengelenksentzündung die Schmerzen verursacht.

Durch die nach vorne ziehenden Kräfte bleibt dem Rücken oft gar nichts anderes übrig, als zu brennen.

Das erscheint nach herkömmlicher Auffassung auch total logisch. Ist doch klar, die Schmerzen kommen daher, weil die Struktur geschädigt ist, in diesem Fall die Facettengelenke der Wirbelsäule. Das rührt von der immer noch führenden Theorie der Medizin her, dass Schmerzen ihre Ursache in der Struktur haben. Dort ist etwas zerstört oder entzündet, dieser Schaden wird ans Gehirn gemeldet, das mit Schmerzen reagiert. Solch ein Schmerz wird herkömmlich »spezifischer Rückenschmerz« genannt, bezogen auf den Schaden, von dem man meint, er wäre die Schmerzursache. Wenn man diese Ursache beseitigt, meistens durch Operationen im Bereich der Wirbelsäule, soll die Schmerzursache beseitigt und der Schmerz weg sein. Das ist in Kurzfassung das herkömmliche Denken in der Schulmedizin.

Überlastungsschmerzen brennen wie Entzündungen.

Findet man keine Schädigung, gilt: psychisch, chronisch, Schmerzgedächtnis

Wenn Sie nun mit diesen Rückenschmerzen in ein bildgebendes Verfahren gehen, und es wird nichts gefunden, dann handelt es sich um sogenannte unspezifische Rückenschmerzen. Da keine körperliche Ursache zu finden ist, muss die Ursache außerkörperlich, also unabhängig vom Zustand der Struktur, sein. Dann – so die herkömmliche Medizinmeinung – haben die Schmerzen einen psychischen, einen psychosomatischen Hintergrund. Sie seien durch unsere Psyche verursacht, seien chronifiziert, ein Schmerzgedächtnis sei also verantwortlich.

Wenn Physiotherapie und leichtere Schmerzmittel keine Wirkung gebracht haben, werden Opioide, also stärkste Drogen, eingesetzt. Dies sind momentan die modernsten und herkömmlich für am hochwertigsten erachteten Vorgehensweisen bei den sogenannten unspezifischen Rückenschmerzen.

Warum sich die herkömmliche Medizin irrt

Nun möchten wir Ihnen erklären, warum die Schulmedizin sich in den allermeisten Fällen gleichermaßen bei den spezifischen wie bei den unspezifischen Rückenschmerzen irrt. Und warum sie mit ihrem herkömmlichen Denkansatz schlichtweg nicht in der Lage ist, Schmerzen auf natürliche Weise zu lindern oder zu beseitigen.

Was mussten Sie tun, um das Brennen in der Schulter zu beenden, als Sie vorhin die Flasche hielten? Richtig, da es sich nicht um eine Entzündung im herkömmlichen Sinne handelte, war der Schmerz weg, sobald Sie die Schulter entspannten. Der Schmerz ließ sofort nach, nach spätestens einer Minute war alles vorbei. Nehmen wir einen Patienten, dem beim Stehen oder Sitzen der Rücken brennt. Was passiert, wenn er sich hinlegt? Genau das Gleiche: Nach einer Minute ist alles vorbei. Sobald er sich hinsetzt oder aufsteht, kommt der Schmerz wieder zurück. Legt er sich wieder hin, lässt der Schmerz direkt wieder nach. Das beweist, dass eine Arthrose mit Entzündung der Facettengelenke mit dem Schmerz nichts zu tun hat. Oder haben

Eine Gefahr: Die Schulmedizin setzt im Notfall auf Opioide.

Sie schon mal etwas von Entzündungen gehört, die sich durch Hinlegen und Aufstehen fast im Sekundeneffekt ab- und anschalten lassen wie das Licht?

Unser Körper weiß genau, was in ihm vor sich geht

Wir hatten erläutert, dass die zunehmenden Verkürzungen an der Vorderseite des Körpers dazu führen, dass hinten die Rückenstrecker, aber auch die Gesäßmuskulatur immer mehr gegenspannen müssen. Und dass der verbindende Punkt der beiden Kräfte die Wirbelsäule ist. Unser Körper misst ununterbrochen über zahllose Rezeptoren, was sich in ihm abspielt. Für unseren Bereich der Bewegung und des Bewegungssystems wird der Druck gemessen, die Spannung, die Belastung, die Geschwindigkeit, mit der sich etwas bewegt oder belastet wird, ja sogar die Veränderungen dieser Geschwindigkeiten, also das Beschleunigen oder Abbremsen. Alle diese Informationen gelangen ins Gehirn, in die Rechenzentrale, und werden dort verarbeitet und ausgewertet. Der Körper weiß also zu jedem Zeitpunkt genau Bescheid, was sich da abspielt. Natürlich auch darüber, dass die Kraft auf die Wirbelsäule und damit auf die Bandscheiben immer größer wird. Der Körper misst diese Belastung. Und er misst, dass sie immer größer wird.

Der Alarmschmerz – das Gehirn warnt uns vor Schäden

Wahrscheinlich hat das jeder schon einmal erlebt: Sie kommen nach einer längeren Autofahrt am Zielort an und wollen aussteigen. Das gelingt Ihnen auch ganz gut, aber beim Aufrichten macht sich ein Schmerz in Ihrem Rücken bemerkbar. Automatisch hören Sie auf ihn und gehen nur ganz langsam hoch, bis es nicht mehr weitergeht. Sie warten ein bisschen, probieren es dann wieder, und es geht ein Stück weiter. Auf diese Art und Weise arbeiten Sie sich bis in eine aufrechte Haltung. Wenn Sie oben angekommen sind, spüren Sie das Bedürfnis, sich ein wenig nach hinten zu überstrecken. Anschließend haben Sie ein irgendwie besseres Gefühl und gehen Ihrer Wege.

Solche oder ganz ähnliche Situationen kennen wir alle mehr oder weniger. Wir hinterfragen sie nicht, für die meisten es ist ja völlig normal. Und wenn Sie doch mal Ihren Arzt oder Therapeuten fragen, bekommen Sie meist keine befriedigenden Antworten.

Die Bewegungsanatomie des schmerzhaften Aufrichtens

Anhand dieses Beispiels wollen wir jetzt analysieren, was da im Körper genau passiert. Es gibt nämlich eine ganz einfache und logische Erklärung. Wir gehen zu unserem Beispielkörper, der lange Stunden im Auto gesessen hat. Abgesehen von dieser einen Autofahrt ist unser Mensch durch das unausgeglichene Sitzen ja schon lange »vorgeschädigt«, vorne ist sowieso die ganze Struktur seit Jahren auf zunehmende Verkürzung eingestellt. Während der Autofahrt werden die Muskelprogramme des Gehirns ebenso wie die Längenverhältnisse der beteiligten Faszienbereiche wieder daran erinnert, die Verkürzung wird wieder gepflegt und ein bisschen verstärkt. Nun steigt der Mensch aus und möchte sich aufrichten. Die gesamte vordere Linie möchte aber lieber kurz bleiben. Die Rückenstrecker und das Gesäß spannen sich an, um den nach vorne gebeugten Rumpf hochzuziehen.

Wenn die Rückenstrecker in Aktion treten, um den gebeugten Rumpf aufzurichten, entsteht durch die Gegenkraft von vorne eine Kraft auf die Wirbelsäule und die Bandscheiben. Ist diese Kraft so hoch, dass sie die Wirbelsäule und die Bandscheiben so überfordert, dass eine Schädigung des Systems droht, dann reagiert das Gehirn, in dem ja alle Messdaten über diese gerade stattfindende Belastung der Wirbelsäule zusammenlaufen. Es projiziert einen Schmerz, den wir »Alarmschmerz« getauft haben. Dieser Alarmschmerz ist ein vom Gehirn erzeugter Schmerz, der verhindern soll, dass irgendetwas kaputt geht. Der Mensch merkt beim Aufrichten, dass es wehtut, und hält sofort

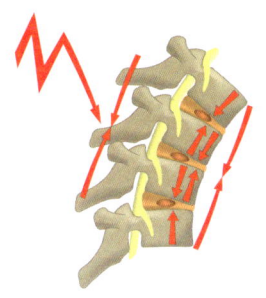

Das Gehirn warnt mit einem Alarmschmerz im Bereich der Strecker.

inne. Aber er möchte gerne aufrecht stehen, denn seine Freunde schauen schon. Also versucht er es weiter.

Unser Körper schützt sich mit dem Alarmschmerz

Unser Körper
schützt
sich mit
dem Alarm-
schmerz.

Wenn wir uns beim Laufen, beim Sitzen oder beim Stehen bewegen, dann kommen zur normalen Belastung der Wirbelsäule aufgrund der Verkürzungen zusätzliche Belastungen hinzu. Diese nimmt der Körper durch die Messwerte seiner Rezeptoren wahr. Er weiß genau, was er an Belastung in einem bestimmten Bereich vertragen kann und wann eine Grenze erreicht ist, ab der die Gefahr besteht, dass er sich mehr schädigt, als er sich reparieren kann. Das darf er natürlich nicht zulassen. Wenn also Belastungsspitzen dazu führen, dass diese Grenze überschritten wird, dann muss er reagieren.

Am besten wäre jetzt ein in der Wirbelsäule eingebautes Telefon. Die gefährdete Wirbelsäule ruft das Wachbewusstsein an und sagt: »Du, bitte mach diese Bewegung nicht, die Belastung auf mich wird so groß, dass ich Angst habe, mich zu verletzen.« Solch ein Telefon gibt es aber nicht. Was passiert also? Das Gehirn, das über diese ganzen Vorgänge informiert ist, übernimmt es, die Wirbelsäule zu schützen. Es projiziert einen Alarmschmerz, sodass die Bewegung, die eine Gefahr darstellt und die der ahnungslose Besitzer dieses Körpers gerade ausführen will, gestoppt wird. Instinktiv stoppt er eine Bewegung, wenn sie wehtut. Damit ist – zumindest für den Moment – die akute Gefahr gebannt.

Die vordere Struktur hatte nun etwas Zeit nachzugeben, deswegen zieht sie etwas weniger gegen. Dadurch sinkt die Belastung der Wirbelsäule wieder unter den Wert, bei dem eine Schädigung droht. Das Gehirn stellt den Alarmschmerz also ab. Der Mensch merkt das und kann sich etwas weiter aufrichten, bis die Gegenspannung von vorne wieder so groß wird, dass ein neuer Alarmschmerz vom Gehirn geschaltet werden muss. Dieses Spiel geht so lange weiter, bis der Mensch sich vollständig aufgerichtet hat.

Das Zurücklehnen nach solch einem Erlebnis geschieht intuitiv, der Körper lässt die Menschen fühlen, dass das guttut. Sie machen die Erfahrung, dass sich ihr Rücken anschließend viel entspannter und freier anfühlt.

Wohin projiziert das Gehirn den Alarmschmerz?

Aber wie genau reagiert unser Körper nun? Wir hatten festgestellt, dass die vorne am Körper immer größer werdenden Unnachgiebigkeiten das »Unheil« sind. Wenn wir beispielsweise von der Sitzposition ausgehen, erfordern sie beim Aufstehen ein viel größeres Ziehen der Rückenstrecker und Gesäßmuskeln, um hochzukommen, als wenn die Muskeln und Faszien vorne schön geschmeidig nachgeben könnten.

Vor allem die Faszie, die verfilzt ist und immer weniger flexibel nachgeben kann, ist wie der Rost im Getriebe, der genetisch nie vorgesehen war. Denn genetisch vorgesehen ist ja, dass wir Menschen alle Gelenkwinkel nutzen, die in uns »eingebaut« sind. Würden wir das tun, würde die Faszie nie verfilzen. An den verfilzten, unflexiblen Faszien kann der Körper aber nichts ändern. Auch an dem mehr oder weniger großen Anteil des muskulären Anspannungs- und Verkrampfungsgrades kommt er offenbar nicht heran. Warum, das muss noch erforscht werden. Wir vermuten, dass

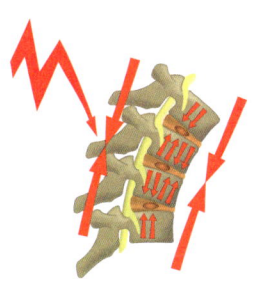

Belastungskräfte und Alarmschmerz

Muskelfaser und Faszie sich gegenseitig so stark beeinflussen, dass der Körper nie gelernt hat, damit umzugehen. Daher geht er im Falle einer Verkürzung völlig logisch vor und hemmt mit dem Alarmschmerz die aufrichtende Bewegung hinten, also die Kontraktion der Rückenstrecker. Denn erst durch deren Kontraktion wird ja die Belastung der Wirbelsäule so groß, dass es gefährlich wird. Also schaltet das Gehirn immer einen Alarmschmerz, wenn die Belastung eine bestimmte Größe übersteigt.

Der Alarmschmerz hat meist nichts mit Schädigungen zu tun

Wie Sie bereits festgestellt haben, funktionieren unsere beiden Erklärungen, die des Überlastungsschmerzes und die des Alarmschmerzes, vollkommen unabhängig vom Zustand des Rückens. Also völlig unabhängig davon, ob etwas geschädigt ist. Wir erleben seit fast 30 Jahren, dass in den allermeisten Fällen der Zustand der Wirbelsäule und der Bandscheiben bei Schmerzen keine Rolle spielt. Wenn wir die zu großen Spannungen an der Vorderseite des Körpers mindern, löst sich der Alarmschmerz auf, als würde man ihn einfach ausschalten.

Der Alarmschmerz und der Überlastungsschmerz haben meist nichts mit Schädigungen der Struktur zu tun.

Der Hintergrund ist ganz einfach zu verstehen: Wenn die Zugkraft nach vorne gemindert wird, müssen die Rückenstrecker weniger ziehen und die Belastung der Wirbelsäule sinkt unter die Intensität, bei der etwas kaputtgehen könnte. Die Belastungssituation wird neu vermessen, und wenn das Gehirn jetzt berechnet, dass die Gefahr nicht mehr akut besteht, schaltet es den Alarmschmerz einfach ab. Die Erfahrungen, die wir seit 30 Jahren machen, sind fast ausnahmslos die gleichen: Egal, ob Schädigungen an der Wirbelsäule vorliegen oder nicht, wenn die zu hohen Spannungen beseitigt werden, verfliegen die Rückenschmerzen im Nu. Unabhängig davon, ob sie gerade erst aufgetreten sind oder schon seit einigen Jahren oder sogar Jahrzehnten bestehen.

Ein Extremfall des Alarmschmerzes: der Hexenschuss

Hatten Sie schon mal einen Hexenschuss, auch Lumbago genannt? Der Klassiker ist die Situation, in der jemand über längere Zeiträume in gebückter Haltung gearbeitet hat. Beispielsweise im Garten. Jemand gräbt den ganzen Tag um und irgendwann wird er gerufen: »Essen ist fertig!« Der Gartenarbeiter hat gro ßen Hunger und sowieso schon länger keine Lust mehr. Erleichtert wirft er seinen Spaten weg und richtet sich schnell auf. Aber kaum steht er aufrecht, fährt ihm ein gewaltiger Schmerz in den Rücken, vielleicht auch ins Gesäß, und zwingt ihn zurück in die gebückte, vorgebeugte Haltung. Dort hält er es geradeso einigermaßen aus. Aber bei der geringsten Bewegung, vor allem wenn er versucht, wieder hoch-

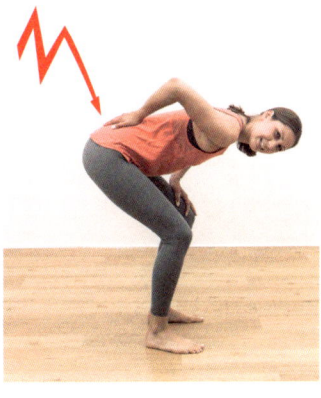

Die Schmerzen sind so schlimm, dass die Betroffenen sich nicht mehr aufrichten können.

zukommen, fährt es ihm wie der Blitz in den Rücken. Deswegen spricht der Volksmund von Hexenschuss.

Die biomechanischen Gründe für einen Hexenschuss

Wie bei dem Beispiel mit der längeren Autofahrt gewöhnt sich auch hier der Körper einige Stunden lang an die gebeugte Rumpf- und Hüfthaltung. Aber der Gartenarbeiter steigt nicht langsam aus dem Wagen, sondern richtet sich schnell auf. Durch den der Bewegung innewohnenden Schwung reißt er seinen Hüftbeuger und den geraden Bauchmuskel geradezu auseinander – das ist etwas extrem formuliert, aber so wird es umso deutlicher. Bevor der Körper mit dem schützenden Schalten des Alarmschmerzes so richtig hinterherkommt und bevor der Gartenarbeiter merkt, dass sich da ein Schmerz aufbaut, ist er schon fast oder ganz oben angekommen. Für den Körper ist das ein Schock, vor allem für die beteiligten Muskelfasern, die aufgrund der verkürzten und gespannten Muskeln und Faszienanteile unter Dauerstress stehen.

Durch den Schwung des Aufstehens werden die gestressten Muskelfasern auseinandergerissen. Sofort kommen die Muskelspindeln zum Einsatz. Das sind Muskelrezeptoren, die neben Zugspannung auch die Geschwindigkeit messen, mit der die Muskelfasern auseinandergezogen werden. Ihre Aufgabe

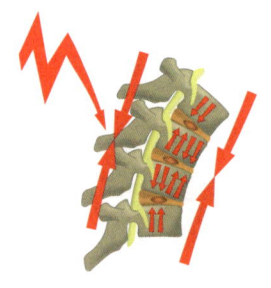

Hüftbeuger und Bauch- muskel auf Kontraktion.

im Körper besteht zum Beispiel darin, bei schnellen Bewegungen zu verhin- dern, dass Gelenke mit Schwung über ihre maximale Beweglichkeit hinaus bewegt werden. Diese Muskelspindeln wissen, dass zu schnelles Bewegen das Risiko für Verletzungen beinhal- tet. In dem Augenblick, wenn der Gar- tenarbeiter sich schnell aufrichtet, geben sie Alarm. Das veranlasst den Körper, die Frontseite auf volle Schutzkontraktion zu schalten. Das ist genau der Mo- ment, in dem der Hexenschuss-Kandidat bemerkt, dass er von irgendeiner Kraft, der er sich nicht widersetzen kann, nach unten gezogen wird.

Ob der Schmerz im Rücken zu spüren ist oder bis ins Bein aus- strahlt, es sind immer der gerade Bauchmus- kel und der Hüftbeuger beteiligt.

Im Unterschied zu der Autofahrersituation vorher, bei der die vordere Struktur zumindest langsam nachgab, sind jetzt die betroffenen Muskelfasern durch den großen Schock für den Moment vollständig unnachgiebig. Da hält jetzt ein »Stahl- strang« dagegen, der keinen Millimeter nachgibt, wenn man an ihm zieht. Das Resultat daraus ist, dass beim geringsten Stre- cken – also Aufrichten – des Rumpfes beziehungsweise der Hüfte die volle Belastung ungebremst in die Wirbelsäule schießt. Diese explosionsartige Belastungsspitze ist der typi- sche Hexenschuss-Schmerz. Schlimmer geht es kaum. Hier kann der Körper keine Bewegung zulassen, da sonst die Wirbel- säule schweren Schaden nehmen kann. Daher haben Menschen mit einem akuten Hexenschuss schon bei der kleinsten Bewe- gung heftigste Schmerzen.

Lumboischialgie

Die Lumboischialgie ist die Erweiterung des Lumbago nach un- ten. Dieser Schmerz ist meist nicht im Rücken selbst zu spü- ren, sondern er strahlt über das Gesäß, die Hüfte, an der Rück- seite des Oberschenkels nach unten. In Extremfällen sogar über die Wade bis hinunter zum Fuß. Was sich dahinter verbirgt, werden wir ab Seite 152 abhandeln. Wie schon besprochen, sind bei diesen Zuständen immer der gerade Bauchmuskel und der Hüftbeuger als Verursacher beteiligt. Je nachdem, wo die größeren Spannungen bestehen, äußert sich der Schmerz eher im Bereich des Rückens oder im Bereich des Gesäßes. Wichtig dabei ist: Im Prinzip handelt es sich um das gleiche Geschehen, nur die Folgen sind anders zu spüren.

Vertrauen Sie Ihrem Körper

Interessanterweise ist es für die Wirksamkeit unserer Therapie völlig gleichgültig, welcher der besprochenen Fälle vorliegt. Wenn wir durch unsere Osteopressur die für den Schmerz verantwortlichen Spannungen normalisieren, fährt er entsprechend herunter oder ist direkt völlig weg. Schädigungen an der Struktur, Entzündungsprozesse in den Wirbelgelenken, vorliegende Arthrose, sogar Operationen sind ebenfalls kein Hinderungsgrund, den Schmerz meist schon in der ersten Behandlung drastisch minimieren oder ganz beseitigen zu können. Damit ist dann der Beweis erbracht, dass die zu hohen Spannungen Ursache sind, und die Betroffenen können versuchen, das Ergebnis durch die Übungen zu halten, oder sich zusätzlich noch einige Male nachbehandeln lassen.

Sicherlich fragen Sie sich jetzt, ob das alles wirklich sein kann. Denn Sie haben – egal ob Sie Laie oder Profi sind – seit Jahrzehnten oder vielleicht Ihr ganzes Leben etwas völlig anderes gelernt und immer wieder gehört. Aber wissen Sie was? Glauben Sie nur sich selbst beziehungsweise Ihrem eigenen Körper. Wie? Indem Sie einfach die Übungen aus dem Praxisteil dieses Buches machen und selbst spüren, was mit Ihren Schmerzen passiert. Und wenn Sie zu unsicher sind, weil Ihre Bandscheiben geschädigt sind oder was auch immer, dann gehen Sie vorsichtshalber erst zu einem der von uns ausgebildeten Ärzte oder Therapeuten und lassen sich behandeln.

Fangen Sie einfach mit den Übungen an und schauen Sie, wie Ihr Körper reagiert.

Für uns ein seltener Sonderfall – der Schädigungsschmerz

Dieser Schädigungsschmerz, von dem die herkömmliche Medizin und Therapie immer noch glaubt, dass er die größte Rolle spielt, ist für uns ziemlich uninteressant. Warum? Weil wir ihm so gut wie nie begegnet sind. Er ist der Schmerz, der entsteht, wenn die Struktur geschädigt wird und dadurch Schmerzen geschaltet werden. Das ist das typische herkömmliche Denken der Schmerzentstehung: Die Bandscheibe ist kaputt und drückt auf den Nerv, und das verursacht Schmerzen, die Arthrose der Facettengelenke und ihre Entzündung tut weh, die Spinalkanalstenose schmerzt, der Gleitwirbel quält seinen Besitzer. Es gibt bestimmt Fälle, in denen die Struktur so kaputt ist, Wirbel eingebrochen sind, Wirbelkörper oder Stücke in den Wirbelkanal eingedrungen sind, dass es große Schmerzen verursacht. Fälle, in denen die Struktur sich so schlimm verändert hat, dass auch das Wegnehmen der zu großen Zugspannungen, die die Struktur zerstört haben, die Situation nicht mehr »entspannen« kann. Aber diese Fälle sind sehr selten.

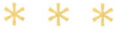

Resümee Damit hätten wir das Thema, wie Rückenschmerzen entstehen, abgeschlossen. Haben Sie selbst Rückenschmerzen? Handelt es sich um die herkömmlich sogenannten spezifischen Rückenschmerzen, haben Sie also eine entsprechende Diagnose? Oder kann niemand bei Ihnen eine Ursache finden, haben Sie also die weitaus häufigeren unspezifischen Rückenschmerzen? Dann blättern Sie einfach jetzt nach hinten und probieren Sie die Übungen, die Faszien-Rollmassage und die Light-Osteopressur aus. Denn egal, welche Art von Rückenschmerzen Sie haben: Mit sehr hoher Wahrscheinlichkeit werden Sie eine Besserung verspüren. Natürlich ist damit der Schmerz nicht sofort geheilt. Die Arbeit fängt erst an, Sie müssen Ihre Übungen natürlich regelmäßig weitermachen.

Im nächsten Abschnitt gehen wir das Thema der vielfältigen Schädigungen an, die an der Wirbelsäule entstehen können. Freuen Sie sich darauf, denn wenn Sie die Hintergründe kennen, verlieren Sie viel von Ihrer Angst vor Schädigungen und fühlen förmlich, wie Sie die Chefin oder der Chef Ihres eigenen Körpers werden.

Die Realität – so entstehen
Schäden an der Wirbelsäule

Sind Sie immer noch skeptisch, ob es wirklich sein kann, dass Schädigungen wie Bandscheibenwölbungen, Bandscheibenvorfälle, Gleitwirbel und Ähnliches meist nicht für die Schmerzen verantwortlich sind? Das könnten wir gut verstehen, denn es ist alles andere als einfach, wenn altvertraute Zusammenhänge sich plötzlich als Irrtum erweisen. Der nächste Gedanke ist logischerweise: Wenn das stimmt, dann sind doch die meisten solcher Operationen unnötig. Nun ja, da könnten Sie recht haben.

Bandscheibenvorwölbung und Bandscheibenvorfall

Wenden wir uns zunächst den wohl häufigsten Schädigungen im Bereich der Wirbelsäule zu, der Vorwölbung und dem Vorfall der Bandscheibe. In Ihrem Arztbericht finden Sie dafür die Bezeichnungen Protrusion oder inkompletter Prolaps und Prolaps.

Die Bandscheibe besteht aus einem äußeren Faserring, der innen einen Gallertkern enthält. Schon diese eigentlich perfekte Konstruktion zeigt, dass die Bandscheibe dazu gedacht ist, Druck abzufedern. Denn durch diesen Aufbau ist sie maximal widerstandsfähig. Der Gallertkern ist biomechanisch dazu in der Lage, den Druck, der ausgeübt wird, so in alle Richtungen zu verteilen, dass kein Teilbereich alles abfangen muss und dann vielleicht nicht standhalten kann. Der Druck verteilt sich. Besser kann man solch ein Abdämpfungselement nicht konstruieren.

Bei der Vorwölbung wird durch zu hohen Druck auf die Bandscheibe der äußere Faserring nach außen gewölbt. Meist in Rich-

Die Bandscheibe ist perfekt dafür konstruiert, Druck abzufedern.

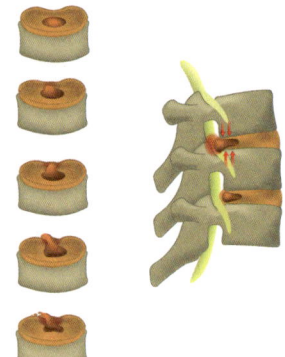

Die Stufen der Zer-störung der Bandscheibe

tung des Rückenmarkkanals, aus dem auch seitlich die Nerven entspringen. Irgendwann kann die Belastung so groß werden, dass der Faserring reißt, dann wird Gallertmasse aus dem Kern herausgedrückt, und der Kern kann nicht mehr für optimale Druckverteilung sorgen. Die Gallertmasse verteilt sich in der Umgebung des Risses. Die herkömmliche Medizin sieht hier eine Ursache der spezifischen Rückenschmerzen: Der Druck auf den Wirbelkanal und auf die Nervenwurzeln verursache die Schmerzen, die räumliche Verdrängung sorge dafür. Selbst bei einer Vorwölbung wird davon ausgegangen, dass diese den Schmerz verursacht. Wir hatten bei unserem Schmerzerklärungsmodell im letzten Kapitel schon darauf hingewiesen, wie es zu diesem Missverständnis kommen konnte.

Auf dem Schaubild kann man schön sehen, wie sich diese Schädigung entwickelt. Erst verändert sich die Form der Bandscheibe, sie gibt dem Druck immer mehr nach und dehnt sich aus (Protrusion). Schließlich ist die Belastung in Richtung Wirbelkanal zu hoch, der Faserring reißt teilweise oder ganz ein (Prolaps). Die Gallertmasse wird herausgedrückt und verteilt sich.

Biomechanik des Bandscheibenvorfalls

Mittlerweile wissen Sie genug, um zu verstehen, wie es zu einem Bandscheibenvorfall kommen kann. Eine wichtige Information brauchen Sie aber noch: Sie können sich Bandscheibenvorfälle und sämtliche Schädigungen, bei denen etwas reißt, nur bei dynamischen Bewegungen zuziehen. Es muss Geschwindigkeit im Spiel sein. Ansonsten wäre es nämlich nicht möglich, sich etwas ein- oder abzureißen, da der Körper rechtzeitig mit Schmerzen warnen würde. Nur wenn es schnell genug geht, bevor der Schmerz die Bewegung stoppen kann, ist solch eine Verletzung möglich.

Wenn Kräfte langsam in ein System einfließen, entspricht die Belastung der langsam einfließenden Kraft. Stellen Sie sich vor, Sie lassen eine Billardkugel aus 3 Millimetern Höhe auf einen Teller fallen. Es wird ein deutliches Geräusch geben, aber weiter wird nichts passieren. Nehmen Sie dieselbe Billardkugel und lassen Sie diese aus 30 Zentimetern Höhe auf den Teller fallen, wird er höchstwahrscheinlich zerspringen. Obwohl beide Male dieselbe Billardkugel, also die gleiche Kraft, gewirkt hat. Jedoch einmal mit wenig Geschwindigkeit und einmal mit viel Geschwindigkeit. Aus der Technik wissen wir, dass die Belastung bei hoher Geschwindigkeit den 50- bis 70-fachen Wert annehmen kann, verglichen mit der Belastung bei langsamer Geschwindigkeit.

Jeder Bandscheibenvorfall hat eine lange Vorgeschichte. Voraussetzung ist nämlich, dass die Grundspannung auf die Bandscheibe durch die Verkürzungseffekte schon so riesig ist, dass dann eine kleine, eigentlich harmlose Belastung, die man gesund überstehen würde, die Widerstandskraft der Bandscheibe übersteigt. Fragen Sie Menschen, denen das passiert ist und die den Knall gehört haben. Die meisten erzählen, dass sie eigentlich etwas ganz Normales gemacht haben, etwas angehoben oder aufgefangen haben – eben irgendeine schnelle, aber eigentlich harmlose Bewegung.

Geschwindigkeit ist die Grundvoraussetzung für eine Verletzung.

Der Bandscheibenvorfall – das »schnelle Sterben« der Bandscheibe

Weiter vorne hatten wir beschrieben, dass die Kräfte auf die Wirbelsäule immer weiter zunehmen, solange die Verkürzungen beziehungsweise die nach vorne ziehenden Kräfte zunehmen. Ab einer bestimmten Stärke der Belastung der Wirbelsäule werden die Bandscheiben so sehr beansprucht, dass sie nicht weit von einer Überlastung entfernt sind. Durch die stetig ansteigende Grundbelastung nähern sie sich immer mehr ihrer Belastungsgrenze. Bis dann eine Situation entsteht, in der eine plötzliche Krafteinwirkung auf die Bandscheibe deren Faserring zum Zerreißen bringt. Die herkömmliche Medizin geht dann davon aus, dass der Schmerz, der meist gleichzeitig auftritt, mit der austretenden Gallertmasse zu tun hat, die jetzt auf die Nervenwurzel drückt und Schmerzen erzeugt. Doch all das trifft in den meisten Fällen nicht zu, sondern es handelt sich um Alarm- oder Überlastungsschmerzen.

Die Ernährung der Bandscheibe

Wir müssen jetzt dringend ein Thema hinzunehmen, über das wir überhaupt noch nicht gesprochen haben: die Ernährung der Bandscheibe. Natürlich spielt es auch eine Rolle, wie wir uns ernähren, damit befassen wir uns ausführlich ab Seite 287. An dieser Stelle lassen Sie uns davon ausgehen, unsere Nahrung wäre dazu geeignet, die Nährstoffe in den Körper zu bringen, die den Bandscheiben guttun. Nun ist die Frage, wie sie dahin kommen, wo die Bandscheiben sie brauchen, nämlich in deren Umgebungsflüssigkeit. Denn Bandscheiben ernähren sich wie Knorpel: Sie werden wie ein Schwamm gedrückt, dadurch werden die Abfallstoffe entfernt, und wenn der Druck wieder abnimmt, dehnen sie sich aus und saugen sich mit der sie umgebenden Flüssigkeit und den darin enthaltenen Nährstoffen voll.

Der Schwamm-effekt muss aktiviert werden.

Damit die Nährstoffe in der Flüssigkeit zirkulieren können und für die Bandscheibe zur Verfügung stehen, muss das Fließsystem aktiv sein. Dies funktioniert nur, wenn die Muskeln im Bereich der Wirbelsäule aktiv sind. Denn dadurch bringen sie in den Haargefäßen, den Kapillaren, das Blut mit den Nährstoffen zum Fließen, zugleich werden über die venösen Kapillaren und die Lymphgefäße die Abfallstoffe abtransportiert. Die gleiche Muskelarbeit, die dieses Fließsystem aktiviert, sorgt auch dafür, dass die Bandscheiben gedrückt und wieder entlastet werden.

Wie gut ernährt sind unsere Bandscheiben?

Was meinen Sie, wie gut Ihre Bandscheiben ernährt sind? Sie ahnen die Antwort. Vermutlich nicht optimal, denn wie sollen sie gut ernährt sein, wenn die meisten Menschen im Tagesverlauf ihre eigentlich möglichen Bewegungswinkel nur so eingeschränkt nutzen? Wie oft drehen Sie Ihren Rumpf? Wie oft beugen Sie ihn vollständig nach vorne, sodass Ihre Hände in den

Bereich des Bodens kommen? Wie oft beugen Sie sich so weit wie möglich zur Seite? Und das Wichtigste: Wie oft überstrecken Sie Ihren Rumpf in sich und die Hüften nach hinten – schön ausgiebig?

Und wir haben noch nicht über die vielen Bewegungsmöglichkeiten zwischen den vier Grundrichtungen gesprochen. Über die vier Diagonalen oder sogar die Winkel zwischen ihnen. Und auch noch nicht über kombinierte Beugung plus Rotation in alle Richtungen, jeweils nach links und rechts. Erst dann wären wir bei den 100 Prozent der Möglichkeiten, die unsere Wirbelsäule uns eigentlich bietet. Merken Sie, was uns da alles fehlt? Das ist schockierend oder? Jetzt können Sie einerseits nachvollziehen, in welch eingepferchtem »Verkürzungskorsett« sich die meisten Menschen heute befinden, und andererseits, wie es um die Ernährungssituation Ihrer Bandscheiben steht: Die meisten Wirbelsäulen stehen jahrein, jahraus knapp vor dem Hungertod.

Das »langsame Sterben« der Bandscheiben

Immer wieder gibt es Zufallsbefunde wie den folgenden: Ein Patient hat irgendeine Untersuchung mit einem bildgebenden Verfahren. Dabei kommt heraus, dass eine oder auch mehrere Bandscheiben so dünn sind, dass sie fast nicht mehr auffindbar sind. Ja, wo ist sie denn geblieben?, fragt man sich dann. Gibt es aus irgendwelchen Gründen Aufnahmen aus jüngeren Jahren, sieht man zweifelsfrei, dass sie zumindest einmal tatsächlich in voller Größe vorhanden war. Was ist also passiert?

Unsere Bandscheiben hungern.

Wahrscheinlich ahnen Sie es schon. Die Bandscheibe ist einem dreifachen Vernichtungsprozess zum Opfer gefallen. Erstens ist sie einem kontinuierlich steigenden Druck ausgesetzt gewesen, der sie immer leerer gepresst hat. Zweitens gab es nie größere Richtungsänderungen in der Bewegung der Wirbelsäule, sie konnte sich viel zu wenig ausdehnen und sich nie umfassend vollsaugen. Auch der für den Pumpeffekt so wichtige Wechsel zwischen Be- und Entlastung fand viel zu selten statt. Drittens war die Bandscheibe völlig unterversorgt, da die vielfältige Muskelbewegung rund um die Wirbelsäule, die die

Zu viel und ständiger Druck, zu wenig Bewegung, schlechte Ernährung

Kapillaren erst richtig zum Durchströmen mit Blut und frischen Nährstoffen und Sauerstoff gebracht hätte, kaum noch stattfand. Die Umgebungsflüssigkeit war also gefüllt mit Abfallstoffen, die nicht richtig abtransportiert werden konnten, und es kamen nicht genügend Nährstoffe in die Umgebung der Bandscheiben.

Angesichts dieser Tatsachen muss sich niemand wundern, dass die Bandscheibe nach einigen Jahrzehnten einfach nicht mehr vorhanden ist. Wir wundern uns ganz im Gegenteil darüber, dass der Körper und auch die Bandscheiben diese Misshandlung so lange aushalten, dass sie nicht schon viel früher zusammenbrechen.

Und als ob das alles noch nicht schlimm genug wäre, kommt noch ein vierter Bandscheiben-Vernichtungsfaktor hinzu. Den besprechen wir in Kapitel 4 und 8, denn natürlich spielt unsere Ernährung eine große Rolle bei der Gesundheit und Haltbarkeit der Bandscheiben. Selbstverständlich wölben sie sich eher vor und platzen eher, wenn sie in einem schwächlichen, unterernährten Zustand sind. Leider sind die Folgen der unwissentlichen Bandscheibenvernichtung gerade bei älteren Menschen sehr verbreitet. Es dürfte nur wenig ältere Menschen geben, deren Bandscheiben in einem guten Zustand sind.[62] Herkömmlich wird das natürlich wieder als eine Art Alterskrankheit betrachtet.

Weitere Schädigungen der Wirbelsäule

Natürlich hinterlässt die Unterernährung der Bandscheiben bei gleichzeitig permanent steigender Druckbelastung auch Spuren an den anderen beteiligten Strukturen. So kann es zu weiteren Schädigungen der Wirbelsäule kommen.

Spinalkanalstenose – eine sehr häufige Diagnose

Beginnen wir mit der Spinalkanalstenose. Diese Verengung des Wirbelkanals ist sozusagen die Fortsetzung der Vorwölbung und des Vorfalls der Bandscheibe. Durch die Unterernährung im Verein mit einer hohen Druckbelastung verlieren die Bandscheiben zunehmend Wasser, sie werden immer brüchiger und dünner. Das macht sie laufend flacher. Als Reaktion fängt der Wirbel an, breiter zu werden, und bildet Auswüchse. Auf diese Weise versucht der Körper, die Flächenbelastung pro Quadratzentimeter nicht so massiv ansteigen zu lassen – die Druckkraft wird mehr verteilt. Das schränkt jedoch die Bewegung immer mehr ein, in der Folge werden Stoffwechselabfälle nicht mehr ausreichend entsorgt, was zu Verkalkungen führt.

Diese Veränderungen können den Kanal einengen. Gleichzeitig werden die Bänder breiter und dicker, dadurch möchte der Körper die immer größer werdenden Kräfte halten können. Zusätzlich wird bei vielen das Hohlkreuz immer extremer, die Facettengelenke entwickeln Arthrose und entzünden sich und Gleitwirbel entstehen. All das in Summe kann den Spinalkanal immer mehr einengen. Diese Entwicklung, die natürlich aufgehalten und möglichst wieder rückgängig gemacht werden sollte, hat aber so gut wie nie etwas mit den Rückenschmerzen zu tun.

Bei der Spinalkanalstenose ist der Wirbelkanal eingeengt.

Hohlkreuz – Arthrose und Entzündungen der Facettengelenke

Dadurch, dass nicht nur der Druck auf die Wirbelsäule immer größer wird, sondern die Lendenwirbelsäule durch den steigenden Zug des Hüftbeugers nach innen gezogen und das Becken nach vorne gekippt wird, wölbt sich die Lendenwirbelsäule – die schon von Natur aus diese Wölbung hat – immer mehr nach innen. Man spricht dann von Hyperlordose: von einem Hohlkreuz.

Dadurch verändert sich die Belastungsverteilung. Die axiale Kraft verlagert sich mehr und mehr auf die Facettengelenke. Diese sind dafür aber nicht konstruiert, denn bei ihnen handelt es sich um die Führungsgelenke, nicht

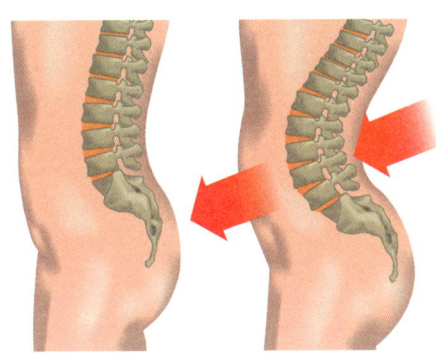

Das Hohlkreuz

111

um tragende Gelenke. Sie können die Belastung kurzfristig bei starken Überstreckungen aushalten, wobei auch die Bandscheiben entlastet werden. Als Dauerfunktion ist das aber nicht vorgesehen. Da die Facettengelenke aber bei vielen Menschen heute zunehmend Kraft übertragen müssen, entwickeln sie Arthrose (Spondylarthrose) mit entsprechenden Reparaturmechanismen. Der Körper aktiviert Entzündungsvorgänge, um den Verschleiß zu reparieren. Natürlich beanspruchen solche Reparaturvorgänge noch mehr Platz, denn es gibt Flüssigkeitseinlagerungen, damit die »Baustelle« gut mit allem, was nötig ist, versorgt werden kann. Dieser erhöhte Platzbedarf kann wiederum zur Spinalkanalstenose beitragen. Und wieder kann ein Negativkreislauf entstehen.

Die Facettengelenke sind nicht dafür da, großen Druck auszuhalten.

Gleitwirbel – ein Wirbel erkundet das Innere des Körpers

In all diesem Geschehen kommt es oft auch zur Bildung von Gleitwirbeln. Wie entstehen sie? Sie ziehen sich ja keine Wanderschuhe an, um ins Körperinnere zu marschieren. Was fällt uns auf? Wenn bei der Hyperlordose sogar die gesamte Lendenwirbelsäule in den Körper hineingezogen werden kann,

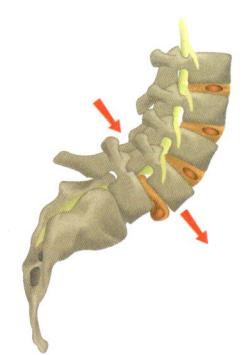

dann kann das doch auch bei einem einzelnen Wirbel passieren. Die ziehende Kraft des Hüftbeugers braucht nur an einem Wirbelkörper besonders groß zu sein, dazu sind die beteiligten Bandscheiben und Bandstrukturen vielleicht in einem desolaten Zustand, geschwächt und vorgeschädigt, und schon wird der Wirbel nach innen gezogen. Zusätzlich dürfen wir den axialen Druck auf die Wirbelsäule nicht vergessen. Vor allem im »Lordosebogen« treibt dieser Druck die Wirbel zusätzlich in Richtung Körperinneres. Oft sind deswegen die unteren Lendenwirbel betroffen. Auch das ergibt Sinn, denn die Auflageflächen zeigen immer mehr nach unten, also wird die Abrutschgefahr

Die nach vorne treibende Keilwirkungskraft

wegen des Schlitteneffektes – der darüberliegende Wirbel fährt wie ein Schlitten die schräge Oberfläche des darunterliegenden hinunter – immer größer.

Und last, but not least: Die Strecker hinten, die sowieso unter dem Stress des Gegenhaltens in Dauerkontraktion sind, wirken noch einmal »ins Körperinnere treibend«. Die Reaktion des Körpers auf diese Druckverhältnisse kann so weit gehen, dass die Form des Wirbelkörpers sich hin zum Keil verändert. Auch diese Einflüsse können – je nach Lage und Ausprägung – einen verschlimmernden Effekt auf die Spinalkanalstenose haben.

Skoliose – wenn die Wirbelsäule verdreht und verkrümmt wird

Bei rund 90 Prozent aller Skoliosen ist die Ursache unbekannt, das sind die sogenannten idiopathischen Skoliosen. Viel seltener sind Skoliosen, die angeboren sind, die durch Unfälle verursacht werden, die mit Muskel- oder Nervenerkrankungen einhergehen. Bei Grunderkrankungen, die mit der Funktion der Muskeln zu tun haben, ist der Zusammenhang logisch, denn die Muskeln »ziehen« ja die Wirbelsäule in bestimmte Richtungen. Ist nun eine Seite durch eine Grunderkrankung zu schwach oder verändert, ist das Gleichgewicht gestört, und die Wirbelsäule kann sich entsprechend verändern.

Wenn die Spannungen normalisiert werden, verschwinden die Schmerzen.

Wir gehen davon aus, dass die meisten Skoliosen genau so entstehen. Denn offensichtlich wird die Wirbelsäule in Rotationen und Verkrümmungen gezogen. Nur deswegen nimmt sie diese vielen möglichen nicht physiologischen Positionen ein. Ob diese Verdrehungen und Verbiegungen dann auch die Form der Wirbelkörper und der Rippen verändern – Funktion bildet Struktur – oder vielleicht die von Geburt an veränderte Form der Wirbelkörper die verfälschte Form der Wirbelsäule hervorgebracht hat, ist letztlich egal.

Wenn die Verdrehungen und Verformungen wieder rückgängig gemacht werden könnten, dann könnten sich auch die Formen der Wirbelkörper und Rippen wieder verändern. Meist aber geht das nicht. Die Verformung ist zu massiv und zu lange im

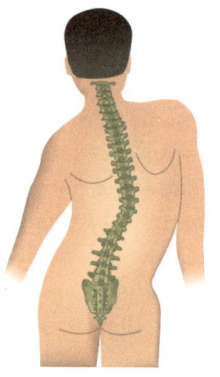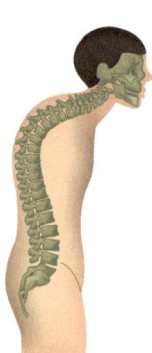

Die Folge von zu starken Zugspannungen der Muskeln und Faszien

System angelegt. Und wenn die Fehlspannungen von Geburt an so im Gehirn angelegt sind, dann kann hier im schlechtesten Fall nichts mehr verändert beziehungsweise normalisiert werden.

Die gute Nachricht ist, dass die Schmerzen dieser Skoliosen nicht von dieser selbst verursacht sind. Auch wenn die Skoliose so bleibt, wie sie ist, sind die Schmerzen gut behandelbar, indem die zu großen Spannungen heruntergefahren werden. Inwieweit diese Verkrümmungen und Verdrehungen sich ein bisschen oder auch stärker zurückentwickeln, bleibt dem Körper überlassen.

Ein kleiner Ausflug Richtung Brustwirbelsäule

Natürlich funktioniert nichts im Körper unabhängig von der »Nachbarschaft«. Daher ist es völlig klar, dass die eben besprochenen Veränderungen und Schädigungen nicht auf die Lendenwirbelsäule beschränkt bleiben. Lassen Sie uns jetzt eine Etage höher gehen. Wir hatten bisher darüber gesprochen, welche Effekte die Verkürzungen auf den Bereich der Lendenwirbelsäule haben, nun schauen wir uns die Brustwirbelsäule an.

Der immer größere Zug des geraden Bauchmuskels zieht das Brustbein nach vorne unten. Da diese fasziale Zugspannung immer mehr zunimmt, geben die Rückenstrecker dieses Segmentes irgendwann nach. Der Betroffene entwickelt einen Rundrücken, eine Hyperkyphose. So wie die eigentlich physiologische Lordose immer extremer wird, so wird die eigentlich physiologische Kyphose ebenfalls immer extremer. Aber im Bereich der Brustwirbelsäule kommt noch eine weitere Entwicklung hinzu. Wie bereits erläutert, haben wir heute unsere Arme meist vor dem Körper – ob wir schreiben, Brote schmieren, jemanden massieren oder die Tastatur unseres Rechners bearbeiten. Dadurch fallen wir nicht nur immer weiter in die Hyperkyphose, sondern die Schultern werden vor allem wegen eines immer kürzeren Brustmuskels immer weiter nach vorne gezogen.

Diese beiden Verkürzungen verstärken sich gegenseitig. Neben einer immer schlechteren Haltung führt das zu quälendem Brennen im Bereich der Brustwirbelsäule zwischen den Schulterblättern. Die Schreibtischarbeiter können ein Lied davon singen. Was für ein Schmerz ist das? Sie wissen es jetzt wahrscheinlich inzwischen schon selbst. Richtig, es ist ein Überlastungsschmerz, weil die Muskeln am Rücken irgendwann einfach nicht mehr können. Wie auch im Bereich der Lendenwirbelsäule kommt der Schmerz also nicht vom entzündlichen Zustand der Facettengelenksarthrose, sondern daher, dass die Muskeln am Rücken völlig überfordert sind. Im Bereich der Brustwirbelsäule kommt es übrigens nur selten zu Bandscheibenvorfällen. Der Grund dafür ist der Brustkorb. Er scheint die Wirbelkörper so zu fixieren, dass die Fehlspannungen mehr verteilt werden, sich also nicht punktuell auf einzelne Wirbel auswirken können.

Die Verkürzungen des Bauchmuskels und des Brustmuskels verstärken sich gegenseitig.

Schauen wir noch eine Etage höher nach dem Rechten

Man sieht es vor allem bei älteren Menschen, aber durchaus auch bei jüngeren. Der Kopf ist weit nach vorne genommen und extrem überstreckt. Manchmal geht das so weit, dass der obere Teil der Brustwirbelsäule fast oder sogar ganz horizontal liegt. Was ist die Ursache? Probieren Sie es aus: Setzen Sie sich möglichst aufrecht hin, dann lassen Sie sich in den Rundrücken fallen. Merken Sie, wie Sie den Kopf automatisch nach vorne überstrecken, um weiterhin geradeaus schauen zu können? Sie fallen automatisch in diese Fehlhaltung. Bei Menschen, die das über Jahre machen, wird das zur antrainierten Dauerhaltung. Denken Sie daran, dass wir 24 Stunden täglich

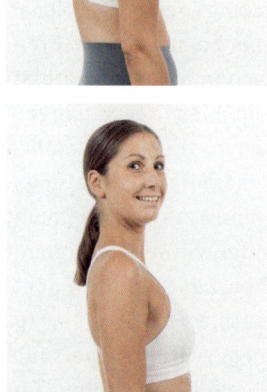

Schlechte Haltung und Schmerzen durch Fehlspannungen

Sind die Fehlspannungen beseitigt, richtet sich der Körper auf.

trainieren. Klar, dass das im Laufe der Zeit und vor allem nach vielen Jahren einen Brettnacken geben muss. Folge davon ist, dass alte Menschen, die sich auf den Rücken legen, so gut wie immer ein Kissen brauchen. Haben sie keines, dann müssen sie ihren Kopf völlig überstreckt ablegen, was sehr unbequem ist. Im Extremfall kann ihr Kopf die Matratze gar nicht mehr berühren.

Je mehr diese Fehlhaltung der Halswirbelsäule ausufert, desto mehr kann es zu Schwindel und ähnlichen Sensibilitätsstörungen im Bereich des Kopfes kommen. All das hat nicht direkt mit dem Alter zu tun, sondern höchstens indirekt. Wenn man schon älter ist, hatte man schließlich mehr Zeit, diese falschen Gehirnprogramme aufzubauen und die entsprechenden Verfilzungen entstehen zu lassen. Wie in der Abbildung erkennbar: Der immer größere Zug der Bauch- und Brustmuskeln lässt den Oberkörper zusammensinken. Der Rundrücken bildet sich aus und wird durch die starke Überstreckung der Halswirbelsäule kompensiert.

Übrigens hat das schützende Gerüst des Brustkorbes am letzten Brustwirbel aufgehört, daher kommt es im Bereich der Halswirbelsäule wieder deutlich häufiger zu Bandscheibenvorfällen. Hier gibt es zwar nicht ganz so viele Bandscheibenschädigungen wie bei der Lendenwirbelsäule, wahrscheinlich da die Kräfte deutlich geringer sind, aber viel mehr als bei der Brustwirbelsäule. Für die Schmerzen gilt das Gleiche wie für die Lendenwirbelsäule. Sie haben mit den Bandscheibenschäden meist nichts zu tun und können mit unserer Vorgehensweise relativ einfach beseitigt werden.

* * *

Was ist das Fazit dieses Abschnitts? Letztlich fügen wir uns diese ganzen Entgleisungen und Schädigungen selbst zu. Nur wissen wir es leider nicht. Niemand bringt es uns in der Schule bei, in der Berufsausbildung oder an der Universität. Leider lernen es in dieser Art noch nicht einmal die Fachleute, die später Menschen mit genau diesen Problemen und Schmerzen helfen sollen. Wie soll das gut gehen? Das Resultat sehen wir, wohin wir auch schauen. Deswegen konnten Rückenschmerzen mit all ihren schlimmen Begleiterscheinungen zur Volkskrankheit Nr. 1 werden. Stimmen Sie mit uns überein, dass das dringend geändert werden muss?

Resümee

Im nächsten Kapitel besprechen wir noch ein paar weitere negative Erscheinungen am Körper, die die meisten zunächst gar nicht mit ihren Rückenschmerzen in Verbindung bringen. Letztlich hängt das aber alles zusammen. Es ist einerseits schlimm, wenn man das alles erleiden muss. Andererseits aber ist es sehr beflügelnd, wenn man verstanden hat, wie es sich verhält. Denn alles, was wir tun, um diese Fehlentwicklung umzukehren, wirkt sich dann auf viele Bereiche gleichzeitig positiv aus.

Die Erklärung – so entstehen Entzündungen und Sensibilitätsstörungen

In diesem Kapitel beschreiben wir noch weitere Folgen der viel zu hohen Zugspannungen der Muskeln und Faszien, die überall im Bereich vor allem des unteren Rückens kursieren. Danach werden Sie nachvollziehen können, dass es fast nichts an Störungen oder Schmerzen gibt, was nicht mit den überhöhten Spannungen der Muskeln und Faszien zumindest indirekt zu tun hat.

Ischiasschmerzen und Lumboischialgie

Ischiasschmerzen und Lumboischialgie – diese beiden Beschwerdebilder können nicht getrennt voneinander betrachtet werden. In der herkömmlichen Medizin vermutet man als Ursache den Druck auf Nervenwurzeln, die den Spinalkanal verlassen. Wir wissen jedoch, dass sich zumindest in den meisten Fällen etwas ganz anderes dahinter verbirgt.

Wir wiederholen noch einmal: Dadurch, dass die Struktur an der Vorderseite des Körpers – wir nehmen wieder das Beispiel des Hüftbeugers, weil dieser eine sehr große Rolle dabei spielt – zunehmend nach vorne zieht, müssen die Rückenstrecker und der Gesäßmuskel immer massiver dagegenziehen. Da das Sitzen beim Aufbau dieser Fehlspannung einen großen Anteil hat, muss der Gesäßmuskel als kräftigster Strecker die meiste Arbeit dabei übernehmen. Das heißt, er muss beim Stehen und beim Gehen permanent anspannen. Der Ischiasnerv sowie andere Nerven und Gefäße, die von Blut und Lymphe durchströmt sind, verlaufen wie flexible Leitungen, wie Schläuche durch die Muskeln und Faszien und zwischen ihnen entlang. Die Nerven wie auch die Gefäße benötigen natürlich ihren Raum, damit alles, was durch sie hindurchläuft, frei und ungehindert fließen kann.

Nerven haben ihre eigene Durchblutung, durch die sie mit Nährstoffen versorgt werden und wodurch natürlich auch Abfallstoffe entsorgt werden.

Was passiert mit dem Ischiasnerv?

Was passiert also mit dem Ischiasnerv? Wir sind der Überzeugung, dass die Theorie der herkömmlichen Medizin, der Druck auf die Nervenwurzel würde zu den Schmerzen im Gesäß und den anderen Stellen entlang der Beine führen, so gut wie immer ein Irrtum ist. Warum? Weil wir in den letzten 30 Jahren mit ein oder zwei Ausnahmen keine »Ischiasentzündung« behandelt haben, die wir nicht spätestens nach ein bis zwei Wochen im Griff hatten. Abgesehen davon wäre es völlig unlogisch. Warum soll der Ischiasnerv, der im Bereich der Nervenwurzel, also an der Wirbelsäule, abgedrückt wird, Schmerzen im Gesäß oder an den unterschiedlichsten Stellen die Beine herunter auslösen und nicht dort, wo er tatsächlich abgedrückt wird? Dies ergibt physiologisch keinen Sinn, denn es geht hier nicht um Gefühlsstörungen in bestimmten Zonen, die von den jeweiligen Nerven versorgt werden. Es geht um Schmerzen.

Viel wahrscheinlicher ist doch Folgendes: Der große Gesäßmuskel, der wegen des Kraftaufwandes der Streckung permanent kontrahieren muss, drückt den Ischiasnerv zusammen – ebenso wie der Piriformis-Muskel. Dieser ist viel kleiner als der große Gesäßmuskel, hat aber fast dieselben Funktionen. Auch er wird dicker und fester in seiner Dauerspannung. Wir gehen davon aus, dass der Gesäßmuskel und der Piriformis-Muskel den Ischiasnerv gegen den Beckenknochen drücken, wodurch er so komprimiert wird, dass der Durchfluss der Gefäße im Nerv selbst behindert wird. Dadurch kommt es zu diesem quälenden Brennen im Gesäß. Ein Hinweis darauf, dass es sich so verhält, ist die Tatsache, dass viele Patienten im Sitzen beträchtliche

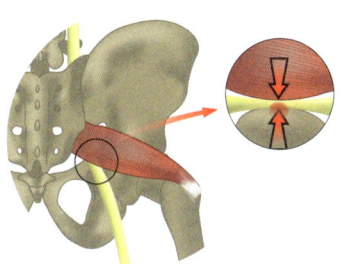

Der Ischiasnerv kann zu stark gedrückt werden.

Schmerzen haben, während sie beim Laufen mehr oder weniger schmerzfrei sind.

Der Pirifor-mis-Muskel liegt direkt unter dem Gesäßmus-kel und kann den Ischiasnerv quetschen.

In der letzten Illustration kann man schön erkennen, wie sich die Gesäßmuskeln und der Piriformis durch Dauerkontrak-tionen immer mehr verfestigen und der Ischiasnerv so ge-drückt wird, dass seine inneren Gefäße im Durchfluss behin-dert werden. Die Folge: Er übersäuert und brennt. Entspannt man diesen Bereich und drückt den Ischias wie ein schmutzi-ges Handtuch aus, ist das Brennen in den meisten Fällen so lange beseitigt, bis die Übungen und die Faszien-Rollmassage die verbesserte Situation stabilisieren.

Kann die ausgetretene Gallertmasse Schmerzen im Gesäß erzeugen?

In unseren Ausbildungen sprachen wir immer mal wieder mit teilnehmenden Chirurgen, die viele Bandscheibenoperationen ausführen. Einige fanden in unseren Erfahrungen endlich die Bestätigung dafür, dass sie mit ihrem seit langem empfunde-nen Gefühl von Irritation richtig lagen. Sie erzählten, dass sie bei solchen Operationen immer mal wieder das Gefühl hatten, die ausgetretene Masse könne gar nicht kräftig genug drücken, um den starken Ischiasnerv so zu irritieren, so zu quetschen, dass solche Wahnsinnsschmerzen ausgelöst werden. Sie be-schrieben, wie weich diese Masse ist, dass sie sich überallhin verteilt und sich in die Lücken drückt, weil sie so flexibel ist. Und dass die ausgetretene Menge ja auch meist gar nicht so riesig ist, dass sie wirklich ein massives Raumproblem erzeu-gen könne.

Der Band-scheiben-vorfall mag gleichzeitig mit den Schmerzen auftreten, ist aber nicht die Ursache dafür.

Wir können dazu nichts sagen, aber es stimmt absolut mit unseren Erfahrungen überein. Denn wir können Menschen mit Bandscheibenvorfällen und großen Schmerzen direkt schon in der ersten Behandlung meist so gut helfen, dass ihnen bis auf einen kleinen Restschmerz nichts mehr wehtut oder sie ihre Schmerzen sogar ganz los sind. Und das ist quasi der Beweis dafür, dass die ausgetretene Gallertmasse nicht verantwort-lich für die Schmerzen ist. Denn an dieser verändern wir ja nichts. Sie müssen dazu wissen, dass die Punkte, an denen wir behandeln, noch nicht einmal annähernd im Bereich der Wirbelsäule liegen. Wir können also noch nicht einmal unbeabsichtigt indirekt irgendetwas an der ausgetretenen Masse verändern. Das Einzige, was wir machen, ist das Senken beziehungsweise Normalisieren der Muskelspannungen rund um das Hüftgelenk.

Ischiasschmerzen am ganzen Bein

Die oben ausgeführte Erklärung, dass die Schmerzen entstehen, weil der Ischiasnerv so stark komprimiert wird, dass der Durchfluss der Gefäße im Nerv selbst behindert wird, bringt Licht ins Dunkel. Damit ist für uns nämlich auch klar, warum der Ischias im Bereich des Gesäßes, hinten am Hüftgelenk, an der Rückseite des Oberschenkels, in der Wade und herunter bis zum Fuß wehtun kann. Denn überall dort gibt es muskuläre und fasziale Engpässe und teilweise so feste Gewebe, dass man beispielsweise bei unserer Osteopressur kaum hindurch kommt. Überall dort, wo der Druck reicht, um die Versorgung des Nervs genug zu stören, entstehen Schmerzen. Wir haben es bei vielen Patienten erlebt, dass das Problem gut zu lösen ist, wenn man diese Gewebespannungen normalisiert und dafür sorgt, dass der Nerv wieder gut durchblutet wird.

Überall dort, wo genügend Druck herrscht, um die Versorgung des Nervs massiv zu stören, entstehen Schmerzen.

Bei der Fußheberschwäche handelt es sich um den gleichen Effekt. Wenn Nerven, die über die Kontraktion der dazugehörigen Muskeln bestimmte Bewegungen auslösen, in ihrer Funktion gehindert sind, wird sich der Fuß nicht mehr oder nur noch eingeschränkt heben lassen. Macht man den Nerv frei, so kann er die Signale wieder senden, der Fuß hebt sich wieder. Es ist meist ein Irrtum, dass dazu an der Wirbelsäule operiert werden muss. Auch hier wäre es sehr aufschlussreich, einfach unsere Therapie versuchsweise anzuwenden. Entweder es wird – schon in der ersten Behandlung – besser oder nicht. Was hat man zu verlieren?

Ob Nerven oder Gefäße – alle Schläuche können abgedrückt werden

Das Gleiche, was für den Nerv gilt, gilt auch für die Gefäße, egal ob Blut- oder Lymphgefäße. Wenn Sie mit einem Wasserschlauch Ihre Pflanzen wässern und sich aus Versehen auf den Schlauch stellen, dann kommt weniger Wasser raus. Warum sollte es im Körper anders sein? Sensibilitätsstörungen an den Beinen, in den Füßen, in den Händen, in den Armen, wenn wir nachts beim Schlafen auf der Seite liegen – das alles ist die Folge von abgedrückten Nerven.

Taubheit an Händen und Füßen – oft eine Folge zu hoher Spannungen

Taube Hände oder Arme sind die Folge, wenn die Nerven im Schulter-Nacken-Bereich abgedrückt werden, dort, wo sie zu den Armen durchlaufen. Nie haben wir erlebt, dass dafür eine Vorwölbung oder ein Vorfall der Bandscheiben im Bereich der Halswirbelsäule verantwortlich gewesen wäre. Wir wollen nicht ausschließen, dass das vorkommen kann, aber wir haben es in 30 Jahren nicht ein einziges Mal erlebt. Auch kalte Hände, kalte Füße und Durchblutungsstörungen an den Armen und den Beinen allgemein – meist liegt es an solchen Abschnürungen. Sie können auch die Ursache sein, wenn ein Bein dick wird, weil die Lymphe nicht abfließt.

Schambeinentzündung – Behandlung verboten?

Im Zusammenhang mit dem Thema Rückenschmerzen kann es zu anderen, sehr unangenehmen Schmerzen kommen, die aus herkömmlich medizinisch-therapeutischer Sicht nichts mit Rückenschmerzen zu tun haben. Ein Beispiel ist die Schambeinentzündung. Am Schambein ist der gerade Bauchmuskel befestigt. Also der Muskel, der zusammen mit dem Hüftbeuger am meisten nach vorne in die Beugung zieht, wodurch die ganzen Probleme überhaupt erst entstehen. Es gibt Menschen, sehr oft Fußballer, die über Jahre daran leiden. Einige müssen deswegen sogar ihre Karriere beenden. Auch Schambeinentzündungen werden meist missverstanden und fehlbehandelt. Anhaltende Schambeinentzündungen werden sogar operiert, indem man die Fuge versteift oder Nerven durchtrennt.

Beweglichkeit nach 30 Jahren Fußheberschwäche

Wie es funktionieren kann, dass ein Nerv »entklemmt« wird, haben wir während einer Ausbildung in Baden bei Wien erlebt. Ein Teilnehmer hatte eine Kniestreckhemmung. Seit vielen Jahren fehlte ihm die vollständige Streckung. Schmerzen hatte er keine. Nach 15 Minuten intensiver Dehnungen unterschiedlicher muskulär-faszialer Engpässe für die Beine konnte der Teilnehmer sein Bein wirklich strecken, was ihn völlig überraschte, weil er sich längst damit abgefunden hatte, dass da nach dieser langen Zeit nichts mehr zu machen sei. Er lief plötzlich hin und her und erzählte, dass er seit 30 Jahren, seit einer Bandscheiben-OP, seinen Fuß und seine Zehen nicht mehr hatte heben können, da bei der OP der Nerv verletzt worden sei. Während er das sagte, bewegte er immer wieder seinen Fuß, hob ihn an, überstreckte die Zehen und konnte es nicht fassen. Inzwischen standen alle Teilnehmer um ihn herum und konnten es auch nicht glauben, dass ein Nerv sich so schnell erholen kann.

Wie kann eine Schambeinentzündung entstehen? Durch den viel zu hohen Zug der Sehne des Bauchmuskels am Knochen. Dieser Zug kann so stark werden, dass die Knochenhaut Mikroverletzungen bekommt und repariert werden muss. Das ist dann wieder die Entzündung, die wir schon weiter vorne bei der Entzündung des Facettengelenks besprochen haben. Wir kennen diese Effekte auch von anderen Stellen des menschlichen Körpers, zum Beispiel vom Tennisellenbogen oder vom Joggerschienbein.

Entzündungsvorgänge – der Körper repariert sich selbst

Es gibt ein weiteres großes Missverständnis, das dringend aus der Welt geräumt werden muss. Eigentlich ist klar, dass Entzündungen Reparaturprozesse sind, die die Aufgabe haben, die Integrität des Körpers wiederherzustellen. Das weiß man auch in der herkömmlichen Medizin und in den verschiedenen therapeutischen Richtungen. Aber hören Sie mal in sich hinein, wenn Sie das Wort Entzündung hören. Klingt das für Sie positiv? Oder nach etwas, das man nicht haben möchte, das man abstellen muss – also eher negativ? Wir sind sicher, dass die meisten Menschen heute eine Entzündung falsch interpretieren, indem sie diese für eine Art Krankheit halten, gegen die man etwas unternehmen muss. Und wir alle kennen doch entzündungshemmende Mittel oder Medikamente. Aber kann es denn gut sein, dass wir Reparaturvorgänge, die der Körper in Gang gesetzt hat, um seinen ursprünglichen Zustand wiederherzustellen, stoppen wollen? Natürlich nicht.

Entzündungen sind Reparaturprozesse.

Doch jetzt bekommen wir ein Problem: Es gibt heute viele Entzündungen, die hören einfach nicht mehr auf. Sie werden als »chronisch« bezeichnet. Ja, aber warum sind sie chronisch geworden? Weil der Körper es offensichtlich nicht schafft, seine Reparatur abzuschließen. Und warum schafft er das nicht? Die Knorpel der Facettengelenke beispielsweise werden durch die zu hohe und zusätzlich falsche Belastung verschlissen und abgearbeitet. Der Körper möchte sie reparieren. Stammzellen, sogenannte Vorläuferzellen, wandern ein und wollen die kaputten Knorpelzellen ersetzen. Aber wie soll das gehen? Der zu große Druck, die falsche Belastung wüten immer noch. Wie sollen sich die Vorläuferzellen in fertige Knorpelzellen entwickeln können und die kaputten Zellen ersetzen, wenn sie sofort wieder durch die zerstörenden Druckverhältnisse vernichtet werden? Solange diese Verhältnisse herrschen, können sie das nicht tun. Eine solche Entzündung ist chronisch, also nicht endend, weil der Körper keine Chance hat, diese Reparatur wie genetisch geplant abschließen zu können. Was für einen Sinn hat es nun, diese Entzündung, also die verzweifelten Versuche des Körpers, den Körper zu reparieren, mit Medikamenten zu stoppen und die Baustelle zu schließen? Erkennen Sie die Sinnlosigkeit, die Schädlichkeit dieser Vorgehensweise?

Natürlich sagt sich das für uns so leicht, denn wir wissen ja, wie der Körper die Bauarbeiten endlich zu Ende führen kann.

Wie das geht? Einfach dadurch, dass der zerstörerische Druck auf das Normalmaß heruntergefahren wird, indem die viel zu hohen Spannungen der umgebenden Muskeln und Faszien normalisiert werden. Aber wer das nicht weiß und seinen Patienten helfen möchte, muss natürlich zu den herkömmlichen Mitteln greifen, weil er keine anderen kennengelernt hat.

Modediagnose ISG – Iliosakralgelenk

Sehr häufig, wenn es um Schmerzen im Bereich des Gesäßes geht, werden diese mit dem Iliosakralgelenk in Zusammenhang gebracht. Hier passiert wieder etwas, das mit der herkömmlichen Vorgehensweise zu tun hat. Dort, wo die Schmerzen auftreten, wird geschaut, welche Strukturen in der Nähe sind, die geschädigt sein könnten und so diese Schmerzen verursachen. Im Falle von Schmerzen im Bereich des Gesäßes findet man das Iliosakralgelenk. Es kann Arthrose haben, entzündet sein, fehlbelastet und so weiter. Aber auch hier leitet dieses strukturelle Denken in die falsche Richtung. Denn das Gelenk selbst und seine Struktur haben mit den Schmerzen in aller Regel nichts zu tun, auch wenn etwas daran beschädigt ist. Die Schäden am Gelenk – wenn überhaupt vorhanden – sind Folgen der zu hohen Zugspannungen der umgebenden Muskeln und Faszien.

ISG = Iliosakralgelenk

Inzwischen ist das Spiel klar, oder? Gleichzeitiges Auftreten von Schädigungen und Schmerzen heißt nicht, dass der eine Zustand Ursache des anderen ist.

* * *

All diese Beispiele machen es deutlich: Es gibt kaum einen Zustand, kaum eine Schädigung im Bewegungsapparat des Rückens und seiner Umgebung, die nicht zumindest indirekt mit den zu hohen Spannungen der Muskeln und Faszien zu tun hat.

Resümee

Im nächsten Kapitel sehen wir uns an, welche zusätzlichen Faktoren neben unserem Bewegungsalltag einen Einfluss auf unsere muskulär-faszialen Spannungen haben.

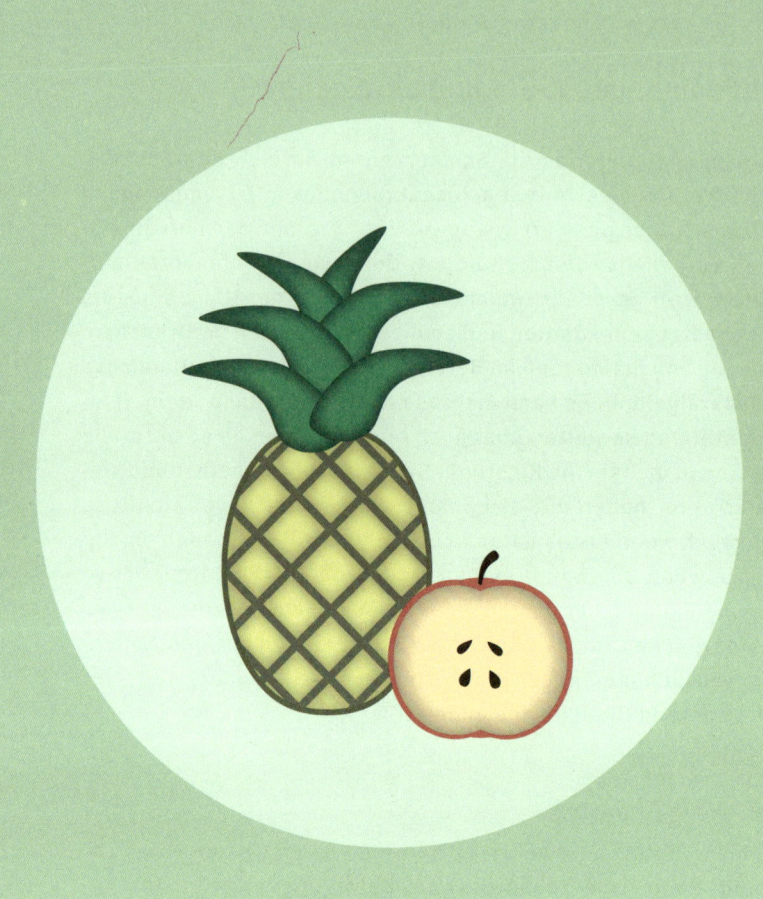

Kapitel 4

So beeinflussen Ernährung, Psyche und Umfeld unsere Rückengesundheit

Der Schmerzsee –
die oft unterschätzten Faktoren

Es ist Ihnen bestimmt aufgefallen, dass wir bisher die Schmerzen und Schädigungen ausschließlich vom biomechanischen Modell abgeleitet haben. Das hat seinen Grund, denn unsere Entdeckung, dass die allermeisten Schmerzen, unter denen Menschen heute leiden, durch die zu hohen Zugspannungen der Muskeln und Faszien ausgelöst werden, ist die wichtigste Erkenntnis, um Schmerzen endgültig und langfristig zu »heilen«. Diese Schmerzen sind keine Krankheit, sie sind ein antrainierter Zustand, den man wieder wegtrainieren kann, wenn man weiß, wie es geht.

Trotzdem gibt es noch weitere Einflüsse, die so vielfältig sind, dass sie so viel Durcheinander im Verhalten der meisten Schmerzzustände anrichten, dass Behandelnde wie auch Patienten nicht mehr nachvollziehen können, was im Körper der Betroffenen passiert. Diese Einflüsse sind fast unendlich an der Zahl und wirken auf drei verschiedenen Ebenen, dennoch haben sie einen kleinsten gemeinsamen Nenner. Dieser ist genau das, was wir als »97-Prozent-Verursacher« der meisten heute am häufigsten auftretenden Schmerzen gefunden haben: die zu hohe Spannung der Muskeln und Faszien.

Freuen Sie sich auf eine spannende Reise, die so ziemlich alles ordnen wird, was mit den Schmerzen am menschlichen Körper zu tun hat – wie sie entstehen und wie sie gemindert werden können.

Lernen Sie unseren Schmerzsee kennen

In unserem Schmerzsee können die wichtigsten Zusammenhänge, die nach unserem Erklärungsmodell mit der Entstehung

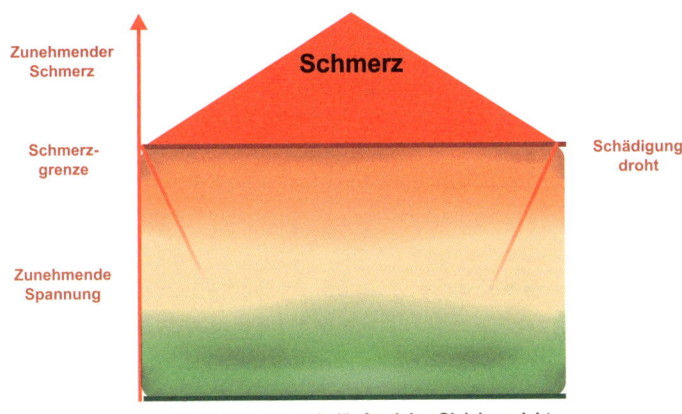

Der Schmerzsee – ein Bild zum Verstehen der Schmerzentstehung.

und Beseitigung von Schmerzen zu tun haben, dargestellt werden. In der Abbildung sehen Sie den See mit seinem Grund, mit der Wasseroberfläche, die für den Beginn der Schmerzen steht, und Pfeilen für die Zunahme der Spannung.

Am Seegrund herrscht das »vollkommene muskulär-fasziale Gleichgewicht«

Der Seegrund steht für das »vollkommene muskulär-fasziale Gleichgewicht«. Was meinen wir damit? Grundlage für unser Modell der Schmerzentstehung ist die Erkenntnis, dass

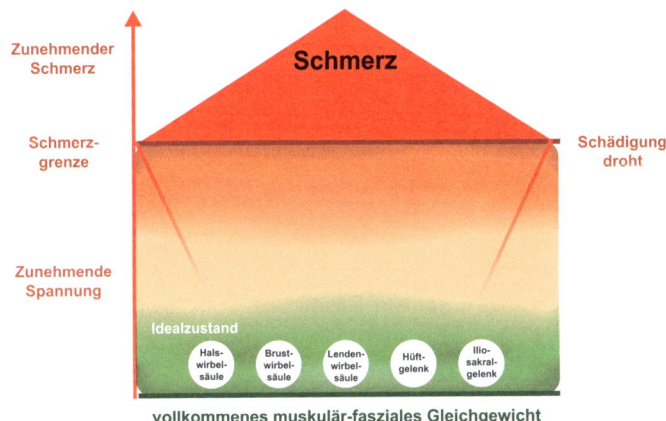

Die Idealsituation: Alle gezeigten Gelenke sind im bestmöglichen Zustand.

Schmerzen im Bewegungssystem entstehen, wenn Faszien-anteile und Muskeln, die das jeweilige Gelenk umschließen, un-physiologische Überspannungen entwickeln. Da es dabei vor allem um die Widerstände geht, die durch fehlende Nachgiebigkeit der Muskeln und Faszien auftreten, haben wir damit die Situation beschrieben, bei der alle Struktu-ren, die das entsprechende Gelenk überspannen, nur die phy-siologischen Kräfte und Widerstände entfalten. Mit dem Resultat, dass die Knorpel oder Bandscheiben so wie genetisch vorgesehen belastet werden und maximale Kraft bei minimaler Anstrengung übertragen werden kann.

Die Wasseroberfläche ist die »Schmerzgrenze«

In unserem Schmerzsee ist an der Wasseroberfläche die »Schmerzgrenze« erreicht. Hier ist die exakt definierte Situa-tion eingetreten, dass der Verschleiß der Bandscheiben, der Knorpel oder sonstiger betroffener Körpergewebe höher ist, als der Körper reparieren kann. Beziehungsweise dass die zu hohe Belastung dazu führen kann, dass der Faserring reißt, die Bandscheibe sich löst, die Sehnen einreißen oder andere Schä-digungen eintreten, die nicht ohne Weiteres reparabel sind. Deswegen alarmiert der Körper an dieser Grenze mit dem Alarmschmerz, um die Schädigung zu verhindern. Im Falle des Überlastungsschmerzes zeigt die Schmerzgrenze an, dass der Muskel vor Halteanstrengung so überfordert ist, dass er davor warnt, gleich nicht mehr länger halten zu können.

Der Seegrund steht für das »vollkomme-ne muskulär-fasziale Gleich-gewicht«, die Wasserober-fläche für die »Schmerz-grenze«.

Die Position der Kugeln im See – so viel Spannung umgibt das Gelenk

Die Gelenke und Wirbelsäulenbereiche werden durch Kugeln symbolisiert. Die Position der Kugeln im See steht für die unphy-siologische Spannungserhöhung, die um das jeweilige Gelenk herum stattgefunden hat. Zu Beginn unseres Lebens befinden sich die Kugeln mehr oder weniger am Boden des Sees. Im Laufe der Jahre steigen sie unmerklich immer weiter nach oben. War-um im Laufe der Jahre und warum unmerklich? Weil die Span-

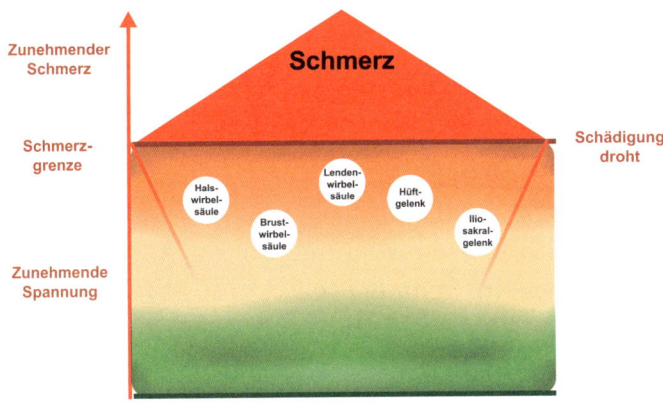

Zunehmender Schmerz

Schmerz

Schmerzgrenze

Schädigung droht

Hals-wirbel-säule

Lenden-wirbel-säule

Hüft-gelenk

Brust-wirbel-säule

Ilio-sakral-gelenk

Zunehmende Spannung

vollkommenes muskulär-fasziales Gleichgewicht

Der durch-schnittliche Schmerzsee in unserer Bevölkerung

nungszunahme im Normalfall nicht bemerkt wird. Die Zunahme pro Tag ist zu klein, als dass sie wahrnehmbar wäre, wie wir weiter vorne schon beschrieben haben. Das ist der eine Grund.

Die Verteilung in der Abbildung entspricht jener, die durchschnittlich in der Bevölkerung vorherrscht. Am dichtesten an der Schmerzgrenze ist die Lendenwirbelsäule, gefolgt vom Hüftgelenk und der Halswirbelsäule.

Es kommt noch ein anderer Grund hinzu: Menschen, die nicht regelmäßig intensiv Sport machen, verlieren immer mehr ihr Körpergefühl. Mit intensiv meinen wir weniger die Kraft, sondern vielmehr das Hineinfühlen, so wie etwa beim Yoga, beim Ballett und bei ähnlichen Bewegungssystemen, bei denen die eigene Bewegung bewusst angesteuert und wahrgenommen wird. Viele Menschen sind daher verspannt, merken es aber nicht. Vielleicht haben Sie sich auch schon einmal dabei ertappt, dass Sie im Bett lagen, sich irgendwie komisch fühlten und plötzlich merkten, wie verspannt Sie eigentlich liegen.

Der Weg der Kugeln von der Nähe des Seegrundes bis hinauf zum Schmerz ist ein langer. Wir sagen immer, er dauert durchschnittlich 30 Jahre. Täglich ein bisschen, unmerklich. Viele fühlen sich durchaus wohl in ihrem Körper und bemerken gar nicht, wie schlecht es ihnen geht. Sie können ihre leicht oder schließlich immer stärker angezogenen Handbremsen nicht wahrnehmen. Aber mittlerweile hat sich die Art und Weise, wie

131

wir uns im Alltag bewegen, so drastisch entwickelt, dass es auch viel schneller gehen kann. Das zeigen uns die Jugendlichen und Kinder, bei denen bestimmte Gelenkkugeln schon in jungen Jahren die Schmerzgrenze erreichen. Dreimal dürfen Sie raten, welche Tätigkeit da eine riesige Rolle spielt? Das ewige Sitzen vor dem Fernseher, dem Computer oder dem Tablet.

Unser 24-Stunden-Bewegungsprofil positioniert die Gelenkkugeln im Schmerzsee

Bezogen auf die durchschnittlichen Positionen der Gelenkkugeln, um die es in diesem Buch geht, sieht es im Schmerzsee etwa so aus, wie in der Abbildung dargestellt.

In der Graphik erkennt man den folgenden Vorgang: Erhöht einer der indirekten Faktoren die Spannung, gehen alle Gelenkkugeln gleichermaßen in die Höhe. Die Lendenwirbelsäule, die die angespannteste Position innehatte, durchbricht dabei die Schmerzgrenze, die anderen Gelenkkugeln steigen zwar auch in der Spannung, bleiben aber noch vom Schmerz verschont.

Die Positionen der Schmerzkugeln hängen damit zusammen, wie viele unserer möglichen Gelenkwinkel wir nie oder zu selten nutzen. Denn daraus resultieren die entsprechenden Spannungen, ob wir wollen oder nicht. Die meisten Menschen leben mit vielen

Alle Kugeln wandern hoch, die LWS durchbricht die Schmerzgrenze

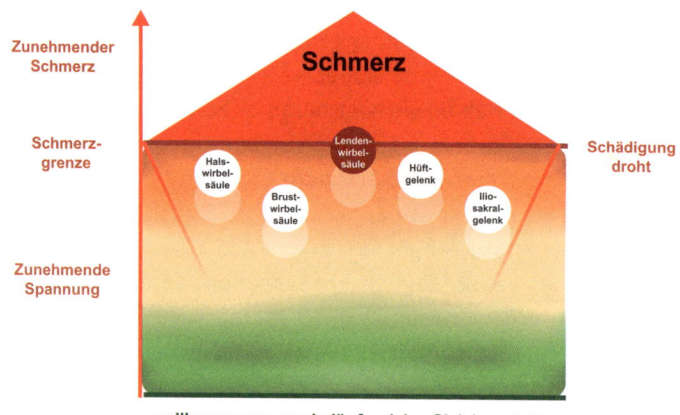

Gelenkkugeln, die sich kurz vor der Schmerzgrenze befinden. Sie merken schon, dass sie sich nicht mehr so leicht bewegen können, führen das aber aufs Alter zurück. Ich roste halt langsam ein, denken sie. Womit sie recht haben. Nur sagt ihnen leider niemand, dass sie sich systematisch »entrosten« könnten.

Alle Menschen könnten sich systematisch entrosten.

In dem Moment, in dem die Gelenkkugel die Wasseroberfläche durchbricht, spüren die Betroffenen Schmerzen. Die Position der Gelenkkugel im Wasser – wie weit die Kugel schon nach oben gewandert ist – legt unser 24-Stunden-Bewegungsprofil fest. Es ist der stärkste Einfluss, die Grundeinstellung sozusagen, die täglich neu festgelegt wird.

Die indirekten Faktoren der Schmerzentstehung

Mag sein, dass Sie sich beim Lesen des Buches schon einige Male gefragt haben, ob es nicht noch andere Einflüsse auf die Schmerzentstehung gibt, außer der Bewegung. Ja, es gibt tatsächlich noch drei weitere Gruppen. Wir nennen sie die indirekten Faktoren der Schmerzentstehung. Indirekt, weil sie zunächst von der Wirkweise her nichts mit unseren täglich ausgeführten oder unterlassenen Bewegungen zu tun haben, also mit unserem Bewegungsprofil. Die erste ist die Gruppe der *psychischen Faktoren*. Alles, was wir tagsüber erleben und was uns irgendwie emotional berührt, gehört zu dieser Gruppe. Auch die seelischen Leiden. Die zweite ist die Gruppe der *Umwelteinflüsse*, wir sagen allerdings lieber Umfeld, um darauf hinzuweisen, dass es um unser näheres Umfeld geht. Das, was uns persönlich und direkt beeinflusst. Die dritte und letzte Gruppe sind die Einflüsse der *Ernährung*.

Neben den direkten gibt es die von uns sogenannten indirekten Schmerzeinflüsse.

Der Einfluss der Psyche auf das Schmerzgeschehen

Alles, was uns tagein, tagaus widerfährt, hat einen Einfluss auf unsere Psyche und auf das Schmerzgeschehen in unserem Körper. Doch bis heute gibt es sehr unterschiedliche Auffassungen darüber, wie das funktionieren soll. Fragen Sie fünf Psychotherapeuten, Psychiater und Psychologen, wie die Psyche exakt Schmerzen auslösen kann, und Sie bekommen fünf verschiedene Antworten. Woran liegt das? Wir vermuten, dass das damit zusammenhängt, dass es unterschiedliche Auffassungen gibt, wie Schmerzen wirklich entstehen. Jeder argumentiert entsprechend seines Denkmodells.

Wir erzählen zu diesem Thema immer gerne, was wir 2010 in einer unserer Ausbildungen erlebt haben.

So können Unfälle psychisch verarbeitet werden – ein Beispiel aus unserer Praxis

Am letzten Tag unserer viertägigen Ausbildung zum Schmerztherapeuten nach Liebscher & Bracht befassen wir uns mit den Schmerzen, die sich in den ersten drei Tagen beim Üben der Osteopressurpunkte noch nicht genügend in Richtung Schmerzfreiheit bewegt haben. Das ist ein wichtiger Teil der Ausbildung, denn an diesem letzten Tag bereiten wir die Teilnehmer auf die Original-Behandlung vor, die sie einen Tag später bei sich in der Praxis an ihren Patienten anwenden sollen.

Ein Fallbeispiel

An so einem letzten Tag, es war 2010 in Linz, gab es einen Teilnehmer, der mit seinen Nackenschmerzen nach wie vor auf 100 Prozent war. Er hatte also die gleichen Schmerzen und Bewegungseinschränkungen wie zu Beginn der Ausbildung. Durch das Üben der Osteopressur und die körperlichen Übungen hatte sich bei ihm nichts bewegt. Deshalb kümmerte sich Roland um ihn und fing an, seine Spannungen mit der Osteopressur herunterzufahren. Doch schon nach einigen Minuten wurde der Teilnehmer sichtlich nervös, fast ein bisschen aggressiv.

Da wir solche Reaktionen kannten, schickten wir ihn hinaus, damit er ein bisschen spazieren gehen und sich beruhigen konnte. Das war offenbar auch nötig, denn er kam erst nach einer knappen Stunde wieder zurück und war sichtlich ergriffen. Er sagte, er habe eine Stunde geweint und werde uns jetzt erzählen, was eigentlich mit ihm los sei. Zehn Jahre zuvor war er mit seinem Auto mit seinen beiden Kindern 74 Meter tief von einer Autobahnbrücke gestürzt. Der Unfall selbst war komplett aus seiner Erinnerung verschwunden, er konnte sich nur noch an eine Tunnelausfahrt sieben Kilometer vor der Unfallstelle erinnern, dann erst wieder an seine Kinder, die schrien und weinten, und an das Bild, als der Rettungshubschrauber in seiner Nähe landet. Alles andere war weg – wie gelöscht. Seit diesem Unfall hatte er ein massives Nackenproblem und große Schuldgefühle seinen Kindern gegenüber, denen Gott sei Dank aber nichts Schlimmes passiert war. Der Junge hatte einen Arm gebrochen, das Mädchen hatte einen nicht so schlimmen Anbruch eines Halswirbels. Auch wegen seines anhaltenden Nackenproblems war er in die Ausbildung gekommen. Als Roland anfing, ihn zu behandeln, merkte er, was da aufsteigt. Draußen setzte er sich auf eine Bank, weinte fast eine Stunde und durchlebte zum ersten Mal den Unfall vollständig, ohne Lücken. Dann erzählte er, was draußen auf der Bank in ihm »hochgekommen« war. Vor dem Unfall war er durch mehrere Tunnel gefahren, und jedes Mal beim Ausfahren hatte ihn die Sonne geblendet. An der Unfallstelle war eine Baustelle schlecht ausgeschildert. Bevor er reagieren konnte, geriet er mit seinem vorderen Fahrwerk auf eine Leitplanke, die dort aus dem Boden anstieg. Die hob ihm die Räder hoch und vom Boden ab, bevor er reagieren konnte. Danach konnte er weder lenken noch bremsen und wurde bei vollem Bewusstsein wie von einer Skischanze über das Brückengeländer geschleudert und fiel die 74 Meter nach unten. Seine Kinder schrien, es muss schrecklich gewesen sein, denn beim Erzählen fing er wieder an zu weinen. Dann krachte es, und er wurde bewusstlos. Bis er dann beim Aufwachen den Hubschrauber sah. Der halbe Kurs war mittlerweile versammelt und hörte ergriffen zu.

So schützt sich die Psyche, wenn sie es nicht »aushalten« kann.

Was war nun mit dem Nacken? Daran hatte überhaupt noch niemand gedacht, er selbst auch nicht. Er stellte sich gerade hin, bewegte zuerst vorsichtig, dann immer freier seinen Kopf,

*Trauma-
tische Erleb-
nisse schiebt
die Psyche
beiseite. Sie
setzen sich
dann irgend-
wo im Körper
als Anspan-
nung fest.*

strahlte und sagte, der Nackenschmerz sei maximal noch zu 20 Prozent zu spüren. Er bedankte sich überschwänglich und sagte, das sei für ihn der Hauptgrund für die Ausbildung gewesen. Und nach diesem Erlebnis am eigenen Körper sei er voll motiviert, das bei seinen Patienten anzuwenden.

Interessant ist natürlich auch, dass beim Aufprall nach diesem Sturz sein Kopf mit Sicherheit nach vorne gerissen wurde, sozusagen als biomechanischer Begleitprozess, der vermutlich eine schwere Zerrung, wenn nicht Muskelfaserrisse zur Folge hatte. Und genau dieses biomechanische Geschehen wurde genutzt, um die emotionale Energie dort abzulagern. Als diese alte Kontraktion aufgelöst wurde, trat die darin abgespeicherte emotionale Energie frei. Der Teilnehmer durchlebte sie noch einmal und konnte sie loslassen.

Der Körper als »externe Festplatte« der Psyche

Was passiert bei psychischen Traumen? Es gibt offensichtlich einen Mechanismus, der unser Überleben im Falle von schlimmsten psychisch belastenden Ereignissen schützt. Um nach schweren Verlusten und anderen Erlebnissen noch alltagstauglich zu sein, sein Leben noch meistern zu können, die Kinder versorgen und seinem Beruf nachgehen zu können, schiebt die Psyche Negativemotionen in den Körper, in Form von Anspannungen. Sie lädt diese psychischen Belastungen als muskulär-fasziale Kontraktionen auf ihren »externen Speicher«, um frei davon zu sein. Inwieweit speziell die Faszie als solch ein Speicherplatz fungiert, muss noch erforscht werden.

Unser privater Psychotherapeut ist fest in uns eingebaut

Bitte lassen Sie uns kurz gemeinsam überlegen: Wir haben von Geburt an einen Psychotherapeuten in uns eingebaut, der immer wieder verhindert, dass der ganze Psychomüll des Lebens sich in uns ablagern und unsere Bewegungsfähigkeit durch ausufernde Anspannungen immer weiter einschränken kann. Was könnte das sein? Wenn Sie auf die regelmäßige Nutzung unserer vollen Bewegungswinkel getippt haben, liegen Sie genau richtig. Denn wenn die Psyche durch das Auslagern von traumatischen Erlebnissen in die Muskeln deren freie Bewegungsfähigkeit einschränkt, »ziehen« wir automatisch immer wieder an diesen Negativemotionen, die durch die Kontraktion nicht nachgeben wollen. Ist das Wachbewusstsein dann irgendwann dazu bereit ist, die Dosis zu verkraften, »erlaubt« die Psyche diesen Bewegungswinkel. Die in die Muskeln ausgelagerten Emotionen werden frei, kurz durchlebt und die traumatische Energie ist neutralisiert.

Das ist ein wunderbares Prinzip, leider funktioniert es heutzutage so gut wie überhaupt nicht, da wir unsere möglichen Gelenkwinkel nur zu 5 bis 10 Prozent nutzen. Die Folge ist, dass alte Menschen die vielen Negativerlebnisse, die sich im Laufe eines langen Lebens im Körper aufgestaut haben und die sie nie losgeworden sind, mit ins Grab nehmen. Wir können das nur vermuten, aber wir gehen mit hoher Sicherheit davon aus, dass solche abgelagerten schlimmen Erlebnisse bei alten Menschen massiv dazu beitragen, dass ihre Beweglichkeit im hohen Alter häufig so drastisch eingeschränkt ist.

Nutzen wir regelmäßig alle Bewegungswinkel, können wir die in der Anspannung gespeicherten Emotionen loswerden.

Wie sich Negativstress subtil auf Schmerzen auswirkt

Das Beispiel mit dem Brückensturz war natürlich extrem. Aber es hat sehr gut illustriert, was wir meinen. Übertragen wir das Prinzip auf den Alltag, sehen wir, dass die Wirkung von negativem Stress auf unseren Körper meist sehr subtil ist. So gibt es wohl keine Minute im Laufe eines Tages, in der wir nicht psychisch auf unsere Umgebung reagieren. Die Tür geht auf, und ein aggressiver Typ kommt rein. Wie reagieren Sie? Entspannt und gelassen? Oder mit dem alten, tief verwurzelten Kampf-oder-Flucht-Reflex? Eher mit Anspannung, oder?

Was passiert dann mit unserer Gelenkkugel Lendenwirbelsäule, die kurz vor der Schmerzgrenze steht, weil wir zu viel sitzen? Sie rutscht über die Schmerzgrenze, wir bekommen Rückenschmerzen und denken automatisch: Dieser Kerl hat mir

Rückenschmerzen gemacht. Nein, hat er natürlich nicht. Er hat nur die Gelenkkugel ein Stück nach oben verschieben können. Hätten Sie diese nicht so weit nach oben wandern lassen, hätte er bei Ihnen niemals Rückenschmerzen auslösen können. Und so geht es mit allen Erlebnissen, die wir täglich haben. Die negativen führen zu einer Anspannung. Diese addiert sich zu der Anspannung hinzu, die wir uns unwissentlich durch das Nichtnutzen von Bewegungswinkeln antrainiert haben, und schon landen wir im Schmerz.

Unnötige Schuldzuweisungen

Das Zusammenleben wäre einfacher, wenn wir uns des Zusammenhangs von negativen Emotionen, Muskelspannung und Schmerzen bewusst wären.

Können Sie sich vorstellen, wie viele Missverständnisse allein aus diesen Zusammenhängen resultieren? Wenn wir jemanden oder etwas für unsere Rückenschmerzen, Kopfschmerzen, Nackenschmerzen usw. verantwortlich machen? Der Ehemann, der seine Frau – oder natürlich umgekehrt – verantwortlich macht. Das Schulkind, das die Schule verantwortlich macht. Der Angestellte, der seinen Vorgesetzten verantwortlich macht. Die Mutter, die ihr schreiendes Kind verantwortlich macht. Der Fahrlehrer, der seinen stressigen Fahrschüler verantwortlich macht. Die Liste ist endlos. Können Sie erahnen, wie viele Ereignisse es gibt, die sich so abspielen und allen Beteiligten die Stimmung vermiesen, Schuldgefühle hervorbringen, das menschliche Miteinander drastisch verschlechtern? Dabei sind diese armen Beteiligten nur Auslöser. Wenn wir schon so weit gehen wollen, die »Schuldfrage« zu stellen, dann müssen wir ganz klar sehen: »Schuld« sind hauptsächlich wir selbst. Wir wussten zwar bisher nichts davon, aber wir haben trotzdem zu verantworten, was wir mit unserem Körper angestellt haben, dass es dazu kommen konnte, dass die Gelenkkugel so nahe an die Schmerzgrenze gelangt ist.

Die Psyche kann Spannungen hochfahren – und senken

Die Faszienforschung hat hochinteressante Zusammenhänge ans Tageslicht gebracht: Die Faszienspannung wird auch vom autonomen Nervensystem beeinflusst, also kann Stress die

Grundspannung unserer Faszien steigern.[63, 64] Stehen unsere Faszien unter hoher Spannung, fühlen wir uns wiederum gestresst und finden keine innere Ruhe. Doch in uns gibt es keine Einbahnstraßen. Nutzen wir unsere Bewegungswinkel nicht und erhöhen die Verfilzung und damit die Spannung unserer Faszien, wirkt das auf unsere Psyche zurück und verstärkt negativen Stress. Eine elastische Faszienstruktur dagegen hilft uns, gelassener zu sein, so wie eine innere Gelassenheit unsere Körperspannung senkt.[65–68]

Anders als bei den biomechanischen Einflüssen, die sich immer nur auf die betroffenen Gelenke auswirken, entfalten die indirekten Faktoren, also auch die Psyche, ihre spannungserhöhende Wirkung auf den ganzen Körper. Darum fährt quasi das ganze System hoch, wenn wir einer starken negativen Beeinflussung ausgesetzt sind: Die Gesamtkörperspannung steigt, das Herz erhöht seine Schlagzahl, die Gefäße werden enger, sodass der Blutdruck steigt – das System macht sich bereit für Kampf oder Flucht. Können Sie nachvollziehen, was für eine Chance das für uns beinhaltet? Stellen Sie sich vor, Sie machen unsere Übungen und Ihre Gelenkkugeln und die der Wirbelsäule sinken nach unten – weg von der Schmerzgrenze. Dann genießen Sie einen doppelten Effekt. Einerseits schafft es keine stressige Situation mehr, Sie in den Schmerz zu treiben, andererseits steigt Ihre innere Gelassenheit. Sie können sich also regelrecht immun machen gegen solche übertriebenen Stressreaktionen. Freuen Sie sich auf den Praxisteil. Wenn Sie möchten, können Sie damit zu einem wesentlich entspannteren Leben finden.

Der Einfluss unseres Umfeldes auf das Schmerzgeschehen

Achten Sie darauf, wie Sie sich an den Orten fühlen, an denen Sie sich aufhalten.

Ebenso wie die Psyche hat das Umfeld, in dem wir uns aufhalten, eine Auswirkung auf die Muskelspannung. Auch hier steigt diese Spannung, wenn unsere Umgebung einen irgendwie gearteten belastenden Einfluss hat. Die Quellen der Beeinflussung sind äußerst vielfältig: schädliche Substanzen in Ihrer Kleidung, in Ihren Möbeln und Teppichböden, in den Kosmetika, in der Inneneinrichtung Ihres Autos, in der Büroluft usw. Aber natürlich müssen wir auch pragmatisch bleiben. Wir können unser Leben nicht völlig auf den Kopf stellen und uns total verrückt machen, weil überall etwas Schädliches lauern könnte. Wichtig ist es, ein Bewusstsein dafür zu entwickeln. Ein entspannter und aufmerksamer Beobachter zu sein. Im Hinterkopf zu behalten, dass Sie bestimmte Plätze oder bestimmte Räume besser meiden, wenn Sie merken, dass Sie sich dort unwohl fühlen. Es gibt meist genug Alternativen. Natürlich sollten Sie an den Orten, an denen Sie sich oft aufhalten, besonders aufmerksam sein. Das sind Ihr Haus, Ihre Wohnung, Ihr Arbeitsplatz und insbesondere Ihr Schlafplatz.

Auch das Wetter wirkt über das Umfeld

Damit Sie die Vielfalt dieser Einflüsse noch besser einschätzen können, geben wir Ihnen noch einige Beispiele. Tante Emma kann Wetterwechsel immer zuverlässig voraussagen, da sie jedes Mal Knieschmerzen hat, wenn das Wetter sich ändert. Sind solche Wetterwechsel wirklich Ursache ihrer Knieschmerzen? Natürlich nicht. Sie ist aber wetterfühlig. Ihr Körper reagiert auf atmosphärische Änderungen, indem sich ihre Muskelspannungen minimal verändern. Und da die Gelenkkugel ihres Knies nahe der Schmerzgrenze ist, löst der Wetterwechsel bei Tante Emma Knieschmerz aus. Das Gleiche kennen wir von Migräne oder Kopfschmerzen bei Föhn in den Alpen und mit Rückenschmerzen, wenn es Herbst wird und die kältere Jahreszeit beginnt. Deswegen überwintern ältere Menschen gerne auf Mallorca oder ziehen gleich dorthin, wenn sie die Möglichkeit haben. Sie denken, Mallorca mache schmerzfrei. Das stimmt natürlich nicht, denn es sind die höheren Temperaturen und das Urlaubsgefühl, die die Muskelspannung senken. Das wiederum lässt die Gelenkkugel in unserem Schmerzsee nach unten sinken, und die Schmerzen werden weniger oder verschwinden ganz.

Ihr Schlafplatz – der wichtigste Platz Ihrer Regeneration

Bei einem Ort sollten Sie besonders aufmerksam, fast schon penibel genau sein: bei Ihrem Schlafplatz. Denn dort verbringen Sie nicht nur etwa ein Drittel Ihres ganzen Lebens, hier regeneriert sich auch Ihr Körper. Glauben Sie nicht, er sei untätig, während Sie sich im Traumland befinden. Nachts fängt seine Arbeit erst richtig an. Da wird repariert, recycelt, produziert, abgeglichen, im Körper umverteilt, regeneriert – konzentriertes Arbeiten. Deswegen geht der Körper nachts in seiner Aufmerksamkeit nach innen. Die Wahrnehmung für Einflüsse von außen sinkt auf etwa 10 Prozent.

Der Schlafplatz ist überaus wichtig, weil Ihr Körper sich während des Schlafes maximal regenerieren möchte.

Aus diesem Grund sollte Ihr Schlafplatz der sicherste, gemütlichste, ungestörteste Platz in Ihrer Wohnung oder in Ihrem Haus sein. Wir halten es für einen schweren Fehler, sich über die Einrichtung des Schlafzimmers keine größeren Gedanken zu machen, nach dem Motto: Da schlafe ich ja sowieso und bekomme nichts mit.

Von schlimmen Wohngiften einmal abgesehen, ist unserer Überzeugung nach der gefährlichste Einfluss im Schlafzimmer der heutzutage ausufernde vielfältige Elektrosmog. Sind Sie solchen Feldern und Strahlungen ausgesetzt, gerät Ihr Körper in Aufruhr, ist gestresst und abgelenkt von all seinen Tätigkeiten, die er eigentlich zu erledigen hätte, damit Sie am Morgen wieder in bestmöglichem Zustand voller Energie weitermachen können. Als Folge wachen Sie gerädert und unausgeschlafen auf, sind schlapp, haben keine Energie. Und das Wichtigste für unser Thema hier: Die Muskelspannung steigt, und Sie treiben Ihre Gelenkkugeln Richtung Schmerzgrenze oder darüber.[69, 70]

Bei elektrisch höhenverstellbaren Behandlungsliegen haben wir gemessen, wie hoch die in den Körper der Patienten hinein induzierte elektrische Spannung ist: Dabei haben wir Spannungen von 20.000 Millivolt gemessen, da brennt eine Birne. Unser Körper hingegen funktioniert am besten in Bereichen von bis zu knapp unter 100 Millivolt, wo auch die gesunde Zellwandspannung anzusiedeln ist. Überlegen Sie mal: 20.000 statt etwa 100! Da wird uns schon mit dem gesunden

Menschenverstand klar, dass das eine Gefahr sein könnte. Der Rückenschmerzpatient, der auf dieser Bank behandelt wird und dessen Gelenkkugeln dicht an der Schmerzgrenze sind, muss doch eher Schmerzen bekommen, statt dass es ihm besser geht. Dabei ist die Lösung so einfach: Das Metall der Liege erden, und schon ist dieser Spuk beseitigt. Sie merken, Wissen ist Macht. Und wir wollen Sie so mächtig machen wie möglich.

Im heimischen Schlafzimmer ist es wichtig, auf elektrische Geräte zu achten. Der elektrische Radiowecker oder die Nachttischlampe mit zweiadrigem Kabel – zu erkennen am flachen Stecker – sind typische Gefährder Ihrer erholsamen Nachtruhe. Wenn Ihr Körper eine ganze Nacht lang diesen Belastungen ausgesetzt ist, muss ihn das überfordern.

Elektrosmog am Schlafplatz

Vor vielen Jahren hatten wir einen Patienten mit Rückenschmerzen – einen Fall, der uns wachgerüttelt hat, obwohl wir schon viel über dieses Thema wussten. Die Rückenschmerzen hatten wir bei diesem Patienten gut im Griff. Jedes Mal, wenn er behandelt wurde, war er auf null, er war schmerzfrei. Aber jeden Morgen, wenn er aufwachte, waren die Schmerzen wieder voll da. Zunächst dachten wir, es braucht halt einige Zeit, bis die Faszien so weit umstrukturiert sind, dass sie gerade am Morgen, wenn alles im Körper noch ein bisschen steif ist, flexibler geworden sind. Doch es vergingen zwei Wochen, drei Wochen, und es war immer wieder dasselbe: Wenn wir ihn behandelten, war er vollkommen schmerzfrei, am nächsten Morgen waren die Schmerzen wieder da. Wir rieten ihm, tierische Eiweiße zu reduzieren, damit sich nachts weniger Brücken aus dem Überangebot an tierischem Eiweiß in den Muskeln bilden können. Das brachte eine Verbesserung, löste aber nicht das Problem.
Da kam uns der Zufall zu Hilfe. Der Patient verreiste und schlief einige Tage woanders – plötzlich war alles in Ord-

nung, die Schmerzen kehrten nicht zurück. Jetzt wussten wir, dass wir nach Störungen am Schlafplatz suchen mussten. Es stellte sich heraus, dass in der Wohnung unter ihm an der Decke ein Niedervolt-Beleuchtungssystem – das sind die mit den Seilen – installiert war. Da diese Lampen mit 12 Volt arbeiten, muss ein Transformator eingebaut werden, der die 220 Volt Eingangsspannung auf 12 Volt reduziert. Und solch ein Transformator war an der Zimmerdecke des Nachbarn unter ihm direkt unter dem Bett unseres Patienten montiert. Diese von Trafos erzeugten Felder durchdringen Betondecken wie Butter, für sie ist Beton quasi nicht vorhanden. Nachdem unser Patient sein Bett umgestellt hatte, war der Spuk vorbei. Seitdem weisen wir in unseren Ausbildungen explizit darauf hin, dass in solchen Fällen unbedingt ein Baubiologe den Schlafplatz untersuchen sollte. Diese Spezialisten haben sehr genaue Messgeräte, mit denen man solche Störfelder exakt orten und dann die Schlafsituation optimieren kann. Sie müssen sich keine Sorgen machen, dass Sie dann mit unlösbaren Situationen konfrontiert sind und vielleicht umziehen müssen. Es gibt heute genügend Möglichkeiten der Abschirmung oder andere Maßnahmen.

Der Einfluss der Ernährung auf das Schmerzgeschehen

Ebenso wie die Psyche und das Umfeld hat auch unsere Ernährung eine Auswirkung auf die Muskelspannung. Nehmen wir etwas zu uns, das unseren Körper bedroht, dann gibt es eine ganze Kaskade an Reaktionen. Die Muskelspannung erhöht sich, der Puls steigt, und die Leukozyten schwärmen aus. Die Leukozyten, die weißen Blutkörperchen, sind die Gesundheitspolizei des Körpers, und es ist ihre Aufgabe, unerwünschte Eindring-

Nehmen wir etwas zu uns, das unseren Körper bedroht, reagiert er mit einer erhöhten Anspannung der Muskeln.

linge abzuwehren. Alle drei Systeme werden aktiv, sobald unser Körper merkt, dass er sich vor einer Bedrohung schützen muss. Nun nähern wir uns einem sensiblen Thema: Welche Ernährung bedroht unseren Körper so, dass er auf Abwehr gehen muss und die Muskelspannung hochfährt? Mit der unangenehmen Folge, dass unsere Rückenschmerzen stärker werden, da die Gelenkkugeln für den Rücken bei den meisten Menschen heute knapp vor der Schmerzgrenze positioniert sind.

Ernährung – für viele ein Reizthema

Ernährung ist für viele Menschen ein Reizthema. Wir ernähren uns meist schon unser ganzes Leben lang auf eine bestimmte Weise und möchten eigentlich nichts daran ändern. Lieb gewonnene Gewohnheiten abzulegen, das ist von Haus aus und vor allem zu Beginn unbequem. Aber warum reagieren Menschen nicht selten richtiggehend aggressiv auf das Thema Ernährung? Und erschrecken vielleicht sogar über ihre eigene Aggressivität, die sie bewusst gar nicht nachvollziehen können? Der Grund ist sehr einfach – und absolut einleuchtend. Die Ernährung eines Menschen ist in der Regel stark an die Mutter gekoppelt. Und nicht nur an die Mutter, sondern an die Mutterliebe und die Erwiderung dieser Liebe. Dies alles sind tiefenpsychologisch sehr stark verankerte Kleinkinderfahrungen. Diese Verknüpfungen sind den meisten Menschen nicht bewusst. Denn sie haben mit intellektuellen Überlegungen des Wachbewusstseins überhaupt nichts zu tun. Da läuft ein Film, von dem die meisten gar nicht wissen, dass es ihn gibt.

Die tief verankerte Beziehung zur Mutter beeinflusst unsere Entscheidungsfreiheit beim Thema Ernährung.

Nun kommt jemand mit mehr oder weniger Wissen über gesunde Ernährung und erzählt uns, dass es viel besser ist, dies und jenes zu essen, anstelle von dem, was wir doch so gerne essen, was uns schmeckt und glücklich macht. Interessanterweise ist es dem Unterbewussten völlig egal, wer da die Mutterliebe in Frage stellt. Es fühlt sich angegriffen und bringt das Wachbewusstsein dazu, zu rebellieren. Ob hinter der Ernährungsempfehlung eine kompetente Ernährungsmedizinerin steckt oder ein Freund, der von etwas begeistert ist, ist relativ egal. *Was wollen die denn vor mir?*, ist der vorherrschende Gedanke. Und so äußert sich das Wachbewusstsein entsprechend empört.

Diese Empörung bestimmt die Reaktionen. Das, was meine Mutter mir mit ihrer ganzen Liebe gegeben hat, das was von klein auf fest verknüpft ist mit der Liebe, die mir entgegengebracht wurde, das soll ich aufgeben? Oder: Ich soll mich von der Liebe meiner Mutter zu mir abkoppeln? Ich soll mich von meiner Mutter abkoppeln? Das Wachbewusstsein »weiß« nichts von diesen ganzen Nöten, es spürt nur, dass irgendeine Instanz tief drinnen etwas niemals zulassen will, und wehrt sich entsprechend aggressiv.

Wenn Sie die tiefenpsychologischen Zusammenhänge kennen, können Sie diese emotionalen Zustände relativieren und entspannter mit dem Thema umgehen. Aber können Sie nachvollziehen, was da abläuft? Schon allein ein Gespräch über das Thema gesündere Ernährung löst bei vielen Menschen eine körperliche und psychische Anspannung aus – weil die Spannung steigt.

Gott sei Dank kennt unser Körper die Wahrheit

Doch unser Körper ist unbestechlich, er kennt die Wahrheit. Was meinen wir damit? Die dreifache Reaktion, die wir weiter vorne beschrieben haben, können wir dazu nutzen, zu erfahren, was uns guttut und was nicht. Die Leukozyten zu zählen und die Muskelspannung zu messen eignen sich dazu weniger. Aber den Puls können wir messen. Ideal sind Fitnessuhren mit optischer Messung, mit denen wir ganz einfach den sogenannten Pulstest nach Coca durchführen können. Dieser Arzt, der in den USA lebte, brachte schon 1958 ein Buch heraus, in dem er beschreibt, wie man mittels Pulsmessung seine Ernährung optimieren kann. Und das ist eine wunderbare Möglichkeit, individuell für sich herauszufinden, welche Ernährung der eigene Körper mag oder welche er ablehnt. Wer ein bisschen Zeit investiert, macht sich damit unabhängig von den Meinungen der Freunde, Ernährungsberater und auch Ernährungsmediziner, die ja leider so viele verschiedene Meinungen vertreten, wie es Ernährungsarten gibt.

Fitnessuhren mit optischer Messung sind ideal, um den Pulstest nach Coca durchzuführen.

Der Schmerzsee – ein vollständiger Überblick über die Schmerzzustände

Lassen Sie uns die Einflussgrößen noch einmal zusammenfassen. Die Höhe der jeweiligen Gelenkkugel im Schmerzsee ist sozusagen die antrainierte Haupteinstellung des Gelenkes. Sie ergibt sich daraus, wie wir unsere Gelenkwinkel nutzen. Die Spannung der Muskeln und Faszien ist der größte Hebel, der die Kugeln ansteigen lässt. Die drei eben besprochenen indirekten Einflüsse Psyche, Umfeld und Ernährung sind Nebeneinflüsse. Sie können sich im ungünstigen Fall zwar deutlich schmerzverstärkend zusammenaddieren, das ist aber eher die Ausnahme. Auch dann ist der Einfluss der Muskeln und Faszien immer noch der massivste. Es kommt nur sehr selten vor, dass die drei Nebeneinflüsse so konzentriert zusammenwirken oder dass sogar nur zwei oder im Extremfall einer allein eine so starke Wirkung entfaltet, dass der Trainingszustand der Muskeln und Faszien nur eine untergeordnete Rolle spielt. Dann werden sozusagen die Rollen getauscht, und die Muskeln und Faszien werden zu den Nebenfaktoren.

Fragen Sie Ihren Körper, was ihm (nicht) guttut – der Pulstest nach Coca

Dr. Arthur F. Coca fand heraus, dass der Puls ansteigt, wenn wir mit Nahrungsmitteln in Kontakt kommen, die der Gesundheit schaden, auf die wir also allergisch reagieren.[71] Bitte verwechseln Sie das nicht mit allergischen Reaktionen wie Erstickungsanfällen, aufschwellenden Mundschleimhäuten und anderen extremen Reaktionen. Es geht um unterschwellige Reaktionen, die über einen längeren Zeitraum ernsthafte und sogar bedrohliche Krankheiten verursachen können. Dr. Coca – zu seiner Zeit ein sehr bekannter Immunologe – hatte die Erfahrung gemacht, dass Patienten gesund wurden, wenn sie bestimmte allergieauslösende Lebensmittel aus ihrem Speiseplan strichen. Und zwar Patienten, die mit herkömmlichen Mitteln nicht therapierbar waren. Um die allergieauslösenden Lebensmittel zu identifizieren, entwickelte Dr. Coca den Pulstest. Diese Methode ist für uns besonders spannend, weil sie unsere Erfahrung bestätigt, dass Menschen weniger Schmerzen haben, wenn sie bestimmte Lebensmittel vermeiden. Eben weil sonst der Puls ansteigt und mit ihm die muskuläre Spannung. Der Pulstest nach Coca ist heutzutage deutlich einfacher umzusetzen als vor 35 Jahren, als man noch den Sekundenzeiger der Uhr verfolgen musste. Heute verwenden wir Fitnessuhren, die den Puls permanent optisch messen.

Zunächst müssen Sie sich einen Überblick über das Verhalten Ihres Herzens im Allgemeinen verschaffen, unabhängig von Ihrem Essverhalten. Dazu messen Sie Ihren Puls morgens im Bett kurz nach dem Aufwachen, noch bevor die ersten stressigen Gedanken aufkommen. Nehmen Sie sich eine oder zwei Wochen Zeit, notieren Sie sich die Ergebnisse.

Dann achten Sie mehr und mehr darauf, wie Ihr Puls nach dem Essen reagiert. Essen Sie zunächst so, wie Sie es gewohnt sind. Schon jetzt werden Sie feststellen, dass Ihr Körper auf die verschiedenen Nahrungsmittel anders reagiert, aber auch auf unterschiedliche Zusammensetzungen derselben Lebensmittel.

Nun können Sie langsam beginnen, Nahrungsmittel zu testen, die Ihnen als gesund empfohlen werden. Messen Sie zu jeder vollen Stunde und testen Sie ein anderes Lebensmittel dann eine halbe Stunde später. Auf diese Weise bekommen Sie einen immer besseren Überblick darüber, wie Ihr Körper auf die verschiedenen Lebensmittel reagiert, und niemand kann Ihnen noch irgendetwas erzählen. Sie wählen mit der ganzen Sicherheit Ihres Körpers die individuell für Sie und Ihren Geschmack passenden Lebensmittel aus und können sicher sein, dass Sie sich auf die beste Art und Weise ernähren.

Die Ernährung – der besondere Einfluss der indirekten Faktoren

Die Ernährung spielt unter den indirekten Faktoren eine besonders große Rolle bei der Entstehung von Schmerzen und Krankheiten.

Die Ernährung spielt eine ganz besondere Rolle bei der Entstehung von Schmerzen, gleichzeitig ist sie so wichtig für die Entstehung von Krankheiten, dass wir diesem Thema im Praxisteil ein Extra-Kapitel widmen. Oben haben wir beschrieben, wie Sie sich beim Thema Ernährung mit dem Pulstest unabhängig von den Meinungen anderer machen können. Mit ihm können Sie immer wieder testen, ob etwas von Ihrem Körper akzeptiert oder eher abgelehnt wird. Es gibt aber mittlerweile so viele Bestätigungen von wissenschaftlicher Seite, dass wir Ihnen unbedingt ein paar Anregungen geben möchten, in welche Richtung eine Ernährung gehen sollte, die möglichst nicht schmerzverstärkend wirkt oder besser noch die Schmerzen mindern hilft. Wir wissen, dass Studien sehr kritisch hinterfragt werden sollten. Es gibt aber verschiedene Forschungen, die sich mit dem decken, was Petra seit über 30 Jahren als Ernährungs- und Orthomolekularmedizinerin an Erfahrungen mit Patienten sammelt. Das ist quasi eine doppelte Versicherung, dass es sich für Sie lohnt, sich diese Informationen anzuschauen. Sie können ja jederzeit Ihren Körper über den Pulstest seinen Kommentar dazu geben lassen.

✳ ✳ ✳

Resümee

Mit den drei indirekten Einflüssen ist unser Schmerzerklärungsmodell vollständig. Nun bezieht es alle Einflüsse mit ein, die bei der Entstehung von Schmerzen eine Rolle spielen. Wir finden es faszinierend, wie sich aus einem Gewirr von Möglichkeiten mehr und mehr herauskristallisiert, dass es letztlich nur um einen Einfluss geht – die überhöhten Spannungszustände im Körper. Vor allem für Ärzte und Therapeuten, die schmerztherapeutisch behandeln, kann dadurch eine neue Art im Umgang mit Schmerzpatienten entstehen.

Wie heißt es doch so schön: Die einfachen Dinge sind die wahren. Viel Spaß nun beim Eintauchen in die Welt der gesunden

Ernährung. Und bitte nicht vergessen, was sich da in der Tiefe Ihrer Psyche abspielt.

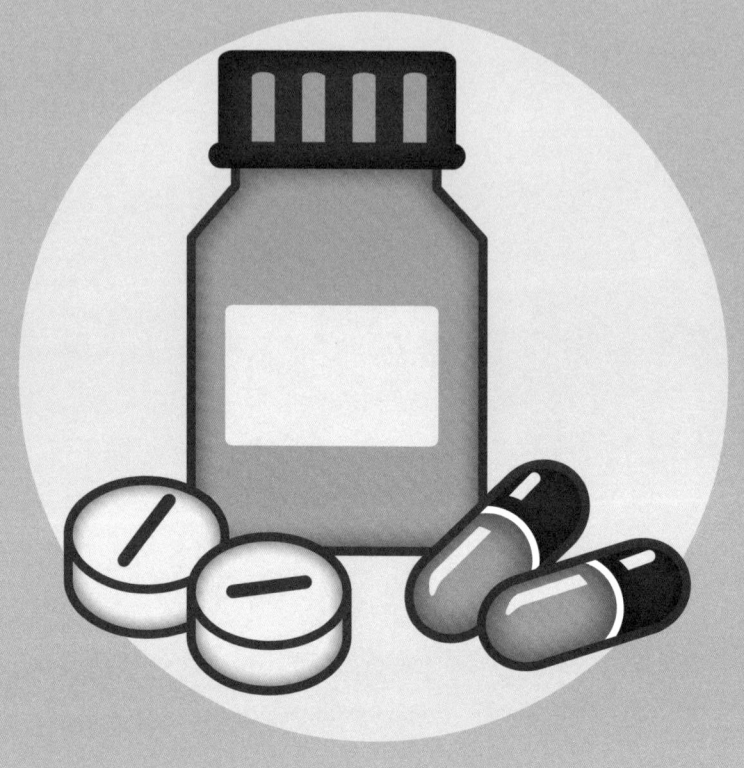

Kapitel 5

Die Kehrseite der herkömmlichen Rückenschmerz- therapien

Wichtige Fragen – Was bringen Schmerz-mittel, Physiotherapie, Chiropraktik und Co. für die schnelle und dauerhafte Beseitigung von Rückenschmerzen?

In früheren Kapiteln haben wir Ihnen unser Modell zur Entstehung der Rückenschmerzen vorgestellt. Nun möchten wir aus dieser – unserer – Sicht und Erfahrung die herkömmlichen Rückenschmerz-therapien betrachten. Aber lassen Sie uns zuvor konstatieren: Die herkömmliche Medizin und die bisherigen therapeutischen Vorge-hensweisen haben das Problem der Rückenschmerzen ganz offen-sichtlich nicht im Griff. Sonst wäre es ja keine Volkskrankheit oder sogar Epidemie. Nun gibt es zwei Möglichkeiten. Die erste: Diese Epidemie ist nicht in den Griff zu bekommen, wir müssen also da-mit leben. Die zweite: Wir haben sie bisher nicht in den Griff bekom-men, weil nicht genügend geeignete Vorgehensweisen angewandt wurden. Wir sind uns sicher, dass die zweite Möglichkeit zutrifft, und werden Ihnen im Folgenden erläutern, warum.

Sind Schmerzmittel aller Art eine Lösung?

Beginnen wir mit den Schmerzmitteln, die meist schnell zur Hand sind, wenn etwas wehtut. Um das Problem zu illustrieren, bedienen wir uns eines beliebten Beispiels: Sie fahren mit Ih-rem tollen neuen Auto auf der Autobahn. Plötzlich geht aus hei-terem Himmel die Ölkontrollleuchte an. Kleben Sie ein Pflaster drüber, damit Sie das nervige rote Leuchten nicht mehr sehen, und fahren weiter? Natürlich machen Sie das nicht, wenn Ihnen Ihr Auto etwas bedeutet.

Natürlich kann man Schmerzmittel mal nehmen, um sich über das Wochenende zu retten oder eine Tagung zu überstehen. Sie sind sehr hilfreich, um einen überschaubaren Zeitraum zu überbrücken, in dem man keine besseren Möglichkeiten hat. Natürlich wäre es besser, gar keine Schmerzmittel zu nehmen. Aber den lange herbeigesehnten Urlaub abzubrechen, um sich ordentlich behandeln zu lassen? Da ist für viele in Ordnung, halt mal etwas zu nehmen. Aber darum geht es hier auch nicht. Es geht darum, dass der Zeitraum, in dem die herkömmliche Medizin und Therapien keine wirksamen, körperfreundlichen, nebenwirkungsfreien Möglichkeiten bieten, Monate, Jahre, Jahrzehnte oder sogar das ganze Leben betragen kann. Einfach weil es an Lösungen fehlt, die das Problem schnell, zuverlässig und nachhaltig beenden.

Unser Tipp: Schmerzmittel – möglichst harmlose – nur zur Überbrückung nutzen, nicht zur Dauerbehandlung.

Dabei spielt es keine Rolle, um welche Art von Schmerzmitteln es sich handelt, ob sie oral eingenommen, gespritzt oder über eingebaute Schmerzpumpen in den Körper abgegeben werden. Schmerzmittel beenden das Problem einfach nicht, und sie belasten bis vergiften den Körper, machen krank und abhängig, je nachdem, worum es sich handelt. Und da sie das Problem nicht lösen, müssen sie langfristig genommen werden, meistens in immer höherer Dosierung.

Kurzfristig können Sie solche Mittel ruhig mal nehmen, aber nur zur Überbrückung und immer möglichst harmlose, aber bitte nie dauerhaft. Was löst das Problem der Schmerzen langfristig? Einzig und allein die Normalisierung der überhöhten Spannungen der Muskeln und Faszienanteile. Das nennen wir bei Liebscher & Bracht echte Heilung von Schmerzen.

Was passiert bei dauerhafter Schmerzmitteleinnahme?

Wenn Sie dauerhaft Schmerzmittel einnehmen, passiert abgesehen von den ganzen Nebenwirkungen etwas, das den meisten Menschen nicht bewusst ist. Nach dem, was Sie bisher gelesen haben, werden Sie es allerdings schon wissen oder zumindest ahnen. Wir hatten herausgearbeitet, dass der Schmerz so gut wie immer ein Alarmschmerz ist – wir rechnen hier auch den

Metastudie beweist: Schmerzmittel wirken meist nicht

In einer Metastudie werden viele vorhandene Studien ausgewertet, um deren Aussagen zu überprüfen. Sie ist sozusagen die Königin der Studien. Und bei so einer Studie kam heraus, dass die meisten Schmerzmittel kaum eine bessere Wirkung haben als Placebos.[72] Das müssen wir uns einmal auf der Zunge zergehen lassen. All diese Mittel, die zu Millionen verkauft werden, viele können ohne Rezept in der Apotheke erworben werden, diese Mittel haben keine oder nur eine geringe Wirkung? Ja, das ist Fakt. Aber warum werden sie dann so oft verkauft? Offenbar sind die Menschen doch der Meinung, dass sie helfen. Wenn viele Schmerzmittel wirklich keine oder nur eine geringe Wirkung haben, dann gibt es dafür nur eine Erklärung: Die Betroffenen glauben an die Wirkung, was eine entspannende Wirkung hat und die Gelenkkugeln im Schmerzsee etwas absinken lässt, die Schmerzen werden geringer oder verschwinden ganz. Das hält so lange, wie es auf der Packung steht. Nach der versprochenen Wirkungszeit rechnen die Betroffenen damit, dass die Schmerzen wieder beginnen, diese Erwartungshaltung erhöht die Spannung, die Kugeln steigen wieder ein Stück höher, der Schmerz fängt wieder an. Bis zur nächsten Dosis.

Unser Tipp: Probieren Sie immer unsere Übungen, bevor Sie zu Arzneimitteln greifen.

Überlastungsschmerz dazu –, der verhindern möchte, dass im Körper eine Schädigung passiert. Wenn wir es nun schaffen, diesen Schmerz mit dem eingenommenen Mittel zu dämpfen, erträglich zu machen, vielleicht ganz unfühlbar zu machen, was passiert dann? Ja natürlich: Das, wovor er warnt, tritt ein. Indem wir die Warnung des Körpers unhörbar beziehungsweise unfühlbar machen, sorgen wir dafür, dass die Bandscheiben überfordert werden, der Gleitwirbel mehr ins Körperinnere gezogen wird, die Wirbelsäule immer schlimmer belastet werden kann. Die Schädigung, vor der uns der Körper warnt, wird wahrscheinlicher, weil die Bewegungen und Positionen, die vorher durch den Alarmschmerz verhindert wurden, ausgeführt werden, obwohl der Körper sie eigentlich untersagt. Solange die zu großen Spannungen – in unserem Schmerzsee repräsentiert durch die zu hoch gestiegenen Gelenkkugeln – nicht auf das physiologische Maß heruntergefahren werden, kann es keine echte Heilung der Rückenschmerzen geben.

Spritzen gegen Schmerzen

Bei sogenannten chronischen Rückenschmerzen werden gerne alle möglichen Arten von Spritzen gegeben. Sie enthalten Mischungen aus Schmerzmitteln, Betäubungsmitteln, Kortison, Relaxanzien und wer weiß was noch alles. Was wir davon halten? Nicht viel, weil sie den Körper wieder durch Nebenwirkungen belasten und das Problem, das uns der Körper durch die Schmerzen mitteilen will, wieder nicht gelöst wird. Es ist einfach keine Option, wenn man den wahren Grund der Rückenschmerzen kennt.

Unser Tipp: Nutzen Sie Spritzen gegen Schmerzen so selten wie möglich. Die Wirkstoffe sollten so harmlos wie möglich sein.

Dieselbe Ausnahme wie bei den Schmerzmitteln bestätigt die Regel: Um eine wichtige Familienfeier zu überstehen – warum nicht? Sie selbst müssen Schaden und Nutzen für sich abwägen. Aber solche Spritzen sprechen doch für sich selbst. Oft haben sie keine Wirkung, dann ist die Sache sowieso erledigt, und Sie brechen die Therapie ab. Bitte lassen Sie sich nicht erzählen, die Wirkung würde nach der zehnten Spritze einsetzen. Bezahlen müssen Sie auch, wenn die Wirkung nie einsetzt.

Oft geht es richtig kunstvoll zu. Die Spritze wird direkt an der Stelle der »Reizung« oder »Entzündung« gesetzt. Bei Rückenschmerzen ist das meistens an der Nervenwurzel, am Facettengelenk oder am Iliosakralgelenk. Diese Stelle wird betäubt oder mit anderen Stoffen beeinflusst. Im Grunde ist es dasselbe wie die Gabe von Schmerzmitteln, man injiziert jedoch den Stoff direkt am Ort des vermeintlichen Geschehens. Bringt das irgendeine Lösung? Nein. Wie bei allen Schmerzmitteln hält es im Gegenteil eher davon ab, eine wirkliche Heilung der entgleisten Situation zu suchen. Das Problem wird immer weiter verschoben und dabei eher schlechter als besser. Sol-

Unser Tipp:
Probieren Sie
immer unse-
re Übungen,
bevor Sie
sich spritzen
lassen.

che Spritzen helfen – wenn es klappt – zwei bis vier Wochen, dann ist es Zeit für die nächste. Sie werden das Problem der Rückenschmerzen nicht lösen, weil die allem zugrunde liegende Ursache, die überhöhten Spannungen der Muskeln und Faszie, nicht behandelt wird.

Was bringen Entzündungshemmer – Antiphlogistika?

Mit entzündungshemmenden Medikamenten können Entzündungen reduziert, ihre Ursachen aber nicht beseitigt werden. Sie heißen Antiphlogistika oder Antiinflammatorika und werden herkömmlich in der Behandlung entzündlicher Erkrankungen eingesetzt. Das bedeutendste entzündungshemmende Hormon ist das Kortisol, das bei allen Formen von Stress – körperlich und psychisch, aber auch bei Hunger – vom Körper selbst ausgeschüttet wird. Es aktiviert abbauende Stoffwechselvorgänge und stellt so dem Körper Energie zur Verfügung. Das oft eingesetzte Kortison dagegen enthält die vielfache Dosis und schafft es dadurch, Entzündungen – also die Reparaturvorgänge – gewaltsam zu beenden. Seine dämpfende Wirkung auf das Immunsystem wird in der herkömmlichen Medizin häufig genutzt, um

Kortison

Kortison wird bei Entzündungen inzwischen geradezu inflationär eingesetzt, doch wir raten dringend davon ab. Kortison hat heftige Nebenwirkungen: Gewichtszunahme, Hautschädigungen, das Immunsystem wird unterdrückt, die Nebennierenrinde wird geschädigt, es kann Diabetes oder Osteoporose entstehen. Darüber hinaus wird die Entzündung am Abheilen gehindert und kehrt natürlich wieder zurück, da die Reparatur ja nie abgeschlossen werden kann. Wenn Sie Kortison nehmen, dürfen Sie es trotzdem nicht einfach abrupt absetzen, sondern es nur unter ärztlicher Kontrolle ausschleichen.

»überschießende Reaktionen« zu unterdrücken und Entzündungen zu hemmen. Da diese Art von Arzneimitteln häufig auch schmerzlindernd wirken, werden sie oft bei Schmerzen eingesetzt.

Und noch einmal: Wollen wir wirklich Entzündungen bekämpfen?

In Kapitel 3 haben wir bereits ausführlich über den Sinn von Entzündungen gesprochen. Sie sind immer Reparaturarbeiten des Körpers, um seine Integrität aufrechtzuerhalten. Das heißt, es fand eine Schädigung der Struktur statt, nun soll der alte Zustand wiederhergestellt werden. Wird bei einer Entzündung nun ein entzündungshemmendes Arzneimittel wie beispielsweise Kortison verabreicht, wird der Körper sozusagen therapeutisch unter Stress gesetzt. Daraufhin gerät er in den Kampf-oder-Flucht-Modus, denn jetzt geht es ums Überleben. Er stellt sämtliche Reparaturaktivitäten ein, um mit der Bedrohung umgehen zu können. Gleichzeitig wird ihm mehr Energie zur Verfügung gestellt. Wir können nur mutmaßen, was dabei auf längere Sicht passiert, aber das ist an der Liste der extremen Nebenwirkungen eigentlich gut nachzuvollziehen.

Unser Tipp: Entzündungshemmer, insbesondere Kortison, sollten Sie möglichst vermeiden.

Was aber für jeden gesunden Menschenverstand klar ist: Es ist besser, die Entzündung dadurch zu beenden, dass man dem Körper die Möglichkeit gibt, seine Reparaturarbeiten zum Abschluss zu bringen. Also das zu tun, was genetisch vorgesehen ist.

Sind muskelentspannende Medikamente – Relaxanzien – eine Lösung?

Viele Ärzte sind der Ansicht, Muskelrelaxanzien würden bei Rückenschmerzen, aber auch anderen Schmerzzuständen, viel zu selten verordnet. Offenbar liegt für sie der Zusammenhang zwischen Schmerzen und den Verspannungen auf der Hand. Doch es scheint so, als ob der Zusammenhang eher umgekehrt gesehen wird, dass also die Verspannungen durch die Schmerzen ausgelöst werden und nicht umgekehrt. Wir haben leicht reden, denn uns ist vollkommen klar, dass die Schmerzen durch die zu hohen Spannungen ausgelöst werden. Wir wissen ja, dass diese Schmerzen Alarmschmerzen sind, und wie wir sie auf völlig natürliche Weise beenden, »heilen« können.

Unser Tipp: Relaxanzien sollten Sie möglichst vermeiden.

Aber von den Ärzten werden leider Muskelrelaxanzien verschrieben, statt den Patienten spannungsmindernde Dehnungsübungen zu zeigen. Muskelrelaxanzien tragen ein hohes Suchtpotential in sich und können auch organische Schäden, zum Beispiel an der Leber, verursachen. Weitere Nebenwirkungen sind Überempfindlichkeitsreaktionen, Benommenheit, Blutdruckabfall, Kopfschmerzen, Schwindelgefühl, Übelkeit, Durchfall sowie Oberbauchschmerzen.

Die Dosis und der Einnahmezeitraum machen das Gift

Natürlich spricht nichts dagegen, vernünftig mit der Situation umzugehen. Wenn Sie wissen, dass solche Mittel eine schmerzstillende Wirkung haben, und Sie für einen begrenzten Zeitraum keine Möglichkeit haben, sich anders – nämlich ursächlich – zu helfen oder helfen zu lassen, können Sie auch Muskelrelaxanzien einnehmen. Bei einer kurzen Einnahme haben sie keine dauerhaften Schäden oder andere schwere Nachteile zur Folge. Aber bitte machen Sie sich klar, dass solche Mittel das Problem, nämlich die Ursache der Schmerzen oder Verspannungen, niemals lösen, sondern immer nur nach hinten verschieben.

Was bringt Krafttraining im Rahmen der Physiotherapie bei Rückenschmerzen?

Es gibt verschiedene Ansätze, um Schmerzen zu lindern. Gelenke werden mobilisiert, stabilisiert, Muskeln gekräftigt oder massiert. Unsere Einschätzung dazu geben wir im Folgenden ab. Die Zusammenhänge zwischen Schmerzen und Kräftigung werden so gründlich missverstanden, dass es uns wichtig ist, sie Ihnen so ausführlich zu erklären, dass Sie sicher in Ihrer Einschätzung werden, was Ihnen und Ihrem Körper guttut oder nicht. Vorab können wir aber schon mal sagen: Alles, was mit herkömmlicher Kräftigung zusammenhängt, ist schon im Grundsatz oft nicht geeignet, das Problem der Rückenschmerzen zu lösen. Denn diese Verfahren wirken sich spannungserhöhend aus. Da zu große Spannungen aber nach unserem Modell die Ursache der Rückenschmerzen sind, ist die Kräftigung der Muskeln genau das Gegenteil von dem, was der Körper häufig nötig hat.

Schwierige Bedingungen für Physiotherapeuten

Das größte Problem der normalen Physiotherapie ist, dass bei Kassenleistung die Behandlungszeiten viel zu kurz sind, sodass zu wenig Zeit zur Verfügung steht, die Patienten gut betreuen zu können. Das hängt mit den Zwängen der Krankenkassen und den Erstattungssätzen zusammen. Was sollen Physiotherapeuten mit ihren Patienten in zwanzig Minuten machen, wenn schon bis zu zehn Minuten für Begrüßung und Umziehen verloren gehen? Hinzu kommt ein Problem, über das sich Physiotherapeuten in unseren Ausbildungen immer wieder beklagen. Die Patienten werden ihnen von den behandelnden Ärzten zugewiesen, die bestimmte Behandlungstechniken beauftragen. Diese Techniken werden von den Physiotherapeuten aufgrund ihrer Erfahrung häufig als nicht optimal eingeschätzt. Nun müssen sie einerseits den Auftrag des Arztes erfüllen, andererseits möchten sie den Patienten helfen. Diesen Widerspruch können sie nicht auflösen, was natürlich die Arbeitsfreude beeinträchtigt.

Darüber sind – je nach der Art der absolvierten Weiterbildungen – die Behandlungsergebnisse oft unbefriedigend, die Erfolgserlebnisse zu selten. Kombiniert mit deutlicher Unterbezahlung führt dies dazu, dass viele Physiotherapeuten ihren Beruf aufgeben, weil es ihnen einfach keinen Spaß mehr macht, unter diesen Bedingungen zu arbeiten. Es kommen aber auch viele Physiotherapeuten in unsere Ausbildung und erfahren, dass sich mit unserer Therapie viel angenehmer und befriedigender arbeiten lässt.

Physiotherapeuten können oft nicht so arbeiten, wie sie möchten. Daran muss sich etwas ändern.

Die Ausbildung zum Physiotherapeuten muss dringend neu überdacht werden

Leider wird von der Medizin die wertvolle manuelle Tätigkeit der Physiotherapeuten völlig unterschätzt. Und die Ausbildung, wie sie momentan noch praktiziert wird, ist nicht gut konzipiert. Sie dauert drei Jahre, doch hinterher dürfen die Physiotherapeuten lediglich Mobilisationen, Kräftigung, Übungen fürs Gleichgewicht und Massagetechniken anwenden. Die neu ausgebildeten Physiotherapeuten müssen anschließend noch teure Zusatzausbildungen absolvieren, um bestimmte Kassenleistungen anbieten zu dürfen wie Manuelle Therapie, Lymphdrainage oder Gerätetraining. Die Ausbildung ist nicht mehr tragbar, es muss ein Studium der Physiotherapie geben, in das alle Inhalte eingebaut sind. Die Behandlung muss ohne Zuweisung möglich sein.

Die Ausbildung der Physiotherapeuten muss an die Herausforderungen angepasst werden.

Die Zusatzausbildungen geben den Physiotherapeuten zwar viele gute Werkzeuge an die Hand, doch was die Behandlung von Schmerzzuständen angeht, sind sie wenig hilfreich. Ob Manuelle Therapie, Lymphdrainage, Krankengymnastik an Geräten, die sogenannte medizinische Trainingstherapie oder Triggerpunkt-Massage, es fehlt die systematische Vorgehensweise in der Schmerztherapie. In den letzten Jahren konzentriert sich die Weiterbildung immer mehr auf die Osteopathie. Diese Ausbildung dauert bis zu fünf Jahre, ist sehr teuer (Ausbildungs-, Reise-, Unterbringungs- und Verpflegungskosten) und es wird sehr viel Quantität an Wissen vermittelt, allerdings bietet sie ebenfalls kaum wirksame Vorgehensweisen gegen Schmerzen.

Warum funktioniert Physiotherapie häufig nicht?

Viele Physiotherapeuten kommen mit einer ganz bestimmten Frage in unsere Ausbildung. Die gleiche Frage stellen uns Rückenschmerzpatienten oder eben auch Patienten mit anderen Schmerzzuständen, die monate- oder sogar jahrelang mehr oder weniger regelmäßig und häufig physiotherapeutische Behandlungen hatten und deren Schmerzen sich vielleicht leicht verbessert haben, aber nicht verschwunden sind. Sie fragen uns, wie es sein kann, dass sie über so lange Zeiträume ohne spürbaren Erfolg massiert, mobilisiert, passiv gedehnt und gekräftigt wurden – und dann nach nur einer Behandlung bei uns die Schmerzen massiv reduziert werden.

Unsere Antwort ist sehr einfach: Physiotherapeuten lernen, dass sie ihre Patienten nicht zu hart anfassen dürfen und eher vorsichtig vorgehen müssen. Unserer Meinung nach übervorsichtig. Dadurch bleiben die im Körper ausgelösten Effekte unterhalb der Wirkungsschwelle. Auch dadurch können die eingesetzten Techniken häufig nicht geordnet eingesetzt werden, um eine Wirkung zu entfalten. Es gibt keine systematisierten Vorgehensweisen zur Schmerztherapie oder entsprechend zugeordnete Dehnungsübungen. Und wenn gedehnt wird, dann viel zu zurückhaltend und zu kurze Zeit. Dies alles erklären wir Ihnen ausführlich in Kapitel 7.

Unser Tipp: Wenn es Ihnen nach den ersten physiotherapeutischen Behandlungen nicht deutlich besser geht, probieren Sie andere Therapiearten.

Massage, Manuelle Therapie, Triggerpunkt-Massage, Faszientherapie

Es gibt viele Vorgehensweisen im Umfeld der Manualtherapien, doch zumindest was die Wirkprinzipien angeht, sind sie alle ziemlich ähnlich. Die Idee ist, dass man die Struktur des Körpers durch manuelle Beeinflussungen verändern möchte. Diese Idee beurteilen wir als nicht haltbar. Und zwar aus einem ganz einfachen Grund: Der Körper baut sich in jeder Sekunde des Lebens so um, wie es den Belastungsreizen seines 24-Stunden-Bewegungsprofils entspricht. Dies haben wir in Kapitel 4 ausführlich besprochen. Das heißt, der Zustand der Muskeln, der Faszien, letztlich allen Gewebes ist ein Ergebnis unserer Bewegungen und unserer Ernährung. Massieren wir, kneten und streichen wir Gewebe, dann wird das sicherlich eine zeitweilige Wirkung haben. Beispielsweise haben regenerationsfördernde und detonisierende Sportmassagen sehr gute Effekte. Aber da es sich um Eingriffe von außen handelt, lässt die Wirkung natürlich wieder nach.

Wir müssen uns von dem Gedanken lösen, dass wir als Ärzte oder Therapeuten den Körper des Patienten dauerhaft verändern, ja heilen könnten. Das ist aufgrund der biologischen Ge-

Nur dauer-
haft ver-
änderte
Bewegung
und Ernäh-
rung formen
den Körper
dauerhaft
um.

setze nicht möglich. Nur die Bewegung und die Ernährung formen den Körper dauerhaft um. Wir können also nur Hilfe zur Selbsthilfe für die eigene Heilung durch den »inneren Arzt« geben, durch die genetisch angelegten Selbstheilungsmechanismen.

Vorgehensweisen, die mit ihrer Wirkung unterhalb einer bestimmten Schwelle bleiben, erfordern Dauerbesuche beim Therapeuten, über Monate und Jahre. Das kostet viel Geld und viel Zeit. Und das Resultat? Unzählige Rückenschmerzenpatienten und Ärzte, die keine Physiotherapie verschreiben dürfen, weil die Budgets überschritten sind.

Osteopathie bei Rückenschmerzen

Das theoretische Modell der Osteopathie gleicht unserer Schmerztherapie in vielen Punkten. Auch die Osteopathie sieht die normale gesunde Bewegung und Beweglichkeit des Körpers und all seiner Bestandteile als Voraussetzung dafür, dass das gesamte Wesen Mensch gut funktioniert. Sie hat wie unsere Therapie das Ziel, die eingeschränkte Beweglichkeit des Körpers und im Körper wiederherzustellen. Osteopathen lernen in ihrer vier- bis fünfjährigen Ausbildung sehr viel über die physiologischen Zusammenhänge im Körper. Ursprünglich ging es vor allem um das Bewegungssystem, später kamen manuelle Beeinflussungen der inneren Organe hinzu ebenso wie craniosakrale Techniken, die innerhalb der Osteopathie allerdings umstritten sind.

Die meisten Osteopathen gehen davon aus, dass Einschränkungen der Funktion der Organe im Körperinneren sich in Form von Schmerzen auswirken, auch an den Gliedmaßen und am Rücken. Daher behandeln sie eher »von innen nach außen«. Das machen wir bei unserer Therapie genau umgekehrt beziehungsweise viel konkreter. Wir behandeln den Schmerz an klar festgelegten Knochenarealen – warum und wie erfahren Sie im Bonusteil des Praxisteils. Wobei wir natürlich wissen, dass die Linderung oder Beseitigung von Schmerzen auch Effekte auf die Organe im Inneren des Körpers hat. Die manuellen Techniken der Osteopathie variieren von handfest über sehr sanft bis hin zu rein energetisch. Die sanfteren Methoden halten wir oft für zu unterschwellig in ihrer Wirkung, um deutliche Verbesserungen – vor allem bei der Schmerztherapie – erreichen zu können.

Grundsätzlich gibt es also große Übereinstimmungen zwischen unseren Vorstellungen von Gesundheit, wie sie zustande kommt und wie man sie bestmöglich erreichen und bewahren kann, und dem ursprünglichen Modell der Osteopathie. Unser Weg mit der Spezialisierung auf Schmerzbeseitigung ist aber systematisiert. Dadurch können wir Schmerzen sehr wirkungsvoll und mit hoher Schnelligkeit beseitigen. Deshalb sehen immer mehr Osteopathen unsere Ausbildung als Erweiterung ihrer Fähigkeiten an.

Was bringt Chiropraktik bei Rückenschmerzen?

Die Anwender der Chiropraktik gehen davon aus, dass Schmerzen und Einschränkungen der normalen Körperfunktionen durch Fehlstellungen von Knochen – vor allem Wirbelkörpern der Wirbelsäule – entstehen. Dabei werden Nerven abgedrückt und Gefäße in ihrer Durchblutung beeinflusst. Das alles schätzen wir ebenso ein. Aber es gibt einen wichtigen Unterschied zwischen unseren Vorstellungen und denen der Chiropraktik. Diese geht davon aus, dass die Einschränkungen durch die Fehlstellung der Knochen behoben werden können, indem man die Knochen durch Kraft und Beeinflussung von außen wieder in ihre Normalstellung bringt. Genauso wie die Manualtherapien davon ausgehen, dass man den Zustand der Muskeln und Faszien durch Eingriffe von außen dauerhaft verändern könne. Das gilt prinzipiell auch für die Vertreter der »sanften« Chiropraktik, bei der mit weniger oder sogar sehr geringen Kräften gearbeitet wird.

Wie bereits mehrmals gesagt, ist es nach unseren Funktionsmodellen nicht sinnvoll, ja vielleicht sogar schädlich, die Körperstruktur, also Wirbelkörper oder andere Knochen, von außen zu beeinflussen. Warum? Die Knochen sind genau da positioniert, wo sie durch die umliegenden Muskeln, Faszien und Bänder hingezogen werden. Diese Positionierung resul-

Auch die Chiropraktik setzt auf Beeinflussung des Körpers von außen, was aus unserer Sicht nur vorübergehend funktionieren kann.

163

tiert also aus den Kräften und Zugspannungen, die wir durch unsere Lebensweise täglich »trainieren«. Sorgt dieses Training für Fehlstellungen oder schädliches Bewegungsverhalten der Gelenkteile – in der Wirbelsäule der Wirbelkörper –, dann muss unser tägliches Training dauerhaft verändert oder ausgeglichen werden. Nur wenn das geschieht, kann der Schaden, der durch die Fehlstellung oder Fehlbewegung entsteht, auch nachhaltig behoben werden.

Adjustierung, Traktion, Mobilisation, Weichteilbehandlung, Reflextechniken

Betrachten wir die verschiedenen »Werkzeuge« der Chiropraktik aus unserer Sicht. Durch die Adjustierung sollen anhand spezieller Handgriffe Subluxationen behoben werden, also Fehlstellungen oder Fehlbewegungen, die Nerven so beeinflussen, dass Schmerzen oder andere krankhafte Veränderungen entstehen. Wie oben schon ausgeführt, kann das nachhaltig bestehen bleiben. Dazu kommt die Frage, wer die Fein- und Feinsteinstellungen der Knochen, die auch nach Einschätzung der Chiropraktik immens wichtig für unsere Gesundheit sind, am besten vornehmen sollte. Ein Therapeut, der sich mehr oder weniger gut in diesen Feinsteinstellungen des Körpers auskennt? Oder vielleicht der Körper selbst? Kein noch so gut ausgebildeter Therapeut kann auch nach jahrelanger Erfahrung sicher sein, genau zu wissen, was für genau den Körper, den er gerade behandelt, am besten ist. Wir haben uns bei unserer Therapie dafür entschieden, den sicheren Weg zu gehen: Wir lassen den Körper sich selbst feinjustieren. Wie das geht, erfahren Sie im Praxis- und Bonusteil.

Bei der Traktion werden die beiden Knochen, die ein Gelenk bilden, auseinandergezogen. Dadurch soll der Druck im Gelenk gemindert und das Gelenk entlastet und sollen Schmerzen gelindert werden. Zudem soll durch die Dehnung der Kapsel und der Bänder die Beweglichkeit des Gelenks erhöht werden. Kann das funktionieren? Wer weiß, wie stark das Band- und Fasziensystem ist, das die Wirbelsäule umgibt, der sagt sofort, dass das völlig unmöglich ist. Aber auch bei anderen Gelenken können solche Wirkungen nur minimalst sein und nur sehr kurz Erleichterung bringen. Gleiches gilt für die Mobilisation, bei der die Gelenkanteile parallel zueinander verschoben werden.

Bei der Weichteilbehandlung, die aus Dehn- und Entspannungstechniken besteht, soll die Muskulatur so verlängert werden, dass sie sich dem neu gewonnenen Gelenkspiel anpasst. Da kommen wir der Sache schon näher. Aber nur umgekehrt wird ein Schuh draus: Erst durch das dauerhafte Dehnen der Muskeln und Faszien wird der Druck der Gelenkflächen gegeneinander normalisiert. Leider wird bei den verwendeten Techniken viel zu kurz und mit viel zu niedriger Intensität gedehnt, sodass ein nachhaltiger Effekt sich nicht einstellt.

Schließlich sollen bei den Reflextechniken anhand von Nervenreflexen die Spannung der Muskulatur und die Schmerzwahrnehmung beeinflusst werden. Auch hier sind eventuelle Erfolge kurzfristig, weil sie künstlich von außen herbeigeführt werden. Die Ursache der Schmerzen bleibt leider ungelöst.

Chiropraktische Behandlungen können Probleme nur vorübergehend lösen.

Achtung! Ruckartige Eingriffe im Bereich der Halswirbelsäule können lebensgefährlich sein

Vor chiropraktischen Manövern an der Halswirbelsäule, vor allem wenn sie dynamisch mit Geschwindigkeit durchgeführt werden, muss dringend gewarnt werden. Denn dabei kann eine Arterie, die sehr dicht entlang der Wirbelkörper verläuft, verletzt werden. Wenn die innere Gefäßwand reißt und es zwischen die Gefäßwände einblutet, kann es zu einem Schlaganfall kommen. Gott sei Dank werden mittlerweile solche ruckartigen Behandlungen an der Halswirbelsäule immer weniger durchgeführt und auch innerhalb der Chiropraktik vehement kritisiert. Trotzdem erzählen Patienten auch heute noch davon.

Aber nicht nur im Bereich der Halswirbelsäule raten wir von ruckartig durchgeführten chiropraktischen Techniken dringend ab. Auch im Bereich der Lendenwirbelsäule und des Beckens erzählen uns Patienten von Vorgehensweisen, die eigentlich verboten werden müssten, da die Gefährdung für das Wohlergehen der Patienten einfach zu hoch ist.

Unser Tipp: Lassen Sie sich niemals ruckartig therapieren. Einzige Ausnahme ist das Einrenken eines ausgekugelten Gelenks – dies sollte aber nur von einem fachkundigen Orthopäden durchgeführt werden.

Rückenschmerzen mit Akupunktur behandeln?

Die Akupunktur zählt zu den energetischen Verfahren. Vor allem nach der herkömmlichen naturwissenschaftlichen Definition ist es immer noch nicht ganz klar, wie sie funktionieren soll und ob sie tatsächlich funktioniert. Wir gehen davon aus, dass es möglich ist, mittels Akupunktur den überhöhten Spannungszustand der Muskelfasern zu regulieren. Womöglich auch den des Fasziensystems. Das klärt die vorübergehenden schmerzlindernden Effekte. Da es aber immer um die Gesamtspannung geht, spielt das für uns keine Rolle. Patienten erzählen uns hin und wieder von ihren Erfahrungen mit dieser Therapie, einigen hat es eine Zeit lang geholfen, doch die Schmerzen kamen meist zurück.

Unser Tipp: Wenn Sie nicht direkt nach den ersten Akupunktur-Behandlungen eine deutliche Besserung spüren, sollten Sie eine andere Therapie ausprobieren.

Das passt zu unserem Erklärungsmodell. Wenn die Muskelspannung oder auch die fasziale Spannung durch die Akupunktur etwas heruntergeregelt werden kann, lassen die Schmerzen nach. Da der Patient aber keine Übungen macht, die das Problem dauerhaft beseitigen, fährt die Muskelspannung wieder hoch und der Körper meldet sich wieder mit Alarmschmerzen. Ändert der Betroffene irgendetwas in seinem Bewegungsverhalten, was das spannungserhöhende Alltagstraining zufällig ausgleicht, bleiben die Schmerzen weg oder gelindert. Das hat dann aber eigentlich nichts mit der Akupunktur zu tun, sondern mit einer zufällig richtigen, weil ausgleichenden Änderung des Bewegungsprofils.

Dies kann übrigens bei allen manuellen oder auch operativen Therapien passieren: Man denkt, die Operation oder Therapie hätte zur Schmerzfreiheit geführt, dabei waren es nur kleine unbewusst ausgeführte Veränderungen des 24-Stunden-Bewegungsprofils.

✳ ✳ ✳

Resümee

Wir hoffen, dass Ihnen die Ausführungen dieses Kapitels dabei helfen, den für Sie richtigen Weg zu finden. Und dass Sie Ihre Entscheidung auch mit einem guten und sicheren Gefühl treffen können, weil Sie die unserer Vorgehensweise innewohnende Logik gut nachvollziehen können.

Im zweiten Teil unserer Einschätzung der herkömmlichen Vorgehensweisen geht es um die immer mehr ausufernden Operationen. So viel sei schon angemerkt: Die weltmeisterliche Zahl der Rückenoperationen konnte offensichtlich bisher nicht dazu führen, dass die Volkskrankheit Rückenschmerzen eingedämmt werden konnte. Warum das auch nachvollziehbar ist, erfahren Sie im nächsten Abschnitt.

Das passiert bei Operationen am Rücken wirklich – oder eben nicht

Die meisten Menschen haben die Vorstellung, dass eine Operation eine Art Reparatur wie beim Auto ist. Aber einmal ganz abgesehen davon, dass ein Auto aus vielen Teilen besteht, die irgendwann zusammengebaut wurden und die man – wenn sie defekt sind – einfach austauschen kann, ist der Grund für die Schädigung – die zu hohe Spannung der Muskeln und Faszien – nach einer Operation nicht ursächlich beseitigt. Der Schaden wird in Begleitung der Schmerzen immer wieder erneut auftreten. In diesem Kapitel werden Sie verstehen, dass Operationen – vor allem, wenn sie wegen Schmerzen durchgeführt werden – ebenso wenig Sinn ergeben wie Schmerzmittel.

Zusätzlich nehmen wir die Verfahren der Psychotherapie gegen Rückenschmerzen unter die Lupe und die Theorie, Schmerzen könnten chronifizieren, wodurch sich ein Schmerzgedächtnis ausbildet.

»Wir müssen operieren ...«

»Sie haben einen Bandscheibenvorfall, wir müssen operieren.«
Das ist die große Angst der Rückenschmerzpatienten. Wer will schon operiert werden? Aber wenn die Schmerzen Ihnen Ihre Lebensfreude nehmen und dann immer mehr Ihr Leben einschränken und nur noch zur Qual machen, dann scheint Ihnen das irgendwann der letzte rettende Anker. Ab einem bestimmten Leidensdruck macht man wahrscheinlich alles, nur um den Schmerz endlich loszuwerden. An dieser Stelle geben wir Ihnen

dringend den Rat: Bevor Sie sich jemals am Bewegungsapparat operieren lassen und damit Veränderungen herbeiführen, die nicht mehr rückgängig gemacht werden können, wenden Sie zumindest einmal unsere Schmerztherapie an. Oder probieren Sie sogar gleich vorsichtig unsere Übungen. Operieren lassen können Sie sich immer noch, aber aus langer Erfahrung wissen wir: Meistens ist es nicht nötig. Denn die meisten Schmerz lassen sich auf völlig natürliche Art und Weise und vor allem nachhaltig lösen, wenn direkt an der Ursache angesetzt wird.

Unser Tipp: Bevor Sie sich operieren lassen, probieren Sie erst unsere Osteopressur aus.

Was ist das Ziel einer Bandscheibenoperation?

Ob es ein echter Bandscheibenvorfall ist oder nur eine Vorwölbung – beides wird häufig operiert, weil man herkömmlich davon ausgeht, dass dies die Ursache der Schmerzen ist. Nach der Theorie, dass die ausgetretene Masse oder die Vorwölbung die Nervenwurzel reizen, schafft man dort Raum, indem man Gewebe entfernt, das verantwortlich für den Schmerz scheint. In den letzten Jahren gibt es immer mehr Orthopäden, die dazu raten, es zunächst konservativ zu versuchen. Das begrüßen wir, weil diese Verfahren einen immer schwereren Stand haben. Leider erschöpfen sich diese konservativen Maßnahmen meist in physiotherapeutischen Anwendungen, wenn die Ärzte nicht selbst entsprechend ausgebildet sind. Da diese Anwendungen, wie beschrieben, oft vergeblich sind, bleibt scheinbar keine andere Wahl mehr, und es wird die Operation empfohlen. Dies in manchen Regionen bis zu 13-mal häufiger als in anderen, wie die Bertelsmann-Stiftung kürzlich herausfand. So stellt sich die Frage, ob bei der OP-Indikation immer nur nach medizinischen Kriterien entschieden wird.

Wir wollen wirklich nicht ausschließen, dass es seltene Fälle gibt, in denen eine Operation nötig ist, aber meistens ist sie das nicht. Und davon abgesehen: Löst eine Operation das Problem? Rufen wir uns ins Gedächtnis zurück, warum es zu dieser Vorwölbung oder diesem Vorfall gekommen ist. Eben, wegen der zu hohen Spannungen der Muskeln und der Faszienstrukturen in diesem Bereich. Was wird nach der Operation passieren?

Völlig unabhängig davon, ob die Schmerzen hinterher weg sind oder nicht? Natürlich, das Spiel geht weiter. Die nächste Vorwölbung, der nächste Vorfall kommt, vielleicht beginnt ein Wirbelgleiten. Verstehen Sie? Es bringt einfach nichts. Selbst wenn die dritte, vierte oder fünfte Bandscheibe operiert ist, wird es immer weitergehen, solange die überhöhte Spannung nicht auf das Normalmaß heruntergefahren ist.

Operation bei einer Spinalkanalstenose

Der Vorfall oder die Vorwölbung tragen ja zur Einengung des Wirbelsäulenkanals bei, also geht nicht selten eine Spinalkanalstenose damit einher. Vor allem wenn Sensibilitätsstörungen hinzukommen oder gar Lähmungserscheinungen im Bereich der Beine und Füße, scheint eine möglichst sofortige Operation notwendig. Obwohl man da natürlich sehr genau hinschauen muss, raten wir trotzdem, zunächst eine Behandlung mit unserer Therapie zu machen. Am besten sofort und natürlich nur, wenn die Situation und die Zeit es zulassen. Unsere Therapie eignet sich vorzüglich als differentialdiagnostische Maßnahme, also um herauszufinden, ob solch ein massiver operativer Eingriff wirklich notwendig ist. Wer herkömmlich denkt, möchte natürlich sofort operieren, denn er vermutet, dass der eingeengte Kanal oder der Druck der geschädigten Bandscheibe eine Lähmungserscheinung erzeugt. Wir haben aber oft die Erfahrung gemacht, dass die Nerven meist im Gesäßbereich oder weiter unten am Bein eingeklemmt sind, wie wir ab Seite 118 beschrieben haben. In dem Fall wäre die ganze Panik unnötig. Und das klärt sich in der ersten Behandlung mit unserer Therapie. Wenn dann die Ausfälle zurückgegangen sind, weiß man, dass – zumindest deswegen – keine Operation notwendig ist.

In sehr vielen Fällen ist eine Operation nicht notwendig.

Auch eine Darm- oder Blasenschwäche, die gleichzeitig vorliegt und oft als Indikation zur schnellstmöglichen Operation gewertet wird, könnte in Wirklichkeit eine andere Ursache haben. Die entsprechenden Nerven verlaufen im Gebiet zwischen Hüftbeuger und Darmbein. Wenn dieser große, voluminöse Muskel und seine Faszien entsprechend verhärtet und verfilzt sind, ist es leicht möglich, dass diese Nerven in Teilbereichen eingeklemmt und abgedrückt werden. Wir haben schon öfter als Nebeneffekt der Schmerzreduzierung die Minderung von Ausfällen beobachtet.

Operation eines Gleitwirbels

Natürlich ist der Schreck zunächst groß. Erst diese Schmerzen und dann noch diese vernichtende Diagnose. Die Entstehung eines Gleitwirbels sieht man herkömmlich so: Man geht davon aus, dass es durch Sport oder große Belastung zu einem Bruch am Wirbelgelenksfortsatz gekommen ist und der Wirbel deswegen nach innen wandert. Dann heißt es, man müsse operieren, um den Gleitwirbel wieder in die richtige Position zu bringen. »Dann fixieren wir das schön, und Sie haben endlich Ruhe.« So oder so ähnlich ist die Argumentation, erzählen uns die Patienten. Bitte erinnern Sie sich daran, wie wir untersucht haben, weswegen ein Wirbel ins Körperinnere gerät. Man muss eigentlich nur mal ganz unvoreingenommen auf die entsprechenden Röntgenbilder schauen, dann springt es einem förmlich ins Auge: Die Wirbel werden von dem zu stark ziehenden Hüftbeuger nach vorne gezogen und gleichzeitig von dem viel zu hohen Axialdruck, der entlang und in der Wirbelsäule herrscht, nach innen gedrückt. Seltener wird er nach hinten gedrückt, das hängt davon ab, wie die Kräfte wirken.

Die Wirbelsäule ist von einem wirklich mächtigen Bandapparat umgeben – und wir gehen jetzt her und drücken den oder die Wirbel mit Gewalt zurück in ihre Normalposition? Was ist denn bitte die Normalposition? Das ist doch mittlerweile diejenige, in die der Wirbel mit übergroßem Zug und Druck hinein – befördert wurde. Wenn wir jetzt gegen diese enormen Kräfte den Wirbel gewaltsam dahin bringen, wo er früher mal hingehörte, was bedeutet das denn für den Körper? Es kommt einer »biomechanischen Gewalteinwirkung« gleich. Warum? Der Wirbel wird zwangsweise dorthin geschoben. Damit er nicht wieder an die Stelle rutscht, an die er von den Kräften der Muskeln und Faszien gezogen und gedrückt wird, wird er mit Platten und Schrauben an den Wirbelkörpern darüber oder darunter fixiert. Reponieren und Stabilisieren heißt das. Wie groß die Kräfte sein können, die nach wie vor am Wirbel ziehen und schieben, zeigt sich daran, dass die verwendeten Metallplatten sogar brechen können. Auch kommt es öfter eine Etage höher oder tiefer zu Veränderungen, was zeigt, dass der Körper sich nicht betrügen lässt. Warum? Sie kennen das schon: Solange die zu großen Spannungen nicht normalisiert sind, werden die Schwierigkeiten kein Ende haben.

Gute Gründe für Operationen

Um es ganz klar zu sagen: Wir haben natürlich überhaupt nichts gegen Operationen, die sinnvoll sind. Wenn Wirbelkörper zusammengebrochen sind, wenn Bandscheiben nicht oder kaum noch vorhanden sind und der Nerv in Gefahr gerät, knöchern geklemmt zu werden, wenn bei einem Unfall Kräfte von außen die Wirbelsäule zerstört haben, dann sind wir doch froh, dass es gute Ersatzteile und Ärzte gibt, die das Kaputte wieder so gut, also so funktionsgerecht wie möglich nachbilden können. Ebenso wenn eine Krebserkrankung solche Strukturen zerstört hat.

Es geht überhaupt nicht darum, Operationen pauschal abzulehnen, das wäre ja dumm. Es geht uns einfach darum, dass die meisten Operationen im Bereich des Bewegungsapparates wegen Schmerzen und nicht wegen zerstörter Struktur und fehlender Stabilität gemacht werden. Das bedeutet nicht, dass wir pauschal dazu raten, etwas zu machen oder zu unterlassen. Wir sind jedoch der Ansicht, dass es hilfreich wäre, in unklaren Fällen den Patienten nur einmal mit unserer Therapie zu behandeln. Dann bekommen wir ein klares Ergebnis, und der Körper des Patienten selbst gibt uns eine Handlungsanweisung: Es geht ihm viel besser, oder es verändert sich nichts. Dementsprechend kann dann mit viel mehr Sicherheit entschieden werden, wie weiter zu verfahren ist.

Es geht nicht darum, Operationen pauschal abzulehnen.

Nicht die Operation, sondern die Narkose beseitigt die Schmerzen – oder auch nicht

Jetzt müssen wir uns unbedingt mit der Frage befassen, warum Operationen an der Wirbelsäule manchmal erfolgreich sind und manchmal nicht. Dabei ist es ziemlich gleichgültig, ob eine Vorwölbung oder ein Vorfall, ein Gleitwirbel mit Versteifung oder ein künstlicher Bandscheibenersatz Grund für die Operation sind. In der herkömmlichen Medizin werden solche strukturellen Schädigungen als Ursache für den Schmerz betrachtet, die Operation soll die Struktur wiederherstellen und damit den Schmerz beseitigen. Wie bereits ausgeführt, sind wir hier anderer Meinung. Daher ist die Frage berechtigt: Wenn die Struktur und ihre Schädigungen nicht für den Schmerz verantwortlich sind, warum geht es dann Betroffenen, die an eben dieser Struktur operiert wurden, häufig besser – zumindest die ersten Monate?

Darauf haben wir eine ganz einfache Antwort. Operationen werden unter Narkose durchgeführt, und es werden Muskeln, Faszien, Bänder durchtrennt – je nach Technik mehr oder weniger. Auch bei minimalinvasiven Eingriffen gibt es solche Verletzungen und zumindest eine örtliche Betäubung. Was machen Narkosemittel? Sie lassen die Muskeln erschlaffen. Bitte führen Sie sich unseren Schmerzsee vor Augen. Bei einer Vollnarkose erschlaffen alle Muskeln, bei einer örtlich wirkenden Narkose erschlaffen die Muskeln in dieser Umgebung. Was aber passiert, wenn die Spannung nachlässt? Richtig, alle Gelenkkugeln oder zumindest die in dem Bereich der örtlich wirkenden Narkose sinken nach unten. Was passiert in diesem Moment mit dem Alarmschmerz? Richtig, er nimmt ab oder verschwindet von selbst.

Bitte denken Sie über diesen Zusammenhang eine Minute nach. Kann das wahr sein? Kann es wirklich sein, dass bei diesen Hunderttausenden von Operationen, die jedes Jahr wegen Schmerzen durchgeführt werden, in den meisten Fällen die Beseitigung dieser Schmerzen nur ein möglicher Nebeneffekt ist? Ein Nebeneffekt, der, wenn er denn eintritt, die Schmerzen mindert oder vorübergehend beseitigt? Wir haben immer wieder mit Chirurgen, die an unseren Ausbildungen teilnahmen, über

Eine Narkose entspannt, Entspannung beseitigt Schmerzen.

diesen Zusammenhang gesprochen. Auch wenn es zunächst eine fast unzumutbare Vorstellung ist, können sie unserem Denkmodell meist folgen. Zumal sie wissen, wie häufig Patienten nach solchen Operationen genauso oder gar schlimmer leiden als zuvor. Das Überzeugende an unserem Erklärungsmodell ist, dass es alle Erfahrungen, die operierte Patienten und die operierenden Chirurgen machen, logisch erklären kann. Lassen Sie uns die möglichen Erfahrungen einfach kurz analysieren, damit Sie die verschiedenen Fälle nachvollziehen können.

Schmerzfrei nach einer Operation? Das ist meist die Folge der Narkose.

Nach der Operation sind und bleiben die Schmerzen verschwunden

Wenn die Schmerzen nach der Wirbelsäulenoperation verschwunden sind und bleiben, scheint doch klar: Die Operation hat funktioniert. Das, was die Schmerzen verursacht hat, wurde repariert, und deswegen tut jetzt nichts mehr weh. Sie haben eben gelesen, dass wir das ganz anders sehen. Aber warum blieben die Schmerzen weg, obwohl sie doch wiederkommen müssten? Denn nach der Operation kehren wir ja wieder zu unserem 24-Stunden-Bewegungsprofil zurück. Folgende Erklärung könnte zutreffen: Direkt nach der OP wirken die Narkose oder das Durchtrennen von Muskeln und Faszien, die zur Spannung beigetragen haben, schmerzbefreiend. Dann geht es für vier bis sechs Wochen in die Reha. Natürlich bewegt sich der Patient nun anders als vor der OP. Wenn er Glück hat, macht er unwissentlich etwas, das den Verkürzungen und den Spannungen entgegenwirkt. Behält er diese »zufällig richtigen« Bewegungen bei, bleibt er von Schmerzen befreit.

Unser Tipp: Praktizieren Sie unsere Übungen, damit die Schmerzen fernbleiben.

Nach der Operation sind die Schmerzen verschwunden, kommen aber wieder

Aber was ist passiert, wenn die Schmerzen zurückkehren? Wenn nach dem Nachlassen der Narkosewirkung die gleichen Spannungsprobleme wieder auftauchen, die schon vorher zu den Schmerzen und den Verschleißerscheinungen geführt haben? Und wenn der Patient zunächst Bewegungsänderungen vornimmt, die dazu geeignet sind, die Verkürzungen und Spannungserhöhungen zu mindern, er aber wieder in seine Gewohnheit verfällt? Nun bauen sich die gleichen Spannungen wieder auf, die Schmerzen und der Verschleiß setzen wieder ein und führen zum nächsten Bandscheibenvorfall. Oft kehren die Schmerzen erst nach sechs bis neun Monaten wieder – und es war alles umsonst.

Nach der Operation sind die Schmerzen wie zuvor

Hat sich nach der Operation nichts an den Schmerzen geändert, können einige Umstände zusammengekommen sein. Möglicherweise ist die Nachwirkung der Narkose zu gering, als dass sie dazu in der Lage wäre, die Gelenkkugel so weit im Schmerzsee nach unten zu bringen, damit der Körper die zum Schutz der Wirbelsäule projizierten Schmerzen abstellen könnte – die Spannungen in den beteiligten Muskelfasern konnten nicht genügend gemindert werden. Oder die Art des Narkosemittels hat nicht genug Muskelentspannung erzeugt. Oder aber der fasziale Anteil an den zu hohen Zugspannungen ist einfach zu groß. Soweit wir aufgrund der Forschung heute wissen, senkt das Fasziennetzwerk nicht unbedingt ebenfalls seine Spannungen, wenn die Muskelfasern ihre senken. In diesem Fall wäre der fasziale Zug noch zu groß und würde nach wie vor ausreichen, um den Körper den Alarmschmerz schalten zu lassen.

Unser Tipp: Wenn Sie nach einer Operation noch oder wieder Schmerzen haben, probieren Sie unsere Übungen aus.

Nach der Operation sind die Schmerzen schlimmer als je zuvor

Wenn die Schmerzen nach der Operation an der Wirbelsäule schlimmer sind als je zuvor, reagiert der Körper wahrscheinlich auf die Tatsache, dass bei der Operation Gewebe verletzt wurde. Vorstellbar ist, dass Manipulationen notwendig waren, um die Operation überhaupt durchführen zu können. Möglicherweise musste beim Einbau der künstlichen Bandscheibe oder beim Verschrauben der Wirbelkörper mit den Metallplatten Platz geschaffen werden oder es musste Gewebe beiseitegeräumt werden. Die daraus resultierenden Verletzungen oder Überforderungen des Gewebes können dann zusätzliche Schmerzen verursachen.

Die Schmerzen verschwinden wie durch ein Wunder von selbst

Das passiert noch nicht einmal selten: Studien belegen, dass bis zu 60 Prozent der Schmerzzustände nach vier bis sechs Wochen wie von Zauberhand verschwinden.[73] Diese Tatsache wird von der herkömmlichen Schmerztherapie gezwungenermaßen einfach nur akzeptiert, kann aber nicht erklärt werden. Gemäß unserem Modell ist sie hingegen nicht nur erklärbar, sondern auch logisch.

Wenn wir davon ausgehen, dass die meisten Gelenkkugeln der Lendenwirbelsäule ziemlich dicht vor der Schmerzgrenze sind, dann ist es nachvollziehbar, dass nicht viel geschehen muss, damit Rückenschmerzen ausgelöst werden. Bitte erinnern Sie sich an das Kapitel 4 über die indirekten Schmerzeinflüsse. Sobald nur ein Faktor aus diesen drei Einflüssen eine geringe Wirkung entfaltet, schiebt sich die Gelenkkugel über die Schmerzgrenze. Es braucht nicht viel spannungserhöhenden Einfluss, damit das Leiden beginnt. Allerdings muss die Gelenkkugel auch nicht weit nach unten verschoben werden, damit der Körper keinen Rückenschmerz mehr schaltet. Und das ist der Grund dafür, dass sich die Rückenschmerzen scheinbar grundlos wieder verabschieden. Es müssen nur einige Einflüsse spannungsmindernd zusammenwirken – Sonnenschein und steigende Temperaturen, bessere Zusammenstellung der Ernährung, weniger Stress in der Partnerschaft, man pflückt Kirschen und überstreckt sich dabei einige Zeit –, und der Schmerz ist plötzlich spurlos und scheinbar ohne Grund verschwunden. Aber wie Sie jetzt wissen, ist die Gelenkkugel nur knapp unter die Schmerzgrenze gerutscht. Also starten Sie bitte schnell mit unseren Übungen, damit der Abstand größer wird.

Unser Tipp: Warten Sie bei Rückenschmerzen keine vier bis sechs Wochen, sondern beginnen Sie direkt mit unseren Übungen.

Psychotherapie bei Rückenschmerzen

Weiter vorne hatten wir beschrieben, wie nach unserem Modell der psychische Einfluss zu Rückenschmerzen beitragen kann. Natürlich wirkt eine gute psychotherapeutische Intervention spannungsmindernd und schmerzreduzierend. Das ist jedoch allein vom Zeitaufwand her zu wenig effektiv. Bis man ein heftiges Trauma durch therapeutisches Arbeiten aufgelöst hat, können Wochen und Monate vergehen. Und selbst wenn die durch das Trauma verursachten Anspannungen beseitigt sind, gibt es immer noch die zu großen Muskelspannungen und zu stark ziehenden Faszienstrukturen aufgrund unseres eingeschränkten Bewegungsalltags. Diese müssten dann nach der Psychotherapie im zweiten Schritt aufgelöst werden.

Daher erscheint es uns viel sinnvoller, gleich direkt auf der körperlichen Ebene zu arbeiten. Mit dieser Vorgehensweise löst man zügig alle drei Ursachen der zu hohen Spannungen auf. Der Betroffene kann natürlich trotzdem zu einem Therapeuten gehen, wenn er das möchte. Aber es zeigt sich immer wieder, dass die meisten Patienten keinen Drang verspüren, das zu tun. Denn es geht ihnen gut, körperlich und psychisch, die Schmerzen sind verschwunden, sie sind voller Energie und Lebenslust. Ein Hinweis darauf, dass der Körper ein viel größerer Hebel zum Auflösen solcher Probleme ist, ist die Tatsache, dass die Körperarbeit auch in der herkömmlichen Psychotherapie immer wichtiger wird.[74-78]

Unser Tipp: Wenn Sie wegen Rückenschmerzen einen Psychotherapeuten aufsuchen, kombinieren Sie die Psychotherapie mit unserer Schmerztherapie.

Das Schmerzgedächtnis und die Chronifizierung der Schmerzen

Für die herkömmliche Schmerztherapie ist die Ursache der spezifischen Rückenschmerzen geklärt: Es ist die Schädigung, die auf dem Röntgenbild, dem MRT oder dem CT zu sehen ist. Diesen Jahrhundert-Irrtum haben wir weiter vorne ausführlich beschrieben. Ebenso, dass bei den unspezifischen Rückenschmerzen mangels anderer Erklärung der Begriff des Schmerzgedächtnisses und der Chronifizierung eingeführt wurde.

Untersuchungen ergaben, dass die Gehirnstruktur von schwer leidenden Schmerzpatienten eine andere ist als die von schmerzfreien Menschen. Starke, wiederholte oder länger andauernde Schmerzen verändern die neuronalen Verknüpfungen im Gehirn. Die herkömmliche Medizin geht nun davon aus, dass dieses so entstandene Schmerzgedächtnis dazu führt, dass die Empfindlichkeit für Schmerzreize erhöht ist und das Gehirn Schmerzen schaltet, die keine Funktion haben.

Wir interpretieren diese Veränderung im Gehirn beziehungsweise das Auftreten der »sinnlosen« Schmerzen völlig anders. Es ist absolut nachvollziehbar, dass sich das Gehirn eines Menschen, der sehr intensiv unter Schmerzen leidet, entsprechend verändert. Aber wenn dieses Leiden beseitigt wird – zum Beispiel durch unsere Therapie –, ist es für uns völlig logisch, dass auch das Gehirn sich wieder entsprechend verändert und sich mehr der Gehirnstruktur eines Menschen angleicht, der keine Schmerzen hat. Der Beweis für uns ist die Tatsache, dass wir sogenannte chronische Schmerzen genauso wirksam behandeln können wie sogenannte akute Schmerzen. Ein weiterer Hinweis ist, dass solche chronischen Schmerzen mit einem lokal wirkenden Anästhetikum erfolgreich behandelt werden können, sie sind dann nicht mehr spürbar. Dies wäre nicht möglich, wenn chronische Schmerzen durch das Schmerzgedächtnis ausgelöst würden, da das Gehirn von dem Anästhetikum gar nicht betroffen ist.

Wir halten sogenannte chronische Schmerzen für nicht existent.

Wir halten sogenannte chronische Schmerzen für nicht existent. Solche chronischen Schmerzen, die für Monate, Jahre oder gar Jahrzehnte ihren Besitzer quälen, sind für uns Schmerzen, die vom Körper als Warnung geschaltet werden, also Alarmschmerzen, und nicht richtig behandelt werden. Deswegen warnt der Körper so lange, bis die wirkliche Ursache beseitigt ist. Wenn wir bei Patienten mit diagnostizierten chronischen Schmerzen unsere Schmerztherapie anwenden, sinken die Schmerzen so gut wie immer bis auf einen kleinen Restwert oder verschwinden ganz. Deshalb unterscheiden wir bei unserer Therapie auch nicht zwischen Akutschmerzen oder chronischen Schmerzen und auch nicht zwischen spezifischen oder unspezifischen Rückenschmerzen.

* * *

Im folgenden Kapitel wenden wir uns einem Zusammenhang zu, den ein Anbieter von »gesundem Rückentraining« in dem einprägsamen Satz zusammenfasste: »Ein starker Rücken kennt keinen Schmerz.«

Wenn Sie in Fitnesscentern unterwegs sind und die dort trainierenden Menschen einmal fragen, ob sie frei von Rückenschmerzen sind, werden Sie feststellen, dass dieser Satz zwar einprägsam ist, aber absolut nicht stimmt. Trotzdem kursiert er unter Rückenschmerzpatienten ebenso wie unter Ärzten und Therapeuten. Darum haben wir diesem Thema ein eigenes Kapitel gewidmet.

Resümee

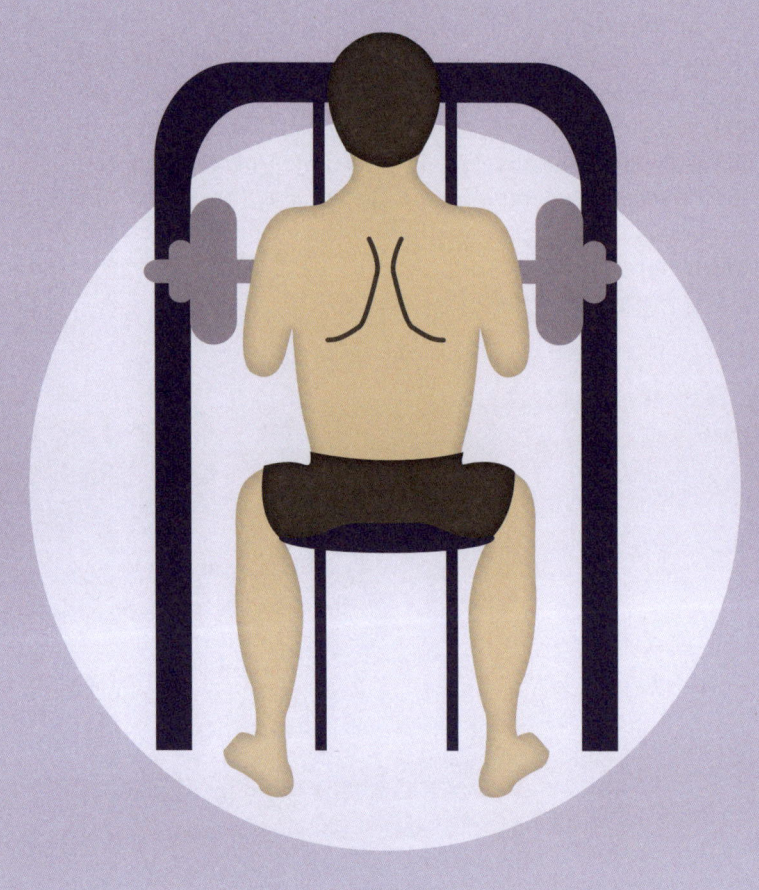

Kapitel 6

Die Auswirkungen von herkömmlichem Krafttraining, Rückenschulen und Yoga

Der Trugschluss – »Ein starker Rücken kennt keinen Schmerz.«

Eine der häufigsten Maßnahmen zur Beseitigung oder Vorbeugung von Rückenschmerzen ist die Kräftigung der Muskulatur, die den Rumpf umgibt. Dies ist jedoch ein mindestens ebenso fataler Irrtum wie die Auffassung, dass ein Bandscheibenvorfall operiert werden muss. Im Folgenden erklären wir Ihnen, wie es zu diesem Irrtum kommen konnte und wie herkömmliches Krafttraining in Bezug auf Rückenschmerzen einzuordnen ist.

Unsere Rückenmuskulatur ist ausreichend trainiert

Wie in der Graphik verdeutlicht, müssen die Rückenstrecker zeit ihres Lebens gegen eine Verkürzung arbeiten. Je mehr die Muskeln und Faszien nach vorne ziehen, umso mehr müssen sie ihre Kraft steigern. Deswegen haben die meisten Menschen im unteren Rücken einen heftigen Hartspann. Wie sollen diese Muskeln bei diesem Training zu schwach sein?

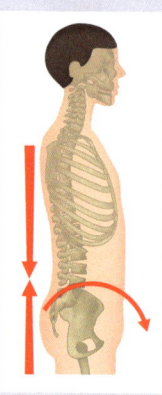

Die Verkürzungen an der Vorderseite des Körpers ziehen nach vorne.

Wie vorne erläutert, muss aufgrund der zunehmenden Verkürzungen an der Vorderfront des Körpers die rückwärtige Muskulatur mehr und mehr gegenhalten. Irgendwann setzt der Überlastungsschmerz ein, die Muskeln an der Rückseite sind völlig überfordert und fangen an zu brennen. Dieses Brennen kennt übrigens jeder Kraftsportler. Er weiß, dass er für gute Trainingsergebnisse die Muskeln absichtlich zum Brennen bringen muss. Macht er das nicht, hat er den Muskel nicht bis zur völligen Erschöpfung mit sämtlichen Muskelfasern gefordert, der Muskelaufbau wird nicht so erfolgreich sein. Im Klartext heißt das, dass die Rückenstrecker jedes Mal, wenn sie vor Überlastung brennen, bis an ihr Trainingslimit gefordert werden. Also eigentlich allerbeste Voraussetzungen dafür, dass die Kraftsteigerung im Muskel durch dieses Training maximal ist.

Doch dieses Training setzt ja nicht erst ein, wenn die Rückenstrecker irgendwann anfangen zu brennen. Bereits viele Jahre vorher wird durch denselben Effekt die Kraft der Rückenmuskeln trainiert. Sogar schon im Kindesalter, bevor diese verkürzenden Effekte an der Frontseite des Körpers immer mehr an Fahrt aufnehmen, werden die Rückenstrecker trainiert. Denn bei den Menschen liegt der Schwerpunkt fast immer vor der Wirbelsäule, und allein die Schwerkraft würde den Körper nach vorne fallen lassen, wenn die Strecker des Rückens nicht gegenspannen würden. Noch ein Grund mehr, dass zu schwache Rückenstrecker kein Problem sein dürften und es unserer Überzeugung nach auch nicht sind.

Die Folgen des aufrechten Gangs

Wenn Sie immer mal wieder Ihren Partner oder andere Menschen massieren, dann wissen Sie es: Fast niemand hat im Bereich der Lendenwirbelsäule schwächliche, schlabbrige Muskeln, die dringend trainiert werden müssen, sondern das Gegenteil: Hartspann, also Muskeln, die so heftig überfordert werden, dass sie aus ihrer Spannung gar nicht mehr herauskommen. Die einzige Ausnahme sind Menschen, die lange liegen müssen, zum Beispiel weil sie krank sind. Bei ihnen bauen sich diese Spannungen immer mehr ab, und damit wird auch die Kraft geringer. So funktioniert der Körper: Was nicht genutzt wird, baut sich ab. Die Kraft, die Struktur, die Durchblutung, letztlich alles. Und umgekehrt funktioniert es genauso. Wenn der Körper merkt, dass ihm etwas fehlt, dann baut er es auf, wenn es zugelassen wird. Der Körper trainiert also selbst das, was er entscheidet zu brauchen.

Das ist auch die Vorgeschichte der Rückenschmerzen. Die nach vorne ziehende Kraft wird immer größer, also muss der

Der Hartspann der Rückenstrecker beweist, dass Sie übertrainiert sind.

Körper von hinten immer mehr dagegenziehen und wird durch dieses Training kräftiger. Dadurch wird die Mitte, also die Wirbelsäule, immer mehr belastet. Denn die Kraft muss irgendwo im Bereich der Wirbelsäule übertragen werden. Wir hatten zu einem früheren Zeitpunkt darüber geschrieben. Zu Recht könnten Sie jetzt fragen: Aber warum macht ein so intelligenter Körper das? Denn er misst doch überall, wie die Spannungen, Kräfte und Belastungen sind. Warum manövriert er sich selbst immer weiter in diese Sackgasse? Darauf haben wir nur eine logische Antwort: Es ist genetisch nicht vorgesehen, dass wir so leben, dass unsere Front immer kürzer wird und uns immer weiter nach vorne zieht.

Der Körper kann nur hinten dagegenhalten und nimmt diese stärkere Belastung der Wirbelsäule in Kauf. Würde er nicht gegenhalten, würden die meisten Menschen etwa um 90 Grad nach vorne gebeugt herumlaufen. Vermutlich schätzt der Körper dies als lebensbedrohlicher ein, als die Wirbelsäule zu belasten, um aufrecht bleiben zu können. Offensichtlich hat uns der aufrechte Gang aus evolutionsbiologischer Sicht immense Vorteile vor allen anderen Lebewesen gebracht.

Der Körper versucht zu jedem Zeitpunkt bestmöglich zu funktionieren

Bei Rückenschmerzpatienten ist die Lumbalfaszie doppelt so dick wie bei schmerzfreien Menschen: 3 statt 1,5 Millimeter.

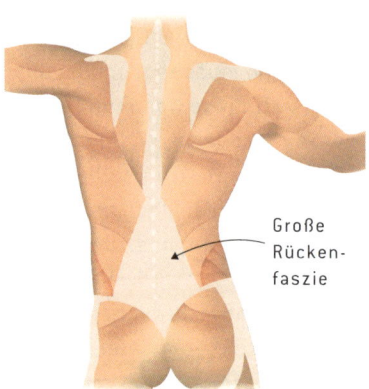

Große Rücken- faszie

Die große Rücken- faszie

Und nicht nur die Faszie ist dicker, auch die Anzahl der Myofibroblasten ist deutlich höher. Die Faszienforschung vermutet, dies sei der Grund für Rückenschmerzen. Über die in der Rückenfaszie enthaltenen Schmerzrezeptoren würden die Rückenschmerzen praktisch fühlbar gemacht. Wir gehen auch davon aus, dass es hier einen Zusammenhang gibt, denken aber, er ist viel indirekter.[79]

Die Abbildung zeigt, dass die große Rückenfaszie genau im Bereich der unteren großen Rückenstrecker liegt. Was wäre denn logischer, als wenn der Körper die völlig überforderten Rückenstrecker unterstützt, indem er eine stärkere Faszie einbaut? Dann wären die Verhältnisse nicht mehr ganz so ungleich. Denn im Wettstreit Muskel hinten gegen Faszie vorne kann nur der Muskel verlieren. So wäre das Kräfteverhältnis ein bisschen ausgeglichener. Zusätzlich hat der bekannte Faszien-Forscher Dr. Robert Schleip – ein langjähriger Freund und Wegbegleiter von uns – schon vor über zehn Jahren herausgefunden, dass die Myofibroblasten kontraktile, also ziehende Eigenschaften haben. Das könnte ihre hohe Anzahl in der Lumbalfaszie erklären.[80, 81]

Bei Rückenschmerzpatienten ist die Lumbalfaszie doppelt so dick wie bei schmerzfreien Menschen.

Wann kann Krafttraining bei Rückenschmerzen helfen?

Es gibt nur eine Situation, in der das Krafttraining der Rückenstrecker möglicherweise für eine begrenzte Zeit helfen kann, Überlastungsschmerzen zu lindern. Und zwar dann, wenn das Trainingspotential der Rückenstrecker noch nicht vollständig ausgeschöpft ist. Sind die Rückenstrecker durch das Krafttraining mit entsprechenden Geräten oder Gewichten stärker geworden und können länger gegenhalten, dann werden sie auch erst später anfangen zu brennen. Wenn man über diese ganzen Zusammenhänge nichts weiß, hat man dann subjektiv den Eindruck, dass es einem besser geht. Aber diese Aktion hat nur einen Aufschub erwirkt. Irgendwann schlägt der Schmerz wieder unbarmherzig zu, so will es das Gesetz des Körpers und der Biomechanik.

Krafttraining kann beim Überlastungsschmerz im besten Fall vorübergehend helfen.

Herkömmliches Krafttraining trägt zur Zerstörung der Wirbelsäule bei

Gehen wir davon aus, die trainierten Rückenstrecker können nun etwas länger gegenhalten, bevor sie anfangen zu brennen – damit bringt man die Wirbelsäule in Gefahr. Denn der

Druck in Längsrichtung steigt ja weiter. Am allerschlimmsten wird es, wenn die Muskeln ringsherum herkömmlich gestärkt werden. Oft schwingt ja die Idee mit, dass die Bauchmuskeln zu schwach sind. Wenn diese jetzt auch noch mit herkömmlichem Krafttraining trainiert werden, trägt man – natürlich unwissentlich – noch einmal zu deren Zug nach vorne bei. Denn beim herkömmlichen Krafttraining verkürzen sie und bauen eine höhere Vorspannung auf. Im Endeffekt wird das Problem sowohl an der Wirbelsäule als auch vorne verstärkt. Damit kommt man vom Regen in die Traufe.

Immer wieder einmal erzählt ein Ausbildungsteilnehmer von einer Theorie, dass man die kleinsten Muskeln, die von Wirbel zu Wirbel ziehen, stärken könne mit dem Effekt, dass die Wirbelsäule entlastet würde. Wohlgemerkt »entlastet«, nicht »stabilisiert«. Offensichtlich wird da nicht genau hingeschaut, wir zumindest können keine Muskeln entdecken, die das zuwege brächten. Außerdem müsste dafür wieder die Anforderung erfüllt sein, dass der knöcherne Bereich des unteren Wirbels – was die Lendenwirbelsäule betrifft – oder der Verlauf einer an ihm hängenden Rippe – was die Brustwirbelsäule betrifft – zumindest an einer Stelle bis in den oberen Bereich des darüberliegenden Wirbelkörpers reicht. Diese Muskeln und vor allem die dazu notwendigen knöchernen druckstabilen Haltestrukturen können wir nirgendwo identifizieren.

Wie der Körper selbst die Bandscheiben entlastet

Machen wir einen kleinen Exkurs und schauen wir uns an, wie der Körper die Bandscheiben von zu hohem Druck befreien kann. Denn vor allem beim Heben schwerer Lasten vor dem Körper (wobei der Schwerpunkt massiv nach vorne rückt und die Kraft auf die Wirbelsäule massiv erhöht ist) besitzt der Körper die Fähigkeit, die Bandscheiben zu schützen. Lassen Sie uns anschauen, was da genau passiert.

Wie der Körper die Bandscheiben schützt.

Wie Sie in der Graphik erkennen können, veranlasst das Heben eines schweren Gegenstandes unseren Körper, in der dargestellten Bauchhöhle den Innendruck zu erhöhen – durch das Anspannen der Bauchmuskeln und das Kontrahieren des

Zwerchfells. Der entstehende Überdruck möchte in alle Richtungen. Auch nach oben. Und dabei will er die Brustwirbelsäule von der Lendenwirbelsäule wegheben. Das hat den Effekt, dass zum Beispiel in Momenten des schweren Hebens, in denen die Bandscheiben geschont werden müssen, deren Druckbelastung beträchtlich gemindert wird.

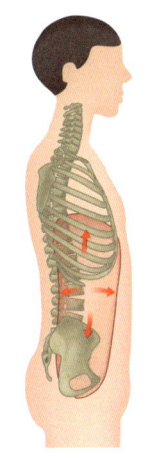

Der steigende Innendruck in der Bauchhöhle entlastet den Rücken.

Versuchen Sie einmal einen schweren Gegenstand anzuheben. Bemerken Sie, wie Sie vor dem Anheben automatisch noch einmal einatmen und dann beim Heben automatisch die Luft anhalten? Was passiert da? Ihr Körper macht es genau richtig. Beim Einatmen öffnet er die Bauchmuskeln kurz nach vorne, dann spannt er sie maximal an, sodass der Rumpf ringsherum stabil wird, und das Zwerchfell spannt voll dagegen. Zusätzlich wird der Beckenboden angespannt, so steigt der Druck im Bauchraum massiv an. Dieser erhöhte Druck will sich überallhin ausbreiten und drückt unter anderem das Zwerchfell und damit die Brustwirbelsäule nach oben, wodurch die Wirbelkörper auseinandergezogen und somit entlastet werden. Etwa 30 bis 50 Prozent Entlastung kann man da messen. Das reduziert die Belastung der Bandscheiben enorm.

Wie verhält sich das Krafttraining der Rückenmuskeln zum Alarmschmerz?

Warnt der Körper schon mit Alarmschmerzen, dann ist der Druck längs der Wirbelsäule schon bedrohlich erhöht. Aus diesem Grund führt ein Training der Rückenstrecker meist sofort zu noch stärkeren Schmerzen. Unserer Erfahrung nach ist das bei einem erheblichen Teil der Patienten der Fall, die das Training deswegen direkt wieder beenden. Kommt Bauchmuskeltraining hinzu, brechen noch mehr ab, was logisch ist, denn durch die höhere Spannung nicht nur hinten, sondern auch vorne steigt die Belastung der Wirbelsäule sofort noch deutlicher an. Der Alarmschmerz wird noch vehementer geschaltet.

Andere Patienten spüren zunächst eine Verbesserung ihrer Rückenschmerzen. Aber nicht, weil sie stärkere Rückenstrecker haben, sondern deswegen, weil sie in den Trainingsmaschinen Positionen einnehmen, die bestimmte Muskeln und Faszien auch dehnen. Und diese Dehnung schafft vorübergehend einen größeren Freiraum, der die Belastung etwas reduziert, was das Schalten der Alarmschmerzen eine gewisse Zeit überflüssig macht. Aber irgendwann holt auch sie die Wirklichkeit ein, da der Dehnungseffekt viel zu klein ist für die Gesamtsituation. Falls sie aber zufällig mit passenden Dehnungsübungen beginnen und dadurch länger schmerzfrei bleiben, denken sie, das hätten sie dem Krafttraining zu verdanken.

Mit dem Zelt-Bild werden die Zusammenhänge noch klarer

Lassen Sie uns die Situation noch einmal vereinfacht am Beispiel eines Zelts beschreiben. Wenn Sie ein Zelt stabilisieren wollen, müssen Sie die Spannseile genügend festziehen, damit es stehen bleibt. Dabei muss die Kraft letztlich nach unten abgefangen werden, sonst bohrt sich die Zeltstange in den Boden.

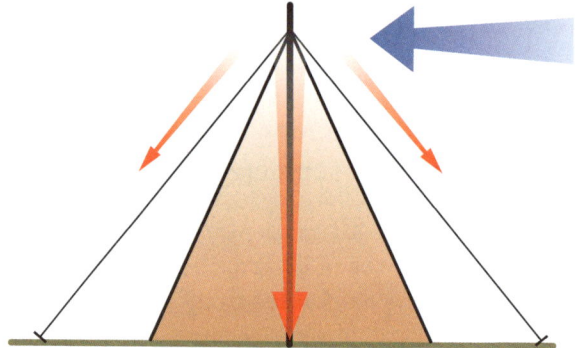

Die Wirbelsäule als Zeltkonstruktion

Damit die Kraft der zu den verschiedenen Seiten ziehenden Spannschnüre überhaupt einen Ansatzpunkt hat, muss es in der Mitte einen Übertragungspunkt geben, einen Fixpunkt. Dieser Fixpunkt ist die Zeltstange. Übertragen wir dieses Modell auf die Wirbelsäule. Zu Frontseite ziehen die Bauchmuskeln und der Hüftbeuger, nach hinten ziehen die Rückenstrecker und Gesäßmuskeln.

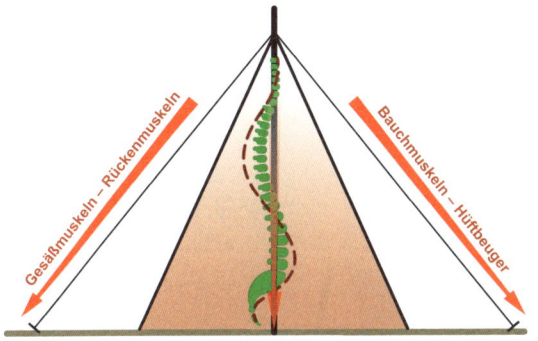

Die Negativ-spirale des spannungs-erhöhenden Trainings

Sie sehen, dass wir jetzt einfach anstatt der Zeltstange die Wirbelsäule eingebaut haben. Die Spannseile stehen jetzt für die verschiedenen Muskeln und deren Spannungen. Nach links, also hinten, für die Gesäßmuskeln und die Rückenmuskeln. Nach rechts, also vorne, für die Bauchmuskeln und die Hüftbeuger. Werden einige oder alle diese Muskeln mit herkömmlichem Krafttraining gestärkt, steigt deren Vorspannung. Fatal wird es, wenn nicht nur die Rückenstrecker, sondern auch die Bauchmuskulatur trainiert werden. Denn so wird sogar noch dort die Spannung erhöht, wo es zuvor sowieso schon viel zu viel davon gab.

Aber egal wie, es führt kein Weg daran vorbei, dass die Erhöhung der Spannungen sich direkt auf die axiale Belastung der Wirbelsäule auswirkt und die schon vorhandenen Krümmungen extremiert. Das Ergebnis sehen Sie an der Haltung alter Menschen und am Zustand der Wirbelsäulen: zerdrückte Bandscheiben und eingebrochene Platten der Wirbelkörper.

Kann Kraft gegen Kraft eine Lösung sein?

Gehen wir noch einmal zu unserer Darstellung des Wirbelsäulenausschnittes. Die nach vorne ziehende Kraft wird durch die hinten gegenziehende kompensiert, die Wirbelsäule bleibt aufrecht.

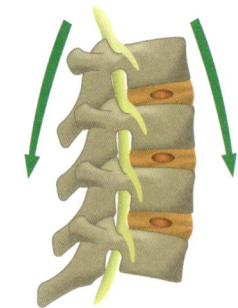

Wirbelsäule in normaler physiologischer Belastung

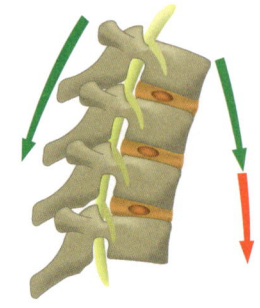

Die zunehmenden Kräfte nach vorne ziehen die Wirbelsäule nach vorne.

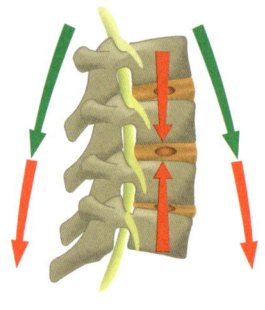

Die Rückenstrecker sorgen für den aufrechten Gang – zu Lasten der Bandscheiben.

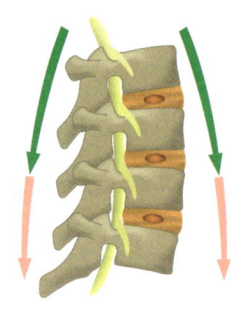

Die Normalisierung der Kräfte nach vorne senkt die Bandscheibenbelastung.

Jetzt wird die Kraft nach vorne doppelt so groß.

Bleibt die Kraft der Rückenstrecker gleich, muss sich der Mensch nach vorne beugen. Doch da er aufrecht bleiben möchte, muss er mit den Rückenstreckern dagegenziehen.

Wenn die immer größere Kraft nach vorne mit einer immer größeren Gegenkraft nach hinten ausgeglichen wird, leidet die Bandscheibe, die diese Kräfte abfangen muss. Irgendwann wird die Belastung der Bandscheibe so groß, dass der Körper einen Alarmschmerz schaltet. Hebt der Mensch mit einer so überlasteten Bandscheibe einen vollen Wasserkasten aus dem Kofferraum seines Autos und dreht sich dabei, gibt es einen Knall und der Faserring einer Bandscheibe platzt – Bandscheibenvorfall.

Was ist die einzige dauerhafte und körperfreundliche Lösung? Eine Lösung, bei der die Struktur in der kraftübertragenden Mitte, also die Bandscheibe, schonend behandelt wird? Genau: Die zu starke Zugspannung nach vorne einfach wieder auf das Normalmaß reduzieren.

Wenn Sie dieses Prinzip nicht beachten, werden irgendwann die immer stärker werdenden Kräfte nach vorne siegen und Sie werden sich wie so viele andere irgendwann am Rollator abstützen müssen, weil Sie so nach vorne gezogen werden dass Sie die Kraft hinten einfach nicht mehr

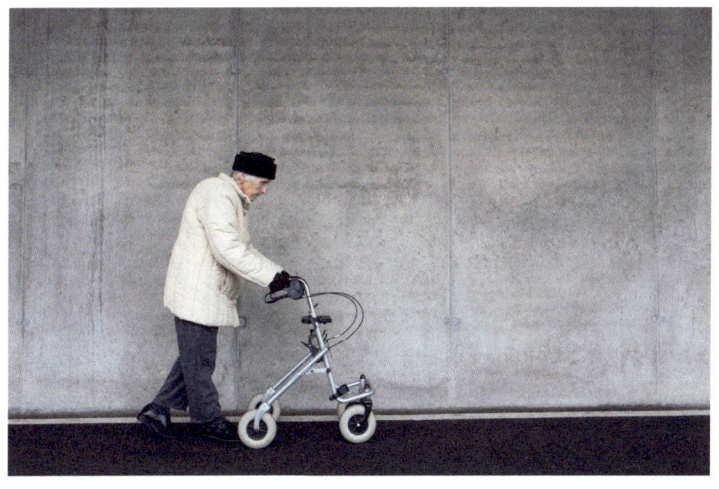

Die typische Haltung alter Menschen am Rollator.

aufbringen können. Sie glauben das nicht? Haben Sie schon einmal Menschen am Rollator gesehen, die gerade laufen oder nach hinten überstreckt sind?

Bei Schmerzen nur unsere speziellen Kräftigungsübungen

Aufgrund dieser Erfahrungen und Überlegungen raten wir schon seit vielen Jahren Patienten dringend davon ab, bei Rückenschmerzen, aber auch bei allen anderen Schmerzen herkömmliches Krafttraining zu betreiben. Mindestens so lange, bis der Schmerz beseitigt ist. Denn die Gefahr ist einfach zu groß, dass mit solch einem Krafttraining, egal ob mit dem eigenem Körpergewicht, an Geräten oder mit freien Hanteln, die beteiligten Muskeln immer mehr in die höhere Anspannung und Verkürzung gehen. Das muss nicht so sein. Erfahrene Kraftsportler erarbeiten sich instinktiv Trainingstechniken, die die Verkürzungen minimieren. Dazu gehört aber ein gutes Körpergefühl und eine Menge Erfahrung.

Beim herkömmlichen Krafttraining steht die konzentrische Anspannungsphase im Vordergrund, das heißt, die Kraft beim Verkürzen wird betont. In den so trainierten Muskeln werden die Vorspannungen immer größer. Diese größer werdenden Zug-

Solange Sie Schmerzen haben, machen Sie bitte kein herkömmliches Krafttraining.

spannungen sind aber genau das, was wir mit unserer Schmerztherapie verringern und auf das Normalmaß zurückführen wollen. Werden die zu hohen Spannungen gleichzeitig durch das Krafttraining wieder antrainiert, kommen die Patienten nie aus dieser Situation heraus. Deswegen sagen wir: Solange Schmerzen im Körper sind – solange zu hohe Zugspannungen im Körper sind –, bitte kein herkömmliches Krafttraining machen, da dies die entspannenden Effekte unserer Therapie mindern könnte.

Sie brauchen aber keine Angst zu haben, dass Sie ganz auf Krafttraining verzichten müssen. Im Gegenteil: Unsere Liebscher-&-Bracht-Übungen enthalten ein spezielles Krafttraining, bei dem Sie sich bei Bedarf voll austoben können. Dieses Krafttraining der anderen Art hat den Riesenvorteil, dass nicht nur Verkürzungen und schädigende Spannungserhöhungen vermieden werden, sondern die Muskeln und Faszien flexibler und gleichzeitig kräftiger werden. Die Übungen finden Sie im Praxisteil. Lassen Sie sich überraschen.

Für die Kraftsportprofis

Wenn Sie Ihr herkömmliches Krafttraining so gerne machen, dass Sie nicht darauf verzichten möchten, gibt es auch für Sie eine Möglichkeit: Bitte führen Sie das Krafttraining immer über die größtmöglichen Gelenkwinkel aus und fokussieren Sie sich dabei auf die exzentrische Kraftphase. Trainieren Sie an entsprechenden Geräten, stellen Sie bei dieser Phase ein deutlich höheres Gewicht ein. Investieren Sie genügend Zeit für ein ausgiebiges Dehnungsprogramm, um die bei herkömmlichem Krafttraining nicht vermeidbaren Verkürzungen und erhöhten Muskelfaser-Spannungen zeitnah wieder zu normalisieren. Optimalerweise nutzen Sie hierfür unsere 27 therapeutischen 3-Schritt-Engpassdehnungen. Die nötigen Informationen dazu erhalten Sie am Ende des Buches.

Helfen Rückenschule und Wirbelsäulengymnastik?

Die Bedeutung von Rückenschule und Rückengymnastik bei Rückenschmerzen wurde vor vielen Jahren anhand einer groß angelegten europäischen Studie untersucht. Die Ergebnisse der Studie wurden 2016 noch einmal bestätigt. Demnach ist »die Evidenzbasis für den Einsatz von Rückenschulen zur Behandlung von chronischen Rückenschmerzen schwach. In fast einem halben Jahrhundert [...] hat sich kein eindeutiger Beweis für den Nutzen ergeben.«[82] Alles in allem war das Ergebnis neutral – bis hin zu einer leichten Verschlechterung der Wirkung.

Was bringen Rücken-schulen?

Die Grundlage dieser Kurse sind herkömmliche Vorgehensweisen der Sportwissenschaft

Sie fragen sich jetzt natürlich: Wie kann denn das sein? Denn schließlich werden diese Angebote doch von Trainern und Kursleitern angeboten, die sich auf den Rücken und die Wirbelsäule spezialisiert haben, und die Krankenkassen unterstützen diese Kurse. Die Antwort darauf ist sehr einfach und auch leicht nachvollziehbar. Neben der herkömmlichen Vorgehensweise in der Rückenschmerz-Therapie gibt es auch eine herkömmliche Vorgehensweise bei Rückenschmerzen in der Sportwissenschaft und Trainingslehre. Leider macht aber jeder Kursleiter das, was er für das Geeignetste hält. Dadurch entstehen Mischungen zwischen dem, was sie in einer herkömmlichen Aus- und Fortbildung gelernt haben, und dem, was sie aus ihrer eigenen Erfahrung heraus für gut befinden. In dem Dschungel von Angeboten gibt es sicher gute Vorgehensweisen, die den unseren sogar ähneln und die wir als gut und hilfreich einschätzen würden. Doch das ist vermutlich die Ausnahme. Die meisten Rückenschulen arbeiten mit den nicht funktionierenden herkömmlichen Auffassungen.

Von Teilnehmern an diesen Kursen erfahren wir, welche Übungen dort absolviert werden. Nicht wenige berichten von stark verkürzendem Bauchmuskeltraining – das ist Gift bei Rü-

Die Gefahr bei Bauchmuskelübungen

ckenschmerzen. Wenn Ihnen in solchen Kursen gesagt wird, irgendetwas an Ihnen sei zu schwach und müsse gekräftigt werden, dann wissen Sie inzwischen ja, was Sie davon zu halten haben. Nicht selten werden schonende Positionen empfohlen – dies übrigens auch häufig von Physiotherapeuten. Heftigstes Beispiel ist die sogenannte Stufenlagerung zur Schonung der Wirbelsäule. Die mildere Variante davon ist die, in Rückenlage die Knie mit einem gerollten Handtuch zu unterlegen oder die Beine angewinkelt aufzustellen. Hintergrund ist die Überlegung, dass der Hüftbeuger zu kurz ist und deswegen kein Zug auf die Lendenwirbelsäule aufgebaut werden soll. Die heftigste Variante ist, die Unterschenkel auf einen Würfel oder einen Stuhl zu legen. Alle diese Positionen fühlen sich natürlich angenehm und wohltuend an. Aber dürfen wir das oft oder sogar regelmäßig machen? Natürlich nicht, denn dass der Hüftbeuger zum Ausruhen wieder in die Sitzposition gebracht wird, die das ganze Problem erst in den Körper hineintrainiert hat, ist natürlich Gift. So wird der Hüftbeuger immer »kürzer«, statt dass er mehr und mehr auf Länge trainiert wird. Diese Beispiele zeigen uns, warum nach einem halben Jahrhundert immer noch kein Nutzen für solche Rückenschulen nachgewiesen werden konnte.

Bei Rückenschulen kritisch sein

Als betroffener Rückenschmerzpatient sind Sie dem Zufall ausgeliefert, wenn Sie eine Rückenschule besuchen möchten. Wir können Ihnen deswegen nur dringend empfehlen, bei solchen Angeboten sehr kritisch zu sein und diese sofort abzubrechen, wenn Sie das Gefühl haben, dass die Kursleitung die herkömmlichen Auffassungen vertritt, die wir als Irrtum entlarvt haben. Oder natürlich wenn Sie merken, dass das Training Ihnen schadet oder sich gar nichts tut. Sie können in den meisten Fällen davon ausgehen, dass Übungen, die eine gute Wirksamkeit haben und das Problem ursächlich auflösen, Ihre Schmerzen ziemlich schnell lindern können. Es ist also sinnlos, Monate oder gar Jahre auf Besserung zu hoffen. Dass Sie die funktionierenden Übungen jahrelang, nämlich den Rest Ihres Lebens, weitermachen müssen, haben Sie inzwischen sicherlich verstanden.

Wie sinnvoll ist es, sich zu schonen?

Zum Thema Schonen ist das Wichtigste schnell gesagt. Wenn wir unseren Körper schonen, baut er ab – und zwar auf allen Ebenen. Deswegen sollten wir Schonung immer ganz vermeiden oder minimieren. Manchmal geht es nicht anders, zum Beispiel wenn ein Knochen so gebrochen ist, dass er durch die umliegenden Gewebe nicht ausreichend fixiert werden kann. Schonung bedeutet aber nicht nur, Bewegung vermeiden oder verhindern, sondern auch jede Stütze von außen. Jede stabilisierende Hilfe von außen veranlasst den Körper, die eigene Stabilisierung abzubauen. Nach dem Motto: Wenn ich Hilfe von außen bekomme, kann ich meine Ressourcen woanders einsetzen. Die Kunst liegt also darin, so wenig wie möglich zu schonen und von außen zu unterstützen. Und falls es eine Zeit lang nicht zu vermeiden ist, diesen Zustand nicht auszudehnen, sondern zu beenden, sobald es die Situation zulässt.

Hilft Yoga bei Rückenschmerzen?

Im Grunde genommen gilt für Yoga das Gleiche wie für Rückenschulen. Hier gibt es verschiedene Angebote unterschiedlicher Qualität, die nicht alle für Rückenschmerzpatienten geeignet sind. Doch prinzipiell müssen wir unbedingt eine Lanze für Yoga brechen. Wir sind begeisterte Anhänger des Yoga und fördern seinen Ruf, wann immer sich die Gelegenheit bietet. Wir trainieren selbst mit Begeisterung immer wieder Yoga-Positionen, und wenn Sie unsere Liebscher-&-Bracht-Übungen kennen, dann wissen Sie, dass es viele Ähnlichkeiten gibt. Es gibt aber auch Unterschiede, die einfach daher rühren, dass die Zielsetzung eine andere ist: Schmerzfreiheit und spirituelles Wachstum.

Die verschiedenen Yoga-Stile und die Liebscher-&-Bracht-Übungen ergänzen sich wunderbar.

Die verschiedenen Yoga-Stile und unsere Übungen ergänzen sich wunderbar. Das ist logisch, denn das überlieferte Yoga ist

195

ein ganzheitliches System zur Entwicklung des Bewusstseins, der Spiritualität, also des Menschseins. Die vielfältigen körperlichen Übungen sind eigentlich nur ein Mittel zum Zweck, den Körper als Tempel der Seele in seinen bestmöglichen – gesündesten – Zustand zu bringen, um sein geistiges Sein durch Meditation entwickeln zu können.

Im Unterschied dazu sind unsere Übungen die in Bewegung umgesetzte vorbeugende Schmerztherapie. Der Fokus liegt auf der Herstellung bestmöglicher Funktion des Bewegungssystems des Menschen, da dies die Voraussetzung für Schmerzfreiheit, Verschleißfreiheit und volle Beweglichkeit ist.

Die ergänzende Funktion unserer Übungen für das herkömmliche Yoga ergibt sich ganz pragmatisch aus der Situation, dass Yoga-Trainierende, die leider auch Schmerzen bekommen können, sich mit FaYo oder auch unseren Liebscher-&-Bracht-Übungen genau die ergänzenden Bewegungsreize holen können, die es ihnen ermöglichen, ihr Yoga ohne Schmerzen weiter trainieren zu können. Bitte folgen Sie einfach dem Prinzip: Probieren geht über Studieren. Haben Sie Schmerzen, beginnen mit Yoga, und die Schmerzen verschwinden? Prima. In Ihrer Yoga-Stunde machen Sie offensichtlich die Übungen, die das Problem lösen. Verschwinden die Schmerzen nicht, dann machen Sie unsere Übungen. Haben Sie keine Schmerzen und bekommen Sie durch Yoga welche? Ergänzen Sie Ihr Yoga durch unsere passenden Übungen. Sie sehen: Egal, ob Ihre Schmerzen durch das häufige Sitzen oder durch Yoga ausgelöst werden, durch unsere speziell dafür entwickelten Übungen können Sie leben, wie Sie möchten, und alles trainieren, was Sie möchten.

✳ ✳ ✳

Resümee Ob Krafttraining, Rückenschule oder Yoga bei Schmerzen helfen oder nicht, muss sehr detailliert betrachtet werden. Der eine empfiehlt, sich zu bewegen, der andere mahnt zur Vorsicht, ein Dritter rät, sich zu schonen. Es fehlt die Systematik, daher gibt jeder aus dem Bauch heraus die Empfehlungen, die seiner subjektiven Erfahrung entsprechen. Mal hilft das, mal macht es alles nur schlimmer.

In diesem Buch bekommen Sie gezeigt, was Sie wie üben sollen, ohne das Risiko, dass Ihre Situation sich verschlimmert.

Im nächsten Abschnitt geht es um das Thema Schlafen und die beste Schlafposition. Auch hier betrachten wir ein Thema, das in der Regel die Gemüter erhitzt, mit gesundem Menschenverstand und machen daraus eine biomechanische Untersuchung.

Gute Nacht – die beste Schlafposition für einen gesunden Rücken

Richtig schlafen bei Rückenschmerzen. Dieses Thema ist ein Dauerbrenner und wird immer wieder diskutiert. Scheinbar gibt es ja auch hier – wie bei der Ernährung – verschiedene Meinungen, die in der Regel auf Gewohnheiten und »Anfangserfahrungen« beruhen und einer genaueren Überprüfung nicht standhalten. Denn auch beim Thema Schlafen gibt es »rückenfeste« Argumente, die wir Ihnen im Folgenden vermitteln. Lassen Sie sich überraschen.

Was hat Schlafen mit Rückenschmerzen zu tun?

Rund ein Drittel unseres Lebens verbringen wir schlafend im Bett.

Weiter vorne haben wir untersucht, wie sich unser häufiges Sitzen über jeweils lange Zeiträume auf unseren Rücken auswirkt. Wie beschrieben, weiß man heute aus Untersuchungen, dass wir durchschnittlich 7,5 Stunden in sitzender Haltung verbringen.[83] Diese Untersuchungen beziehen sich auf die rund 16 Stunden des Tages, in denen wir wach sind, die restlichen acht Stunden liegen wir schlafend im Bett. Wir sitzen also ein Drittel des Tages, ein weiteres Drittel liegen wir im Bett, und das letzte Drittel tun wir etwas anderes. Machen Sie sich einmal bewusst, dass Sie rund ein Drittel Ihres ganzen Lebens im Bett verbringen. Dann wird Ihnen klar, dass alles, was während dieser Zeit passiert, sehr großen Einfluss auf Ihr Leben haben könnte. Lassen Sie uns also schauen, ob wir während dieser Zeit etwas tun können, das Rückenschmerzen positiv beeinflusst.

Die meisten Menschen schlafen »sitzend«

Entscheidend könnte die Position sein, in der wir schlafen. Dafür gibt es vier Möglichkeiten: auf dem Rücken, dem Bauch, der linken und der rechten Seite. Wie schlafen Sie? Die Wahrscheinlichkeit ist sehr groß, dass Sie auf der linken oder rechten Seite schlafen. Wenn wir bei Vorträgen oder in Ausbildungen die Frage stellen, wer in Seitenposition schläft, melden sich 85 bis 95 Prozent der Anwesenden. Es ist eindeutig die beliebteste Schlafposition. Doch wenn man in der Seitenlage schläft, hat man so gut wie immer mindestens ein Knie angezogen. Etwa ein Drittel der Seitenlagen-Schläfer ziehen sogar beide Knie an und schlafen in der Embryohaltung.

Welcher Haltung entspricht also das Schlafen in Seitenlage? Dem Sitzen, das wir jeden Tag sowieso schon viel zu lange tun. Wir sitzen sozusagen beim Schlafen. Ganz schlimm ist das für diejenigen, die einen Schreibtischjob haben, dann den Abend sitzend vor dem Fernseher verbringen und anschließend die ganze Nacht in der Sitzposition schlafen.

Wenn wir nun die 24 Stunden eines Tages betrachten, wandelt sich das Bild: Aus einem Drittel Sitzen werden plötzlich zwei Drittel Sitzen. Das ist beunruhigend. Überlegen wir jetzt noch, dass die erforschten 7,5 Stunden Sitzen am Tag Durchschnittswerte sind und ein Großteil der Menschen heute Sitzberufe hat – zum Beispiel Schreibtischarbeiter, Bus- und Taxi-

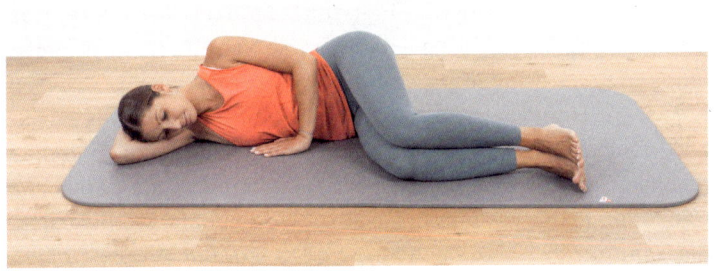

Etwa neun von zehn Menschen schlafen in dieser sitzähnlichen Position.

fahrer –, dann können wir uns gut vorstellen, wie viele Menschen ein hohes Risiko haben, Rückenschmerzen zu bekommen.

Wie Sie sich betten, so leiden oder gesunden Sie

Das Angebot an Betten, Matratzen und Decken ist riesig. An Schlafmöbeln gibt es alles, von hochgradig giftig – wegen der Kleber, Lacke, Holzschutzmittel usw. – bis biologisch kontrolliert und frei von belastenden Ausdünstungen. Bitte tun Sie Ihrer Gesundheit den Gefallen und betten Sie sich in Materialien, die Ihnen guttun.

Achten Sie bei Ihrem Bett auf gesundheitlich unbedenkliche Materialien.

Erinnern Sie sich an den indirekten Faktor Umfeld, über den wir in Kapitel 4 gesprochen haben? Daran, wie wichtig ein gesunder, störungsfreier Schlafplatz ist? Das alles sind gute Gründe, darauf zu achten, dass Ihr Bett sowie die Matratzen, Laken, Decken und so weiter möglichst aus biologisch kontrollierten Materialien bestehen. Gott sei Dank gibt es heutzutage immer mehr Hersteller und Geschäfte, die sich darauf spezialisiert haben. Denken Sie daran, dass Sie ein Drittel Ihres Lebens in Ihrem Bett verbringen.

Aber abgesehen von den Materialien – wie sollte die Matratze sein? Weich, härter, sehr hart oder ein Wasserbett? Sollte der Rost einfach sein oder raffiniert und technisch aufwendig? Sollte er zweidimensional nachgeben oder gar punktuell? Sollten die Liegewinkel einstellbar sein? Am besten elektrisch mit Motor?

Wir sagen immer: Die beste Unterlage bietet ein Wasserbett – aber gefroren. Was scherzhaft klingt, ist sehr ernst gemeint. Denn wie wäre ein gefrorenes Wasserbett? Knallhart natürlich. Und das ist unserer festen Überzeugung nach das Beste, was Sie tun können. Der Grund dafür ist sehr einfach: Den lieben langen Tag verbringen wir damit, Kurven und Winkel in unseren Körper zu trainieren. Es beginnt mit dem stundenlangen Sitzen, bei dem Hüft- und Kniegelenke einen 90°-Winkel bilden. In der Folge beugt sich der Rumpf immer mehr nach vorne, die Bauchmuskeln verkürzen. Die Brustwirbelsäule krümmt sich, die Schultern werden nach vorne gezogen. Um gerade zu bleiben, müssen wir mit den rückwärtigen Muskeln gegenspannen, wodurch diese immer mehr in Dauerkontraktion kommen bis hin zum Hartspann. Das geschieht vor allem bei den Rückenstreckern und den Nackenstreckern.

Beim Stehen und Laufen müssen wir dann ebenfalls permanent mit den rückwärtigen Muskeln gegen den Zug von vorne arbeiten. Die Schwerkraft wirkt desto mehr auf unseren Körper ein, je »kurviger« wir werden, weil die Hebelarme immer länger werden. Das Endresultat ist sehr oft bei älteren und alten Menschen zu sehen, die so nach vorne gezogen werden, dass sie sich auf dem Rollator abstützen müssen, um sich überhaupt noch halten zu können. All das ist völlig unnötig, hausgemacht durch unser 24-Stunden-Bewegungsprofil und lässt sich ganz gezielt ebenso auflösen, wie es sich im Laufe eines Lebens eingeschlichen hat. Und zwar sehr schnell und bis ins allerhöchste Alter.

Voraussetzung dafür aber ist, dass Sie sich nicht jede Nacht schonen. Wie schonen Sie sich nachts? Indem Sie auf Wasserbetten oder sogenannten Gesundheitsmatratzen liegen, die in Wirklichkeit Schmerzen Vorschub leisten und eher krank machen. Warum? Wenn Sie die Winkel und Bögen, die sich tagsüber immer mehr in den Körper einprogrammieren, auch noch nachts einnehmen, dann verstärkt das drastisch genau die negativen Effekte, unter denen Sie sowieso schon leiden. Deswegen fühlen sich Wasserbetten und nachgiebige Matratzen auch so super gemütlich und kuschelig an: Den ganzen Verkürzungen wird geschmeichelt, und so werden sie immer schlimmer. Bitte erinnern Sie sich an unsere Ausführungen zur Stufenlage. Diese schädigenden Einflüsse explodieren noch einmal, wenn Sie – auf dem Rücken schlafend – zusätzlich eine Nackenrolle benutzen, Ihre Knie unterlegen, damit die Beine gebeugt bleiben, oder sich schlimmstenfalls ein einstellbares Bett »gönnen« und mit erhöhtem Oberkörper schlafen. Vor allem in Krankenhäusern finden Sie oft solche Betten. Denn die Kranken fühlen sich wohler, sprich geschonter, wenn das Bett entsprechend ihres verkürzten Hüftbeugers eingestellt wird. Mittlerweile können Sie nachvollziehen warum: Der Hüftwinkel nähert sich wieder dem beim Sitzen an, je steiler das Bett eingestellt wird.

Wenn Sie die schädlichen Winkel nicht nur tagsüber, sondern auch noch nachts einnehmen, verstärken sich die negativen Folgen drastisch.

In der Rückenlage auf einer harten Matratze schlafen – die Königsdisziplin

Die richtige Schlafposition kann Ihnen helfen, Ihre Rückenschmerzen loszuwerden. Ja, Sie können sie sich im Schlaf wegtrainieren. Sie können die Fehlentwicklungen, die tagsüber passieren, nachts ausgleichen. Voraussetzung dabei ist aber, nicht in der Seitenlage zu schlafen. Legen Sie sich auf den Rücken auf eine möglichst harte Matratze. Ein weicher Topper verhindert das harte Aufliegen der Knochen, die gerade Fläche der Matratze bleibt aber bestehen. »Das kann ich nicht!«, protestieren jetzt viele, völlig unmöglich sei das. Aber ruhig Blut, es geht. Sie müssen sich nur langsam daran gewöhnen, bis es normal für Sie ist. Dann aber möchten Sie nie wieder anders schlafen.

Ihr Anti-Rückenschmerztraining für die Nacht

Denn was passiert auf einer harten Unterlage? Der gesamte auf dem Rücken liegende Körper richtet sich entsprechend der geraden Linie dieser harten Unterlage wieder korrekt aus. Die Knie strecken sich, und die Wadenmuskeln werden lang gezogen, wenn Sie sich angewöhnen, die Füße anzuziehen. Die Hüfte streckt sich, wodurch der Hüftbeuger lang gezogen wird und das meist viel zu extreme Hohlkreuz mehr und mehr verschwindet. Der Rücken wird gerade, und die Schultern sinken nach unten, wodurch die Bauch- und Brustmuskeln lang werden. Die Arme legen Sie gestreckt ab, wodurch der Armbeuger lang wird. Die Halswirbelsäule sinkt nach unten und entspannt den Nacken.

Natürlich ist es nicht das Ziel, sich eine kerzengerade Wirbelsäule anzutrainieren, sondern die zu extremen Biegungen sollen wieder auf das optimale biologische Normalmaß korrigiert werden. Und Sie dürfen nicht denken, dass Sie die ganze Nacht auf dem Rücken liegen. Jeder Mensch dreht sich nachts 24- bis 28-mal auf die Seiten oder auf den Bauch. Und das ist auch gut so. Denn in der Nacht fährt unser Stoffwechsel drastisch herunter, weil wir uns nicht bewegen. Deswegen ist der wiederholte Positionswechsel sehr wichtig. Versuchen Sie,

Es dauert rund zwei Wochen, sich an eine neue Schlafposition zu gewöhnen.

sich nach diesem unbewussten Drehen immer wieder neu auf dem Rücken auszurichten. Denn der Körper möchte natürlich wieder in die Schonposition. Wenn Sie nachts aufwachen, ist daher die Chance sehr hoch, dass Sie sich in der Seitenlage wiederfinden. Wenn Sie sich angewöhnen, sich dann jedes Mal auf den Rücken zu drehen, schlagen Sie zwei Fliegen mit einer Klappe: Sie aktivieren Ihren Stoffwechsel und schlafen in der Position weiter, die den Rückenschmerz mindert.

An eine neue Schlafposition gewöhnen

Wenn Sie von einer weichen Matratze auf eine härtere umsteigen, dürfen Sie sich nicht wundern. In den ersten Tagen werden Sie sich morgens wie gerädert fühlen, und Sie werden wahrscheinlich heftigen Muskelkater bekommen. Nach unserem Verständnis ist das ein gutes Zeichen dafür, dass überall im Körper die degenerierten Verkürzungen und Verspannungen aufgelöst werden und der Körper wieder beginnt, sich optimal auszurichten. Die exakte Ausrichtung in der Rückenlage ist Bestandteil einer der Liebscher-&-Bracht-Übungen, die Sie im Praxisteil finden. Sie sollten es sich zum obersten Ziel erklären, künftig in der Rückenlage zu schlafen. Und machen Sie sich bitte keine Gedanken darüber, dass Sie zu einseitig liegen. Der Körper holt sich die Abwechslung in Form der beschriebenen Positionswechsel.

In der Bauchlage schlafen

Wenn Sie nachts merken, dass Sie, um gut weiterschlafen zu können, etwas anderes brauchen als immer wieder die Rückenlage, dann drehen Sie sich einfach auf den Bauch. Lassen Sie sich nicht von Warnungen beunruhigen, das wäre schädlich und würde zu Rückenschmerzen führen. Ebenso wie die Rückenlage holt das Liegen auf dem Bauch Sie aus den Rückenschmerzen heraus. Dass die Lendenwirbelsäule durch die Schwerkraft zu sehr nach unten sinken würde, ist kein Thema. Das passiert wegen der Verkürzung des Hüftbeugers, die aber gleichzeitig dabei bekämpft wird. Wenn Sie also merken, dass die Bauchlage zu Schmerzen im Rücken führt, dann ist das nichts Schlimmes,

*Die aus Ver-
kürzungen
resultierende
Hohlkreuz-
position,
der Rund-
rücken und
die starke
Nackenüber-
streckung
sind gut
sichtbar.*

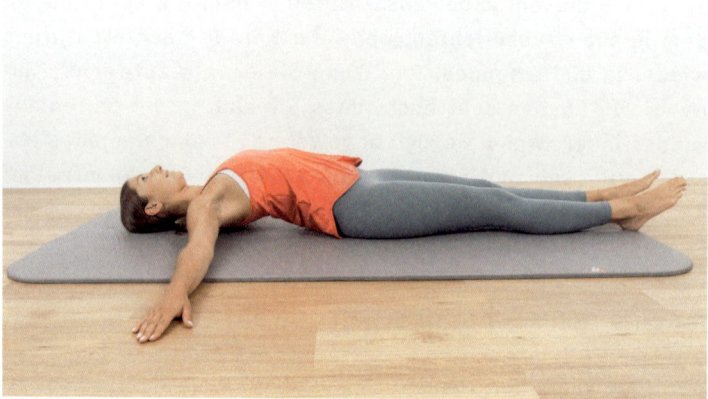

*Die entspre-
chenden
Folgen für
die Brustwir-
belsäule und
den Schulter-
gürtel*

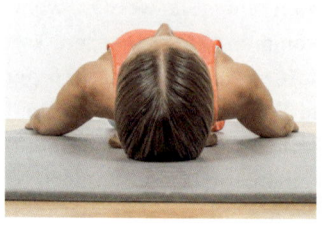

*Was erst
noch be-
wusst »ein-
gestellt«
werden
muss, wird
immer natür-
licher, bis der
Körper sich
automatisch
wohlfühlt.*

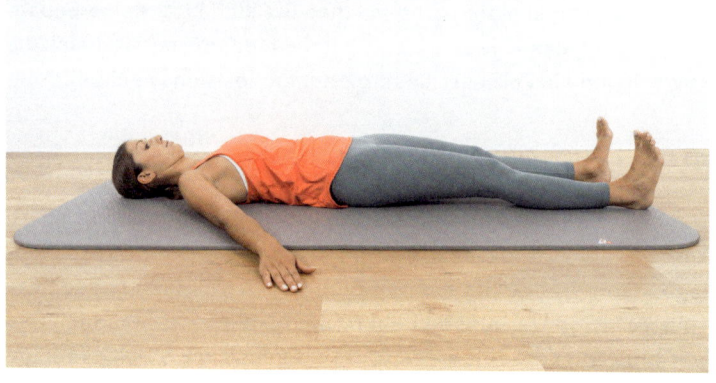

sondern es zeigt Ihnen, dass Sie an der Beseitigung der Ursache Ihrer Rückenschmerzen arbeiten. Wenn nötig, legen Sie
sich ein Kissen unter den Bauch oder schieben ein Bein leicht
gewinkelt ein wenig nach außen. Das können Sie sogar mit beiden Beinen gleichzeitig machen, dann dehnen Sie nicht nur die

Hüftbeuger, sondern auch noch die Muskeln, die Ihre Beine auseinanderziehen. Legen Sie sich dabei so, dass Sie einen Dehnungsschmerz verspüren, der gerade so groß ist, dass er Sie nicht am Einschlafen hindert.

Ein großer Vorteil der Bauchlage ist außerdem, dass Sie Ihren Kopfwender, einen Halsmuskel, dehnen können, da Sie den Kopf zum Atmen zur Seite drehen müssen. Achten Sie dabei darauf, dass die Halswirbelsäule so gerade wie möglich ist. Wechseln Sie im Tagesrhythmus die Seite, zu der Sie den Kopf drehen, um sich nicht einseitig zu dehnen. Sind Sie in einer Drehrichtung eingeschränkt, dann üben Sie diese mehr. Und noch ein Tipp: Wenn Ihr Bett breit genug ist, dann können Sie mit einem Arm oder sogar mit beiden Armen gleichzeitig die im Praxisteil beschriebenen Dehnungen für die Brust machen. Das Dehnen im Schlaf ist effizient, da der Körper im Schlaf vollständig herunterschaltet und im wahrsten Sinne des Wortes vollständig loslassen kann.

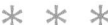

Nun kennen Sie unsere Meinung zum Schlafen. Wir können Ihnen nur wärmstens empfehlen, es zumindest zwei Wochen lang zu versuchen, auch wenn Sie es sich jetzt vielleicht nicht vorstellen können, auf dem Rücken oder auf dem Bauch zu schlafen. Wir haben so viele Patienten und Kursteilnehmer erlebt, die ihre neue Schlafqualität nach spätestens einem Monat nicht mehr missen möchten. Sie haben sich von ihrem Körper überzeugen lassen.

Resümee

Wir haben in den bisherigen Kapiteln sehr ausführlich alles besprochen, was aus unserer Sicht rund um das Thema Rückenschmerzen wichtig ist. Im folgenden letzten Kapitel des theoretischen Teils schauen wir uns noch einmal die Fragen an, die nach der herkömmlichen Theorie und Auffassung offen oder nur unbefriedigend beantwortet sind. Auf der Basis unseres Schmerzerklärungsmodells beantworten wir die Fragen und klären die Ungereimtheiten.

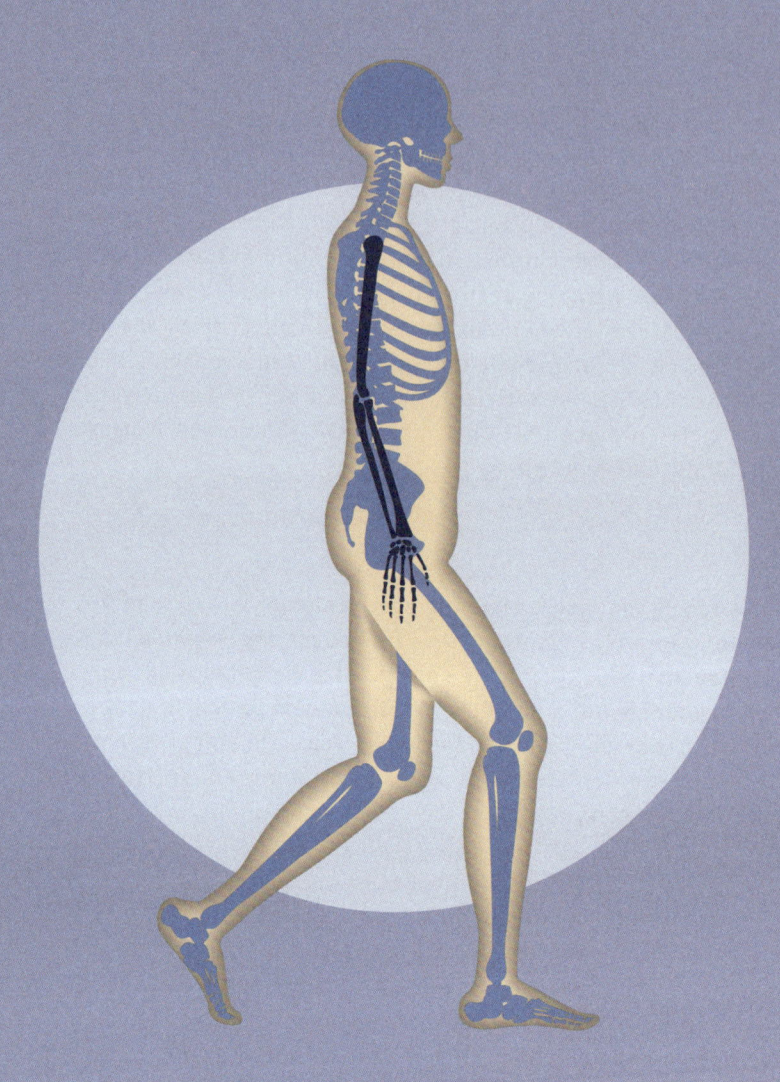

Kapitel 7

Wir fassen zusammen und beantworten alle offenen Fragen zu Rückenschmerzen

Die Entdeckung – die Auflösung der Ungereimtheiten und Missverständnisse

Nachdem wir nun alle wichtigen Zusammenhänge bezüglich Rückenschmerzen besprochen haben, wollen wir noch einmal die Besonderheiten unseres Erklärungsmodells für Rückenschmerzen herausarbeiten. Dazu lösen wir zunächst die eingangs beschriebenen Ungereimtheiten der herkömmlichen Erklärungen für Rückenschmerzen auf und beantworten anhand unseres Modells die Fragen, für die es in der herkömmlichen Medizin keine oder nur unbefriedigende Antworten gibt. Bevor wir mit der Umsetzung starten, fassen wir die wichtigsten Besonderheiten noch einmal zusammen.

Rückenschmerzen und strukturelle Schäden

Lassen Sie uns gleich mit der problematischsten Annahme der herkömmlichen Medizin beginnen: Die Ursache für Rückenschmerzen seien strukturelle Schäden. Es ist eine Tatsache, dass Rückenschmerzen offensichtlich nicht an Schädigungen gekoppelt sind – und umgekehrt. Damit sind die beiden herrschenden Modelle der herkömmlichen Medizin widerlegt: das der spezifischen und das der unspezifischen Rückenschmerzen.

Das Modell der spezifischen Rückenbeschwerden ist widerlegt, weil es ja davon ausgeht, dass Bandscheibenvorfälle, Facettengelenksarthrose, Gleitwirbel und Spinalkanalstenosen konkrete Ursachen der spezifischen Rückenschmerzen seien. Wie wir aber weiter vorne gezeigt haben, kommen die spezifischen Rückenschmerzen – zumindest in den allermeisten Fällen – nicht von den Vorfällen und Vorwölbungen, der Facettengelenksarthrose, dem Gleitwirbel, der Spinalkanalstenose oder anderen strukturellen Schädigungen, sondern es handelt sich um Alarmschmerzen oder Überlastungsschmerzen. Die Alarmschmerzen werden vom Körper, genau genommen vom Gehirn, gezielt in der Absicht geschaltet, uns zu schützen. Sie entstehen, weil wir uns zu eingeschränkt bewegen, weil wir unsere zur Verfügung stehenden Gelenk- und auch Wirbelsäulenwinkel nicht nutzen. Weiter vorne haben wir auch das detailliert besprochen.

Deutlich wechselnde Schmerzintensitäten

Wir alle wissen oder haben selbst die Erfahrung gemacht, dass auch die spezifischen Rückenschmerzen in der Intensität wechseln. Sie sind mal schwächer, mal stärker, mal sehr stark. Aber wie kann das sein, dass die Intensität wechselt, wenn doch die Schädigung so gut wie gleich bleibt, zumindest über diese Zeiträume, innerhalb denen diese Schwankungen zu spüren sind? Die Antwort ist nach unserem Modell sehr einfach. Die Position der Gelenkkugel im Schmerzsee ist zunächst das Resultat der biomechanischen Einflüsse. Hinzu kommen die Einflüsse der indirekten Faktoren, die wir in Kapitel 4 besprochen haben. Diese lassen die Spannungen der muskulär-faszialen Struktur permanent schwanken, und genau diese Schwankungen treiben die Kugel der Lendenwirbelsäule im Schmerzsee nach oben und nach unten. Im Grunde ist allein das schon ein sehr starkes Indiz dafür, dass die Schädigung selbst, die ja gleich bleibt, in den allermeisten Fällen nichts mit den Schmerzen zu tun hat. Konsequent weitergedacht, bedeutet dies: Aus der Tatsache, dass es so gut wie keine Schmerzen gibt, die permanent gleich bleiben, können wir logisch folgern, dass so gut wie alle Schmerzen mit den Spannungen der Muskeln und Faszien zu tun haben könnten.

Wenn Ihre Schmerzen schwanken, werden sie wahrscheinlich durch zu hohe Spannungen verursacht.

Auch »unspezifische« Rückenschmerzen dürften nicht schwanken

Wenn wir uns das Ganze jetzt bei den unspezifischen Rückenschmerzen ansehen, wird es natürlich noch deutlicher. Denn die unspezifischen Rückenschmerzen zeigen ja ganz klar, dass

Rückenschmerzen – und zwar je nach Studie zwischen 80 und 99 Prozent – ohne Schädigungen »auskommen«.[84] Und auch unspezifische Rückenschmerzen schwanken, sind mal stärker, lassen wieder nach oder verschwinden vollständig. Wenn diese Schmerzen ohne strukturelle Schädigung aber durch ein Schmerzgedächtnis, eine Chronifizierung oder durch ein psychisches Trauma ausgelöst würden, warum schwanken sie dann in der Intensität? Sorgt das Schmerzgedächtnis mal mehr oder weniger für Schmerzen? Nimmt die Chronifizierung mal ab, dann wieder zu? Wird das psychische Trauma mal größer und mal kleiner? Sie merken schon, das passt alles nicht zusammen. Die Auflösung nach unserem Schmerzerklärungsmodell sieht bei unspezifischen Rückenschmerzen genauso aus wie bei spezifischen. Die Veränderungen der Schmerzintensität kommen durch die Spannungsschwankungen der muskulär-faszialen Struktur zustande.

Bandscheibenschäden ohne Schmerzen

Wie können wir nach unserem Schmerzerklärungsmodell nun erklären, dass häufig Schäden an den Bandscheiben gefunden werden, die Betroffenen aber keinerlei Schmerzen haben und nie hatten?

Bandscheibenschäden ohne Schmerzen widerlegen die Theorie der spezifischen Rückenschmerzen.

Erinnern Sie sich an die Studie, bei der Menschen, die keine Rückenprobleme hatten, mit bildgebenden Verfahren untersucht wurden? Dabei kam heraus, dass die meisten von ihnen Schädigungen an den Bandscheiben hatten.[85] In diesen Fällen haben die Spannungen der Muskeln und der Faszien ganz einfach nicht ausgereicht, um einen Alarmschmerz oder auch nur einen Überlastungsschmerz zu erzeugen. Zu wenig Bewegung hat dazu geführt, dass der Ernährungszustand der Bandscheiben sehr schlecht war. Sie sind ausgetrocknet und in einem so desolaten Zustand, dass sie immer dünner werden oder aufgrund ihrer Brüchigkeit einreißen oder sich vorwölben. Allerdings sind die Kräfte nicht so extrem hoch, als dass Alarmschmerzen hätten geschaltet werden müssen.

Erklärungen für alle Zustände nach Operationen

Die verschiedenen Zustände, die Rückenschmerzpatienten nach Operationen erleben, haben wir ja schon in Kapitel 5 analysiert. Jeder dieser Fälle, bei dem die herkömmliche Medizin sehr unterschiedlicher Meinung ist oder oft auch gar keine Erklärung liefern kann, ist durch unser Modell der Schmerzentstehung lückenlos nachvollziehbar. Viele Patienten sind sehr dankbar dafür, dass ihnen unser Modell die Möglichkeit gibt zu verstehen, was ihnen widerfährt und warum sie leiden. Sie sind froh, nicht mehr ins Ungewisse hinein leiden zu müssen, sondern eine Lösung vor Augen zu haben.

Sie wurden operiert und haben Schmerzen? Lassen Sie sich mit unserer Therapie behandeln, nachdem Ihr Arzt es Ihnen erlaubt hat.

Wenn nach einer Operation die Schmerzen noch da sind oder wieder auftreten, gibt es nichts Schlimmeres, als zu hören, man müsse jetzt einfach Geduld haben. Patienten erzählen uns, dass sie sich immer weniger trauten, ihre zuvor versprochene Schmerzfreiheit einzufordern, nachdem die Antworten auf ihre Nachfragen immer gereizter ausfielen. Mit dieser Verzweiflung darf niemand leben müssen. Dazu tragen wir bei, indem wir den Betroffenen mit unserem Erklärungsmodell ziemlich genau erklären können, in welchem Stadium sie sich befinden, woran es liegt und was getan werden muss, um das Leiden endlich und auf Dauer abzustellen.

Das Alter ist kein Grund für Rückenschmerzen

Wie sieht es nun mit dem Alter aus? Warum haben ältere Menschen häufiger Rückenschmerzen als jüngere?[86] Na ganz einfach: Weil sie mehr Zeit hatten, das Sitzen in ihren Körper einzutrainieren. Und was ist mit den alten Menschen, die keine Rückenschmerzen haben? Auch ganz einfach: Sie haben das Glück gehabt, oft genug unwissentlich Bewegungen ausgeführt zu haben, die verhinderten, dass die Strukturen an der Front des Körpers immer kürzer, unnachgiebiger und angespannter wurden.

Sie sind alt und haben Schmerzen? Lassen Sie sich nicht einreden, das käme von Ihrem Alter.

Und was ist mit denen, die schon in sehr jungen Jahren unter Rückenschmerzen leiden? Sie wissen vielleicht, dass mittlerweile schon bis zu 60 Prozent der Schulkinder über Rücken-

Lassen Sie Ihr Kind seinen Schulranzen auch mal vorne tragen, das schont und trainiert die Wirbelsäule in eine bessere Haltung.

schmerzen klagen.[87, 88] Diese Frage ist ebenso einfach zu beantworten: Sie sitzen ja nur noch. Das fängt im Kindergarten an, geht in der Schule weiter, ganz zu schweigen von unserem sonstigen Sitzalltag, der natürlich auch bei den Kindern Jahr für Jahr gnadenlos zunimmt. Rechnet man das Schlafen mit angezogenen Beinen noch hinzu, brauchen wir nicht länger nach Gründen zu suchen. Bedenken Sie aber immer wieder, dass es nicht darum geht, das viele Sitzen zu vermeiden. Es geht darum, diese Einseitigkeiten entsprechend auszugleichen. Auch der oft geäußerten Vermutung, die zu schweren Schulranzen wären für Rückenschmerzen verantwortlich, können wir uns nicht anschließen. Wenn beim Gewicht des Schulranzens nicht extrem übertrieben wird, braucht kein Schulkind Rückenschmerzen zu bekommen.

Rückenschmerzen sind nicht erblich

Natürlich ist es durchaus möglich, dass die Eltern große Probleme mit Rückenbeschwerden haben und ihre Kinder auch. Das hängt aber nicht mit den Genen zusammen, sondern damit, dass die Kinder die gleichen Bewegungsgewohnheiten haben wie ihre Eltern. Sie trainieren sich dadurch die gleichen Verkürzungen und Überspannungen an der Front des Körpers an. Und die Rückenschmerzpatienten, deren Eltern keine Probleme mit dem Rücken haben, bewegen sich anders, und zwar ungünstiger, als ihre Eltern das getan haben. Gründe dafür gibt es genug: andere Berufe, andere sportliche Betätigungen, andere Hobbys.

Muss Übergewicht zu Rückenschmerzen führen?

Haben Übergewichtige Rückenschmerzen wegen ihres Gewichts? Lassen Sie uns zurück zu Kapitel 2 gehen, dort haben wir uns damit befasst, welche Rolle der Schwerpunkt des Körpers hat. Es ist klar, dass ein dicker Bauch bei Übergewichtigen ebenso wie bei Schwangeren den Schwerpunkt des Körpers weiter nach vorne verlagert. Dadurch müssen die Rückenstrecker und die Gesäßmuskulatur mehr Kraft aufbringen, um den

Körper aufrecht zu halten, was die Bandscheiben natürlich mehr belastet. Aber diese Kraft können die rückwärtigen Muskeln leicht aufbringen. Wir dürfen nicht vergessen, dass Muskeln, also auch die Rückenmuskeln, durch das Training stärker werden. Und es gibt ja jede Menge übergewichtige Menschen, die keine Probleme mit Rückenschmerzen haben. Allein das ist wieder ein starkes Indiz dafür, dass Übergewicht nicht zwangsläufig zu Rückenschmerzen führen muss. Herkömmlich würde das wieder mit den Genen erklärt, die aber ebenfalls keine Rolle spielen.

Unser Körper kann ganz offensichtlich die hinteren haltenden Kräfte, die durch eine Schwerpunktverlagerung nach vorne nötig werden, aufbringen, ohne dass es zu Überlastungsschmerzen oder Alarmschmerzen kommen muss. Wir können das durch unsere Therapie sogar glasklar beweisen. Denn wir können Patienten, die übergewichtig oder sogar stark übergewichtig sind, so gut wie ausnahmslos und ohne größere Schwierigkeiten von ihren Schmerzen befreien, indem wir die zu hohen nach vorne ziehenden muskulär-faszialen Spannungen durch die Osteopressur oder die passenden Liebscher-&-Bracht-Übungen normalisieren. Kein übergewichtiger Mensch muss also notwendigerweise sein Gewicht reduzieren, um seine Schmerzen loszuwerden. Ganz im Gegenteil: Wenn jemand wegen seiner Schmerzen abnimmt, könnte ihn dies sogar auf die falsche Spur führen. Denn natürlich wirkt es schmerzlindernd, wenn der Bauch flacher wird und sich der Schwerpunkt dadurch wieder nach hinten verschiebt. Das ist aber nicht die Lösung, obwohl die Reduzierung des Übergewichtes aus allgemeinen gesundheitlichen Gründen sinnvoll und erstrebenswert ist. Aber die nach vorne ziehenden Kräfte werden sich aufgrund der Bewegungsgewohnheiten im Laufe der Zeit immer weiter erhöhen, sodass die ehemals Übergewichtigen wieder ihre Last mit Rückenschmerzen haben werden, auch wenn sie irgendwann gertenschlank geworden sind.

Übergewichtige können also Rückenschmerzen haben, wenn sie durch Sitzen und andere biomechanische Einflüsse ihres 24-Stunden-Bewegungsprofils die entsprechenden Verkürzun-

Als Übergewichtiger können Sie frei von Rückenschmerzen sein.

gen oder Spannungserhöhungen aufgebaut haben. Oder sie haben keine Rückenschmerzen, wenn sie solche Verkürzungen oder Spannungserhöhungen durch entsprechende Alltagsbewegungen ausgeglichen haben. Wichtig: Das heißt natürlich nicht, dass Sie überflüssige Kilos ignorieren sollten. Sie sollten auf jeden Fall ein gesundes Gewicht anstreben, auch wenn Sie sich durch unsere Übungen von Ihren Schmerzen befreien können.

Kombinieren Sie die Übungen mit unseren Ernährungsempfehlungen.

Als Schwangere finden Sie im Praxisteil verschiedene Übungen, die Ihnen helfen, Ihre Rückenschmerzen loszuwerden. Aber nutzen Sie bitte nur die Übungen, die »Ihrem Kind nicht zu nah kommen«. Die Auswahl ist groß genug.

Die offenen Fragen und Ungereimtheiten sind geklärt

Damit haben wir die Fragen, die wir in Kapitel 1 aufgeworfen haben, auf der Grundlage unseres Schmerzerklärungsmodells logisch beantwortet. Und die Ungereimtheiten haben sich als das normale biologische Verhalten des Körpers entpuppt. Rückenschmerzen sind so gut wie immer ein Hinweis unseres Körpers, dass etwas nicht gut läuft. Dass die Bandscheiben oder andere Bereiche der Wirbelsäule oder des Rückens drohen zu verschleißen oder geschädigt zu werden. Es handelt sich also um simultane Vorgänge, die beide durch die zu hohen Spannungen der Muskeln und Faszien ausgelöst werden. Diese Sprache unseres Körpers müssen wir ernst nehmen und auf sie hören.

✳ ✳ ✳

Resümee

Wir haben nun alles besprochen, was wir in den letzten 30 Jahren vom Körper des Menschen über die Entstehung der Rückenschmerzen lernen konnten. Das ist die Grundlage von allem, was wir bei unserer Therapie tun. Wir hören auf den Körper, auf die Schmerzen, die er erzeugt, und richten unser therapeutisches Handeln ausschließlich nach diesen Informationen aus. Wir wissen nun, wie es so weit kommen konnte und warum es immer weiter ausarten wird, wenn wir nicht endlich an den wirklichen Ursachen ansetzen. Im nächsten Abschnitt fassen wir die wichtigsten Schlussfolgerungen noch einmal zusammen.

Eine Zusammenfassung –
das Wichtigste auf einen Blick

Bei den herkömmlichen Vorgehensweisen gibt es jede Menge Ansichten, die sich widersprechen. Jede Menge Fragen, die nicht zufriedenstellend beantwortet werden können. Alles das sind Indizien dafür, dass Dinge übersehen wurden, von falschen Voraussetzungen ausgegangen wurde, sich falsche Herangehensweisen eingeschlichen haben und zu Gewohnheiten geworden sind, die nicht mehr hinterfragt werden. Mit unserem Erklärungsmodell haben wir endlich einen roten Faden. An ihm entlang kann endlich mit all diesen Irrtümern und Fehleinschätzungen aufgeräumt werden, um die Spreu vom Weizen zu trennen.

Resümee

Verständnis dafür, wie der Mensch funktioniert

Wir müssen endlich damit aufhören, die Zustände im Menschen als fest und unveränderlich hinzunehmen. Das fängt bei den Muskeln und Faszien an, die sich täglich verändern, und hört bei den Knochen auf, die das ebenso tun. Alles im Körper ist im Wandel, es gibt nichts Festes. Die Funktion macht die Struktur – das ist eins der wichtigsten Gesetze, denen wir Menschen unterliegen. Es birgt eine gewaltige Aussage in sich: Nichts in uns Menschen ist unveränderlich, vor allem dann, wenn sich etwas zum Negativen verändert hat. Denn es war schon einmal positiv. Es ist doch viel unwahrscheinlicher, dass eine Struktur sich hin zu einem unbekannten Zustand verändert, als dass sie sich wieder zu einem schon bekannten, schon einmal da gewesenen Zustand zurückverändert.

Nichts in uns Menschen ist unveränderlich.

Noch vor einigen Jahren war man davon überzeugt, dass sich bestimmte Strukturen im Körper nicht neu bilden können. Nehmen wir als Beispiel das Gehirn. Früher war es gesetzt, dass bestimmte Bereiche des Gehirns fest zugeteilte Funktionen haben. Heute weiß man, dass so gut wie alle Funktionen von anderen Gehirnbereichen übernommen werden können. Bis vor einigen Jahren galt das Gesetz, dass sich abgenutzter Knorpel in den Gelenken nicht regenerieren kann. Die meisten, leider auch viele Ärzte und Therapeuten, sind nach wie vor davon überzeugt. Dabei ist es seit 2011 bewiesen, dass sich selbst bei Arthrose vierten Grades der Originalknorpel wieder aufbauen kann, wenn man die Voraussetzungen dafür schafft.[89] Früher dachte man, die Gene legen alles fest. Heute weiß man, dass Gene variabel, schaltbar sind. Kurzum: Unser Körper kann sich so entwickeln, wie wir ihn gebrauchen – zum Schlechten und zum Guten.

Selbst bei Arthrose vierten Grades kann der Originalknorpel wieder aufbauen.

Eine fundamentale Einsicht: Wir nutzen unsere Gelenkwinkel nur minimal

War es nicht schockierend für Sie zu lesen, dass wir mindestens 90 Prozent der genetisch in uns festgelegten Bewegungsmöglichkeiten nie oder viel zu selten nutzen? Auch auf den Bereich des Rückens und der angrenzenden Gelenke bezogen? Kann man wirklich die Überzeugung vertreten, dass sich ein biologisches Wesen wie ein Mensch, der aus 100 Billionen Zellen besteht und dessen Strukturen sich aufgrund der Bewegung permanent umformen, so massiv eingeschränkt bewegen kann, ohne dass das irgendwelche Folgen haben sollte?

Aufgrund der eingeschränkten Bewegungswinkel entwickeln sich zu hohe Zugkräfte mit all den schmerzhaften Folgen.

Die Folgen der eingeschränkten Bewegungswinkel haben wir ausführlich besprochen:

- Der zunehmende Druck auf die Bandscheiben durch die zu hohen Zugkräfte der zu stark angespannten Muskelfasern und der verfilzten und dadurch unnachgiebigen Faszien
- Die Unterernährung der Bandscheiben durch fehlende Entlastungsintervalle

- Die Formveränderung der Bandscheiben durch den zu hohen Druck
- Die Vorwölbungen, das Platzen des Faserringes und das Austreten der Gallertmasse
- Die Verschiebung von Wirbelkörpern
- Die Bildung von Knochenauswüchsen an überforderten Wirbelkörpern
- Der durch diese Effekte eingeengte Spinalkanal
- Der Verschleiß der Gelenkknorpel der Wirbelgelenke mit den damit einhergehenden Entzündungen, also Reparaturen
- Der zunehmend reduzierte Stoffwechsel durch das Abdrücken der Gefäße und Nerven durch die dauerhafte Kontraktion beteiligter Muskeln und die immer steiferen Faszien
- Und natürlich der immer stärker werdende Schmerz aufgrund all dieser immer extremer wirkenden Kräfte

Revolutionär – die meisten Schmerzen entstehen durch zu hohe Kräfte

Die meisten Schmerzen haben nichts mit dem Zustand der Struktur zu tun. Damit haben die meisten Menschen erst mal ihre Schwierigkeiten, doch für uns ist das seit Jahrzehnten eine unzweifelhafte Tatsache. Die Schmerzen haben, abgesehen von seltenen Ausnahmen, nichts zu tun mit der Bandscheibenvorwölbung, dem Bandscheibenvorfall, der Facettengelenksarthrose, der Spinalkanalstenose oder dem Gleitwirbel. Da ist die alte Überzeugung noch unendlich stark. Fast genauso schwer zu glauben ist für die meisten, dass auch die Chronifizierung, das Schmerzgedächtnis oder schwere psychische Traumen nicht ursächlich für Schmerzen sind. Dass es sich hierbei um drastische Irrtümer der herkömmlichen Theorie zur Entstehung von Rückenschmerzen handelt. Wie so oft ist die Wahrheit sehr einfach: Spannungen werden immer größer und irgendwann sind es Schmerzen.

Die meisten Schmerzen haben nichts mit dem Zustand der Gewebestruktur zu tun.

Irrtümer über Irrtümer – was nicht zu sehen ist, wird übersehen

Was man nicht sieht, wird übersehen.

Nicht die Schäden der Bandscheiben machen den Schmerz, sondern die zu hohen muskulär-faszialen Spannungen. Nicht die Facettengelenksarthrose, sondern die Spannungen. Nicht der Gleitwirbel, sondern die Spannungen. Nicht die fehlende Bandscheibe oder deren Auswucherungen, sondern die Spannungen. Nicht die Spinalkanalstenose, sondern die Spannungen. Nicht die Entzündung der Facettengelenke, sondern die Spannung. Nicht die Chronifizierung, sondern die Spannungen. Nicht das Schmerzgedächtnis, sondern die Spannungen. Nicht das psychische Trauma, sondern die Spannungen.

Wir müssen das wieder und wieder so schreiben, damit es bei allen ankommt: Die meisten Rückenschmerzen werden durch die zu hohen muskulär-faszialen Spannungen verursacht. Es wird Zeit, dass die Ärzte, Heilpraktiker, Physio- und andere Therapeuten endlich die Augen aufmachen und die wahren Ursachen für Schmerzen erkennen, nämlich die bei den bildgebenden Verfahren nicht optisch wahrnehmbaren zu hohen Spannungen der Muskeln und Faszien.

Ach ja richtig: Was nicht zu sehen ist, wird ja bekanntlich übersehen. Und deswegen führt der sogenannte Goldstandard der herkömmlichen Rückenschmerztherapie niemals dazu, dass die Epidemie Rückenschmerzen endlich bezwungen wird. Der Kardinalfehler, den Schmerz als Feind zu betrachten, lässt es einfach nicht zu. Dazu muss ein neuer Goldstandard zur Rückenschmerztherapie eingeführt werden. Zu solch einem »wirklichen Goldstandard« wollen wir mit unserer Therapie gerne beitragen.

* * *

Resümee

Wir haben eine Vorgehensweise, eine Therapie entwickelt, die einfach und praktisch funktioniert. Warum kann sie das? Weil sie entstanden ist, indem wir einfach alles immer weiterentwickelt haben, was Rückenschmerzen auf natürliche Art und Weise beseitigt. Wir haben das systematisiert, was den Körper bei Rückenschmerzen dazu veranlasst hat, sie einfach wieder abzuschalten.

Das Schöne daran ist, dass es funktioniert – in den allermeisten Fällen. Probieren Sie es aus, dann wissen Sie es und brauchen niemandem auf dieser Welt zu glauben, weder uns noch den unzähligen Professoren, Ärzten oder Therapeuten. Glauben Sie ab heute einfach nur noch Ihrem Körper. Er sagt Ihnen immer die Wahrheit.

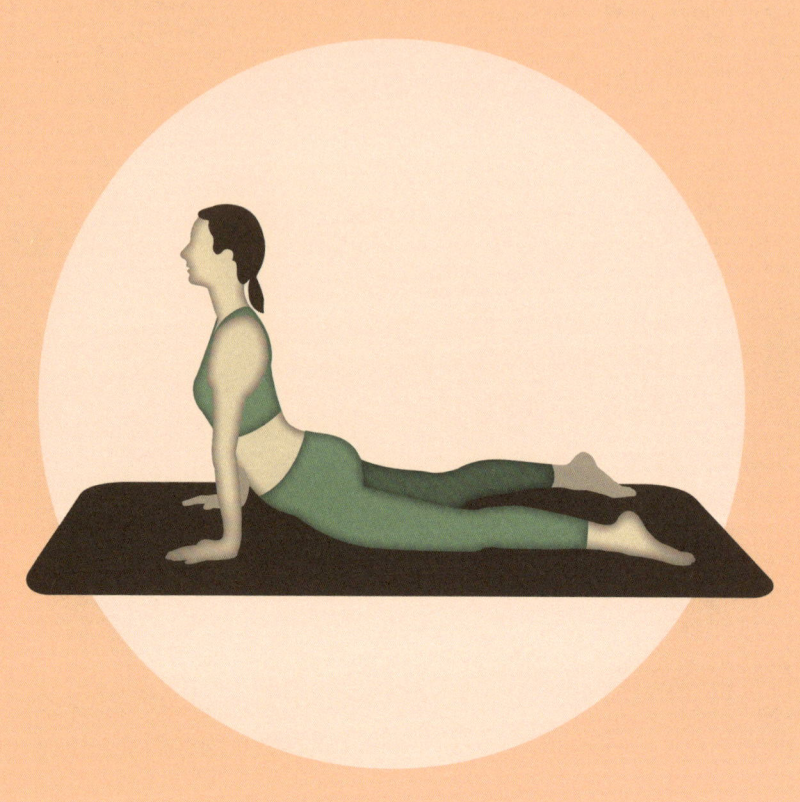

Kapitel 8

Unsere Übungen

—

Bewegung ist die Grundlage für einen schmerzfreien und gesunden Rücken

Endlich – befreien Sie sich dauerhaft von Ihren Schmerzen

Alles, was Sie im Theorieteil gelesen haben, ist die Grundlage dafür, dass Sie sich in kurzer Zeit von Ihren Rückenschmerzen befreien können und danach sehr wahrscheinlich in diesem Leben nicht mehr darunter leiden müssen. Dieses Ziel ist durch unsere systematisierte Vorgehensweise ganz einfach zu erreichen. Denn wir drehen die Entwicklungen, die sich in Ihrem Körper abgespielt und zu Ihren Rückenschmerzen geführt haben, einfach herum.

Das ist zu schön, um wahr zu sein? Wir haben eine gute Nachricht für Sie: Es ist schön, und es ist wahr. Denn es entspricht 30 Jahren Erfahrung bei der Behandlung von Rückenschmerzen, und es gibt nur sehr, sehr wenige Ausnahmen.

Unsere Techniken in perfekter Kombination

Was meinen wir mit einer *systematisierten Vorgehensweise*? Das bedeutet, dass wir Ihnen drei Techniken zur Verfügung stellen, die sich gegenseitig unterstützen, die die jeweiligen Effekte verstärken. Nutzen Sie zusätzlich noch die positiven Einflüsse der indirekten Faktoren, haben Sie auf Ihrem Weg zur dauerhaften Schmerzfreiheit ein mächtiges Werkzeug in der Hand.

Unsere Liebscher-&-Bracht-Übungen – der größte Hebel für Ihre Schmerzfreiheit

Wir starten mit dem größten und einflussreichsten Hebel – der Heilung Ihrer Rückenschmerzen durch Bewegung. Dafür sind nur sechs Übungen notwendig, die nichts anderes machen, als die überhöhten muskulären und faszialen Spannungen, die Sie in Jahren und Jahrzehnten aufgebaut haben, sofort spürbar in Richtung Normalspannung zu senken. Erinnern Sie sich an den Schmerzsee in Kapitel 4? Die sechs Übungen senken gezielt die Gelenkkugeln immer weiter nach unten. Sie wirken schon, wenn Sie die Übungen zum ersten Mal durchführen.

Unsere sechs Übungen wirken durch das spezielle, von uns entwickelte Krafttraining direkt auf die Ursache Ihrer Schmerzen. Sie mindern die zu hohen Spannungen, die zu Ihren Rückenschmerzen geführt haben, um genau zu sein: zu einer Dauerbelastung und dem Verschleiß Ihrer Wirbelsäule. Die sechs Übungen befreien Sie aber nicht nur von Ihren Rückenschmerzen. Sie führen auch dazu, dass Sie Ihr Leben so weiterleben können, wie Sie es gerne möchten. Sie müssen also nicht das Sitzen einschränken, auf Ihren geliebten Sport verzichten, Ihr Hobby aufgeben oder beim Heben von Gegenständen auf eine besondere Körperhaltung achten. Leben Sie einfach so, wie Sie sich am wohlsten fühlen, wie es Ihrem 24-Stunden-Bewegungsprofil entspricht. Das Einzige, was Sie ändern müssen: Machen Sie unsere Übungen.

Sie können bei Ihrem 24-Stunden-Bewegungsprofil bleiben.

Ernährung, Umfeld, Psyche – die indirekten Faktoren helfen

Diese sechs Übungen ergänzen wir durch eine wohltuende, schmerzmindernde Ernährung, ein gutes Umfeld ohne bedrohliche Einflüsse und eine weniger stressige Lebensführung. Durch diese positiven Einflüsse erleichtern Sie Ihrem Körper den raschen Abbau der Rückenschmerzen und – vor allem durch die Ernährung – den leichteren Wiederaufbau geschädigter Strukturen. Darüber hinaus profitieren Ihr gesamter Körper und Ihre ganze Gesundheit. Denn die Effekte, die diese sechs Übungen auf den Stoffwechsel haben, entfalten wunderbare Synergien, die Sie regelrecht aufblühen lassen werden. So erlangen Sie nicht nur Rückenschmerzfreiheit, sondern darüber hinaus insgesamt ein spürbar besseres Lebensgefühl.

Bei den indirekten Faktoren können Sie individuell unter einer Vielzahl von Möglichkeiten auswählen. Wenn Maßnahmen dabei sind, die für Sie keine Option darstellen, lassen Sie diese einfach aus und nutzen Sie andere. Bitte seien Sie dabei so experimentierfreudig wie möglich. Wenn Sie unsicher sind, welche Einflüsse besonders gut bei Ihnen funktionieren, weil Sie die Schmerzen nur schwer einschätzen können, dann nutzen Sie den Pulstest. Mit ihm können Sie die Einflüsse aller indirekten Faktoren beurteilen.

Die Bonusteile: Light-Osteopressur und Faszien-Rollmassage

Sie können Ihre Rückenschmerzfreiheit allein schon durch die sechs Übungen und ihre Varianten und das möglichst konsequente Einsetzen der indirekten Faktoren (Ernährung, Psyche, Umfeld) erreichen. Wir haben aber in den letzten zehn Jahren weitere Techniken entwickelt, um Ihnen als Rückenschmerzpatient oder als jemand, der vorbeugen möchte, noch mehr Selbsthilfemaßnahmen anbieten zu können.

Deswegen finden Sie in den beiden zusätzlichen Bonusteilen die Beschreibung der Light-Osteopressur und der Faszien-Rollmassage. Beide Techniken sind speziell für die Rückenschmerzen in unterschiedlichen Bereichen zusammengestellt. Diese Kombinationsmöglichkeiten aus Übungen, dem Einsatz der indirekten Faktoren, der Light-Osteopressur und der Faszien-Rollmassage sind unser »Goldstandard in der Selbstbehandlung von Rückenschmerzen«. Wir freuen uns sehr, Ihnen dieses Programm in dieser Form erstmalig zur Verfügung stellen zu können.

Die Light-Osteopressur – Rückenschmerzen einfach wegdrücken

Im ersten Bonusteil halten wir etwas ganz Besonderes für Sie bereit: Sie lernen die »Light«-Ausführung unserer Osteopressur, die die von uns ausgebildeten Ärzte und Therapeuten anwenden. Damit vertreiben Sie Ihre Rückenschmerzen »auf den Punkt«. Für die Light-Osteopressur haben wir ein Set entwickelt, das Ihnen die effektive Anwendung leicht macht, ohne dass Sie sich schaden können. Alternativ können Sie natürlich andere passende Gegenstände benutzen. Diese Light-Osteopressur räumt mit Ihren Schmerzen dort auf, wo sie entstehen: in Ihrem Kopf. Denn durch sie erreichen Sie Rezeptoren, die direkt mit den Arealen im Gehirn in Verbindung stehen, welche den Schmerz schalten. Dies geht vor allem kurzfristig deutlich über die Effekte der Übungen hinaus.

Die Light-Osteopressur ist ein zusätzliches Tool, das es Ihnen ermöglicht, sich auch dann schmerzfrei zu halten, wenn Sie aus irgendwelchen Gründen weder die Liebscher-&-Bracht-Übungen noch die Faszien-Rollmassage anwenden können oder möchten. Aber auf Dauer sollten Sie alle drei Techniken kombinieren.

Die Faszien-Rollmassage – die Schmerzen einfach wegrollen

Im zweiten Bonusteil zeigen wir Ihnen die schmerzlindernde Faszien-Rollmassage gegen Ihre Rückenschmerzen. Sie wird mit Rollen und Kugeln durchgeführt, die wir speziell dafür entwickelt haben, Sie können aber auch andere passende Gegenstände nutzen.

Dieses Ausrollen der Gewebe kombinieren Sie mit den Liebscher-&-Bracht-Übungen und der Light-Osteopressur. Die Effekte verstärken sich gegenseitig, und zwar addieren sie sich nicht nur, sondern sie potenzieren sich. Vielleicht kommen Sie mit den Übungen zunächst nicht gut klar, weil Sie so etwas schon seit vielen Jahren nicht mehr gemacht haben, dann konzentrieren Sie sich erst mal auf die Light-Osteopressur oder das Faszienrollen. Doch bitte lassen Sie die Übungen nicht dauerhaft weg, sondern probieren Sie es immer wieder – Sie werden sehen, dass sie Ihnen irgendwann gelingen. Denn auch wenn allein die Light-Osteopressur und das Faszienrollen Ihre Schmerzen gut reduzieren können, wird damit die tiefste Ursache der Rückenschmerzen, die Verkürzungen der Muskeln und Faszien, nicht dauerhaft beseitigt. Wenn Sie nicht früher oder später auch die Übungen machen, würde Ihre Rückenkugel im Schmerzsee immer nur leicht unter die Schmerzgrenze bewegt.

Wenn Sie alle drei Techniken anwenden, ist die daraus resultierende Synergie gewaltig.

Die Kombination unserer Techniken erzeugt einen Schmerzfrei-Turbo

Insgesamt haben Sie also die Auswahl zwischen drei körperlichen Techniken und drei indirekten Einflüssen. Daraus können Sie nach Belieben auswählen und kombinieren. Sie können sich sicher sein: Damit steht Ihnen eine gewaltige Power zur natürlichen Heilung Ihrer Rückenschmerzen zur Verfügung.

Bitte vergegenwärtigen Sie sich noch einmal, dass unsere Übungen dazu in der Lage sind, den Körper wieder in seinen optimalen Zustand zu bringen, so wie es eigentlich genetisch vorgesehen ist. Denn wir dürfen nicht vergessen, dass die Grundursache Ihrer Rückenschmerzen die unvollständig genutzten Gelenkwinkel beziehungsweise Wirbelsäulenwinkel sind. Indem Sie das Einnehmen dieser Winkel wieder möglich machen und sie dann tatsächlich nutzen, geben Sie dem Körper das, was er von der Veranlagung her braucht.

Bringen Sie Ihren Körper in den Optimalzustand.

Die Faszien-Rollmassage und die Light-Osteopressur verstärken dabei durch das Rollen und Drücken zwar sehr stark die Effekte, die eigentlich durch gesundes Bewegen in allen Winkeln ausgelöst werden. Aber eigentlich sind es »künstliche« Einflüsse, die die notwendigen natürlichen Effekte anschieben und unterstützen. Was dabei genau passiert, erklären wir Ihnen im jeweiligen Praxiskapitel.

Eine große Übungshilfe extra für Sie

Darüber hinaus erhalten Sie als Besitzer dieses Buches exklusiv die Möglichkeit, die in den folgenden drei Praxiskapiteln beschriebenen Übungen in Mitmachlänge und allen Schritten auf Video zu schauen und so direkt unter Rolands Anleitung zu trainieren. Dies gilt für die Übungen in allen Varianten, für die Light-Osteopressur und für das Faszienrollen. Sie finden die Videos im Internet unter folgender Adresse:

www.liebscher-bracht.com/dhr

Ihr Weg in die Schmerzfreiheit hat viele positive »Nebenwirkungen«

Bei der Beschreibung des Schmerzsees haben Sie realisiert, dass für uns von Liebscher & Bracht die meisten Schmerzzustände im Körper die Folge von immer höheren Spannungen der Muskeln und Faszien sind. Wenn Sie nun durch das Senken dieser Spannungen in Richtung Bestzustand die Schmerzen wieder beseitigen, dann setzen Sie eine Positivspirale in Gang, die den ganzen Körper erfasst. Aus der Tatsache, dass Sie einen sehr langen Weg der Spannungssteigerung hinter sich haben, bis schließlich Schmerzen ausgelöst werden, folgt, dass Sie beim Weg zurück die Schmerzzone sehr schnell wieder verlassen. Darum können Sie sich so schnell helfen – wenn Sie wissen, wie es geht.

Sobald Sie damit beginnen, die hier beschriebenen Vorgehensweisen umzusetzen, werden Sie neben der Schmerzlinderung verschiedene andere positive Effekte spüren. So steigern Sie Ihren Stoffwechsel, das heißt, dass Abfall, der sich im Stoffwechsel-Notstandsgebiet Ihrer Schmerzen, also dem Rumpf und den angrenzenden Gelenken und Gliedmaßen, abgelagert hat, wieder in Bewegung kommt, um dann ausgeschieden zu werden. Gleichzeitig können die Nährstoffe und der Sauerstoff die Zellen wieder besser erreichen. Das, was im Zwischenzellraum, also rund um die Zellen, geschieht, passiert auch in den Zellen selbst. Auch sie können sich von ihrem Abfall erleichtern und die Stoffe aufnehmen, die sie benötigen, um perfekt zu funktionieren.

Innerhalb sehr kurzer Zeit – wir gehen davon aus, dass das innerhalb von ein bis zwei Wochen der Fall ist – stoppen wir Verschleißvorgänge in den Wirbelgelenken und senken den zu hohen Dauerdruck auf die Bandscheiben beträchtlich. Durch das immer vollständigere Nutzen aller Winkel werden die Bandscheiben und sämtliche von der Bewegung betroffenen Gewebe, also auch die Knorpel in den Wirbelgelenken, wieder zunehmend be- und entlastet. Dadurch werden die Bandscheiben und die Knorpel wieder ernährt und können sich regenerieren. Beim geplatzten Faserring einer Bandscheibe hat die Regeneration

Bis Schmerzen ausgelöst werden, haben Sie einen sehr langen Weg der Spannungssteigerung hinter sich.

227

jedoch ihre Grenzen, ebenso wenn ein Wirbelkörper schon eingebrochen ist. Wir gehen in diesen Fällen davon aus, dass sich die Überreste der Struktur stabilisieren.

Falls Sie auch – was wir Ihnen dringend empfehlen – die Ernährungsvorschläge zu einem mehr oder weniger großen Teil umsetzen, sorgt diese gesündere Ernährung dafür, dass Ihr Körper die Reparaturvorgänge, die so genannten Entzündungen, abschließen kann. Er kann sich mit besserem »Material« schneller und hochwertiger reparieren. Ihre Verdauung, die vielleicht schon eingeschränkt war, wird wieder besser. Sämtliche Organe kommen wieder »in Bewegung« und können wieder gesund funktionieren, was Voraussetzung für einen optimalen Stoffwechsel ist.

Unser Lebensstil hat auf alles Einfluss, was in uns und mit uns geschieht.

Blut- und Lymphgefäße sowie Nerven, die oft durch die zu hohen Spannungen der Muskeln und Faszien abgedrückt werden, werden wieder frei und können die Flüssigkeiten oder Nervenimpulse ungehindert durchlassen.

An den Rumpf angrenzende Gelenke wie das Iliosakralgelenk (ISG), das Hüftgelenk und das Schultergelenk werden beweglicher oder sogar schmerzfrei. Falls Sie Arthrose haben, kann diese sich regenerieren.

Auch der »Psychomüll«, der sich im Laufe des Lebens immer mehr in den Muskeln und Faszien abgelagert hat, wird frei. Psychische Traumen werden abgearbeitet und verschwinden aus Psyche und Körper.

Ihre Schmerzfreiheit und Gesundheit liegen in Ihrer Hand

Von solchen Effekten könnten wir seitenlang berichten. Aber belassen wir es dabei und fassen zusammen: Sie können sich darüber freuen, dass Ihr ganzes System im Bereich des Rumpfes und der angrenzenden Bereiche zunächst »aufgeräumt« und dann »renoviert« wird. Und die beste Nachricht zum Schluss: Das Ganze ist möglich bis ins allerhöchste Alter. Auch wenn dann der Stoffwechsel oft schon so träge ist, dass die Anlaufschwierigkeiten entsprechend größer sind. Aber sogenannte Alterserscheinungen oder Alterskrankheiten gibt es für uns nicht. Die Hauptursachen für diese Erscheinungen oder Krankheiten sind falsche Bewegungsgewohnheiten, meist in Verbindung mit jahrzehntelanger Fehlernährung.

Wir Menschen sind ein biologisches System, das rund um die Uhr auf Aktivierungsreize reagiert: Wir trainieren 24 Stunden täglich, wie wir in Kapitel 2 ausgeführt haben. Dieses Training absolvieren wir, ob wir uns dessen bewusst sind oder nicht, ob wir es wollen oder nicht, solange unser Leben währt. Das ist ein Gesetz der Biologie. Es liegt an Ihnen, wie Sie dieses Training gestalten. Dementsprechend werden Sie älter, bleiben gleich alt oder werden – wenn Sie sich vorher vernachlässigt haben – täglich wieder jünger.

Wie können wir unsere Gene schalten?

Am Anfang des Buches haben wir Ihnen eine Antwort auf die Frage versprochen, wie es möglich ist, die Gene, die der Gesundheit und Schmerzfreiheit förderlich sind, anzuschalten, und die Gene, die Krankheiten und Schmerzen begünstigen, abzuschalten. Hier ist die Auflösung: Bewegen Sie sich hochwertig, so wie es in diesem Buch für den Rücken beschrieben ist. Essen Sie so, wie wir es Ihnen hier vorschlagen – versuchen Sie es zumindest einige Wochen. Halten Sie Ihre direkte Umgebung möglichst frei von Umweltgiften und Elektrosmog. Und leben Sie ein möglichst stressfreies und glückliches Leben. Diese Einflüsse schalten Ihre Gene auf Dauer gesund und schmerzfrei.

Versuchen Sie zumindest über einige Wochen, unsere Ernährungsempfehlungen umzusetzen.

Und das Beste zum Schluss: Zwar glauben viele, ob Ärzte und Therapeuten oder Patienten, noch an die Theorie, dass das endgültige Sterben der Zellen durch die permanente Verkürzung der Telomerfädchen, die aus der Erbsubstanz herausragen, programmiert ist – und damit auch der Tod des Menschen. Doch diese Theorie ist seit Jahren widerlegt.[90, 91] Durch eine entsprechende Lebensweise kann man diese Verkürzung der Telomere nicht nur stoppen, sondern man kann die Telomere sogar wieder länger werden lassen – also das Leben unserer Zellen und damit unser Leben durch bestimmte Einflüsse verlängern. Möchten Sie wissen, welche Einflüsse das sind? Drei-

Der sicherste Weg in Ihre Rückenschmerz-freiheit

Das Schöne und Praktische an unserer Therapie ist, dass sie entweder direkt deutliche Verbesserungen bringt oder – in seltenen Fällen – nicht wirkt. Wichtig: Wenn Sie nach einer Behandlung keine Verbesserung spüren, müssen Sie Ihre Schmerzen unbedingt medizinisch abklären lassen. Sie können mit unserer Therapie also sehr gut herausfinden, ob Ihre Schmerzen von den überhöhten Spannungen der Muskeln und Faszien herrühren oder ob sie Symptome von Krankheiten oder anderen Ursachen sind. Schließen Sie also umgehend andere Möglichkeiten aus, damit keine kostbare Zeit verloren geht, sollte eine Ursache vorliegen, die schnelles Eingreifen nötig macht.

Wenn Sie sich mit den Übungen, der Faszien-Rollmassage oder der Light-Osteopressur selbst behandeln, tritt die Wirkung meist nicht so schnell ein. Es kann zwar sein – und häufig ist es auch so –, dass Ihr Schmerz überraschend schnell reduziert wird oder sogar ganz verschwindet. Aber die Wirkung hängt natürlich davon ab, wie genau Sie die Übungen ausführen. Egal, ob es um die Übungen selbst, die Faszien-Rollmassage oder die Light-Osteopressur geht. Deswegen empfehlen wir Ihnen unbedingt, das Angebot der kostenfreien Videos, die wir speziell für Sie als Leser dieses Buches aufgenommen haben, zu nutzen. Denn bewegte Bilder können einfach mehr Informationen und Details transportieren. Sie finden die Übungsvideos unter *www.liebscher-bracht.com/dhr*.
Eine gute Vorgehensweise wäre also die: Je nach eigener Einschätzung starten Sie mit einer der drei Selbstbehandlungen – der Light-Osteopressur, den Übungen oder der Faszien-Rollmassage. In den meisten Fällen wird das Ihre Schmerzen von Beginn an deutlich lindern. Ist das nicht der Fall, probieren Sie eine der anderen Tech-

niken aus. Spüren Sie auch danach keine Linderung, gehen Sie zu einem Arzt oder erfahrenen Heilpraktiker, der bei uns ausgebildet wurde. Hilft auch das nicht, besteht eine hohe Wahrscheinlichkeit, dass die Ursache Ihrer Schmerzen woanders liegt.

Sollte allerdings medizinisch-therapeutisch sowieso schon alles untersucht und abgeklärt sein, ohne dass eine Ursache gefunden wurde, oder sollten Sie als austherapiert gelten, dann stellen Sie sich oder dem Arzt Ihres Vertrauens die Frage: Haben wir wirklich alles untersucht, jede Möglichkeit berücksichtigt, alles getestet und abgeklärt? Vielleicht können Sie auch noch andere Meinungen einholen. Wenn Sie aber sämtliche Ihnen zur Verfügung stehenden Möglichkeiten genutzt haben, geben wir Ihnen die dringende Empfehlung, alle Register der indirekten Faktoren zu ziehen und parallel dazu die Übungen, die Light-Osteopressur und die Faszien-Rollmassage zu machen. Wenn Sie möchten, ergänzt durch mehr oder weniger häufige Behandlungen bei den von uns ausgebildeten Spezialisten.

mal dürfen Sie raten: Es sind die gleichen, die für das positive Schalten der Gene verantwortlich sind.

Wir denken, mehr Motivation brauchen Sie jetzt nicht mehr, um voller Energie loszulegen, damit Ihre Rückenschmerzen ein für alle Mal verschwinden.

✳ ✳ ✳

Resümee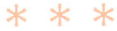

Und nun wünschen wir Ihnen alles erdenklich Gute und viel Erfolg beim Umsetzen der Übungen und der Ratschläge zu den indirekten Faktoren. Nach allem, was Sie bisher erfahren haben, wissen Sie genau, warum das nun Folgende notwendig ist. Aber alles Wissen ist vergeudet, wenn es nicht praktisch umgesetzt wird. Viel Erfolg bei der Anwendung!

Basis Ihrer Selbsthilfe – die Liebscher-&-Bracht-Übungen gegen Rückenschmerzen

Vorab beantworten wir ein paar grundlegende Fragen zu den Übungen, zum Beispiel wie oft und wie intensiv Sie trainieren sollen, wie schnell die Bewegungen sein sollen, und wie lange Sie jeweils dehnen sollen. Alle Übungen und Varianten mit allen Abläufen finden Sie im exklusiv für Sie eingerichteten Online-Übungsbereich unter *www.liebscher-bracht.com/dhr.*

Wichtige Infos zu den Übungen

Die Dehnungszeiten einhalten

Halten Sie sich bitte exakt an die vorgegebenen Zeitintervalle, so erhalten Sie die besten Ergebnisse beim kürzesten Zeiteinsatz. Das Bindegewebe – die Faszie – fängt erst an nachzugeben, wenn der Dehnungsreiz 30 Sekunden andauert. Daher sind kürzere Dehnungszeiten weniger effektiv. Dieses »Fließen«, wie es in der Faszienforschung heißt, beginnt nach 30 Sekunden, bei unseren Übungen lassen wir diese Wirkung sich weitere 1,5 bis 2 Minuten entwickeln.

Noch längere Dehnungszeiten bringen zwar auch etwas mehr, aber viel weniger, als der längere Zeiteinsatz kostet. Wenn Sie die Dehnungszeit beispielsweise auf 5 Minuten verdoppeln, erhöht sich der Effekt nur um wenige Prozent, Sie benötigen aber die doppelte Zeit. Die beste Wirkung in der kürzesten Zeit erreichen wir bei unseren 2 bis 2,5 Minuten.

Die richtige Intensität der Übungen

Unsere Übungen setzen »Veränderungsreize« für die Muskeln, Faszien, Bänder und Kapseln. Damit diese Reize optimal sind, benötigen sie genau die richtige Intensität der Anstrengung und Dehnung. Um diese Intensität einzuschätzen, ist es hilfreich, die subjektiven Empfindungen anhand von Zahlen zu objektivieren. Diese Zahlen – 0 bis 11 – sind dann der Ausdruck dessen, was Sie fühlen. Die folgende Einteilung sollten Sie sich vor allem zu Beginn immer wieder vor Augen führen:

Intensität der Übungen

- Wenn Sie sich in die entsprechende Anfangsposition begeben haben und langsam und vorsichtig in die Dehnung gehen, fühlen Sie ab einem bestimmten Punkt eine beginnende leichte Dehnung, aber keinen Schmerz. Das ist eine **1**.

- Wenn Sie die Dehnung weiter steigern, beginnt sich eine leichte Spannung aufzubauen, aber noch ist Ihr Gefühl weit von einem Schmerz entfernt. Das ist eine **2**.

- Bei der nächsten Steigerung wird die Spannung gut fühlbar, aber es besteht immer noch kein Schmerz. Das ist eine **3**.

- In der nächsten Stufe wird die Spannung deutlich, aber Sie spüren immer noch keinen Schmerz. Das ist eine **4**.

- Eine Intensität weiter wird die Spannung noch größer, und es ist ein beginnender Dehnungsschmerz zu spüren. Das ist eine **5**.

- Bei der nächsten Steigerung wandelt sich die Spannung in einen leichten Dehnungsschmerz. Das ist eine **6**.

- In der nächsten Stufe wird der Dehnungsschmerz gut fühlbar, Sie können ihn aber leicht ertragen. Das ist eine **7**.

- Danach wird der Dehnungsschmerz deutlich, ist aber erträglich. Sie können loslassen und ruhig und tief atmen. Das ist eine **8**.

- In der nächsten Stufe wird der Schmerz sehr deutlich, lässt sich aber gerade noch positiv ertragen. Sie können gerade noch tief und gleichmäßig durchatmen. Das ist eine **9**.

- Bei Stufe **10** kippt der Dehnungsschmerz in einen belastenden Schmerz. Er ist nur auszuhalten, wenn Sie beginnen, sich mental oder körperlich dagegen anzuspannen. Sie wollen den Schmerz stoppen, möchten ihn nicht länger ertragen. Sie können nicht mehr entspannt durchatmen.

- Bei Stufe **11** und höher müssen Sie immer mehr dagegen anspannen, um den Schmerz auszuhalten. Man ballt die Fäuste, möchte ausweichen, die Atmung stockt, die Stimmung kippt, man möchte sich wehren, es wird zunehmend negativ, der Kampf-oder-Flucht-Reflex setzt ein.

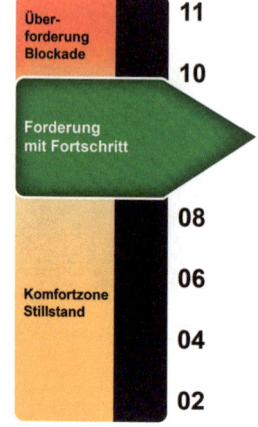

Der Effizienzkorridor unserer Übungen

Nicht immer ist der Übergang so langsam und so gut nachvollziehbar. Es kann passieren, dass nach einer 4 plötzlich eine 11 ausgelöst wird. Das ist nicht schlimm, es ist noch nichts passiert. Aber Sie werden immer mehr ein Gefühl dafür entwickeln und schon kurz vorher spüren, dass sich da ein Sprung andeutet. Gehen Sie dann entsprechend langsamer vor, damit Sie immer zumindest knapp unter 10 bleiben können.

Idealerweise ist der Dehnungsschmerz größer als 8 und kleiner als 10. In dieser Zone erzielen Sie die besten Ergebnisse in der kürzesten Zeit.

Bei der Beurteilung der Intensität geht es nicht nur um den Dehnungsschmerz. Es geht um jeden Schmerz, jedes ungute Gefühl, sei es körperlich oder mental. Körperlich kann es ein Stechen sein, ein Reißen, ein Klemmen, sodass Ihnen schlecht oder schwindelig wird. Mental kann es ein Gefühl der Überforderung sein, eine starke Abneigung, sich psychisch gequält fühlen.

Am effektivsten sind die Übungen, wenn der Dehnungsschmerz größer als 8 und kleiner als 10 ist.

Letztlich ist es egal, woraus die 10 besteht, Sie müssen sich von ihr fernhalten. Dies ist sehr wichtig und die erste von zwei Regeln, mit Hilfe derer Sie sicher ausschließen können, dass Sie sich oder Ihren Körper überfordern. Wenn Sie zu Beginn die Einschätzung, welche Intensität welche Zahl bedeutet, noch nicht sicher treffen können, bleiben Sie bitte immer auf der sicheren Seite, also darunter. Mit zunehmender Sicherheit können Sie dann auf die 9 gehen.

Langsame und bewusste Bewegungen

Die zweite Regel, die dafür sorgt, dass Sie sich nicht überfordern, ist sehr leicht einzuhalten: Machen Sie die Übungen nur bewusst und langsam. Seien Sie in jeder Phase kontrolliert. Wenn Sie in die Position der jeweiligen Übung hineingehen, wenn Sie die Übung ausführen und wenn Sie wieder hinausgehen. Überforderungen oder sogar Verletzungen passieren nur, wenn Geschwindigkeit im Spiel ist. Bewegen Sie sich also immer langsam und bewusst. Schließen Sie so weit wie möglich aus, dass Sie zucken, abrutschen oder fallen könnten. Wenn Sie sich immer langsam und bewusst bewegen, warnt Ihr Körper Sie mit einer 10 oder darüber, falls irgendetwas Bedrohliches geschehen könnte. Sie könnten sich nur Schaden zufügen, wenn Sie sich so schnell bewegen, dass Sie trotz der Warnung Ihres Körpers nicht dazu in der Lage sind, die Bewegung augenblicklich zu stoppen.

Um eine Überforderung des Körpers auszuschließen, bleiben Sie immer unter der Intensitätsstufe 10.

Die genauen Positionen sind wichtig

Bitte halten Sie sich beim Ausführen der Übungen exakt an die Beschreibungen und die Fotos. Beachten Sie das, was beschrieben steht – was nicht beschrieben und auch auf den Fotos nicht erkennbar ist, ist für die Wirksamkeit der Übung nicht wichtig. Dies können Sie nach Ihrem persönlichen Gefühl beliebig ausführen.

Probieren Sie immer zunächst die Grundübung. Wenn Sie Übungen solcher Art länger nicht oder noch nie gemacht haben, ist es völlig normal, dass sie Ihnen zunächst schwerfallen können. Daher gilt die Regel: Machen Sie das, was geht, und lassen Sie das, was noch nicht geht. Bitte versuchen Sie, so weit wie möglich in die Positionen hineinzukommen. Kommen Sie ansatzweise hinein, dann versuchen Sie die Position zunächst zumindest zu halten. Dann steigern Sie sich täglich, auch wenn es nur kleinste Fortschritte sind. Sollte es trotzdem nach einer bestimmten Zeit so anstrengend für Sie sein, dass es auf 10 oder mehr geht, bevor die zwei Minuten herum sind, reduzieren Sie die Dehnung oder brechen die Übung ab. Ruhen Sie sich so lange wie nötig aus und fangen Sie wieder an. Sie werden feststellen, dass die Zeiträume, die Sie unter 10 aushalten, täglich länger werden.

Machen Sie sorgsam und genau die Übungen, die Ihnen möglich sind. Sie werden täglich sicherer darin.

Wenn Sie in die Position der Grundübung überhaupt nicht hineinkommen, versuchen Sie die einfacheren Varianten und wählen Sie von denen, die Sie ausführen können, die aus, die Sie am meisten fordert. Klappt sie immer besser, versuchen Sie immer mal wieder eine für Sie anspruchsvollere Variante. Sie werden sich im Laufe der Wochen oder spätestens einiger Monate deutlich steigern. Machen Sie sich bitte immer wieder klar, dass Ihr Körper auf diese Veränderungsreize reagieren muss und es bis ans Lebensende auch kann. Auch wenn er in einem noch so schlechten Zustand ist, lässt sich immer eine Dosis finden, die machbar ist. Ihr Körper kann nicht anders, als sich anzupassen, deswegen werden Sie früher oder später Fortschritte machen.

In diesen Fällen müssen Sie achtsam und vorsichtig sein

Wie bereits ausgeführt, sollten Sie besonders aufmerksam sein, wenn sich Ihre Rückenschmerzen trotz der Übungen oder der später erklärten Faszien-Rollmassage und Light-Osteopressur überhaupt nicht reduzieren lassen. Wenn Ihre Schmerzen nicht muskulär-faszial bedingt sind, dann könnte etwas Schlimmes dahinterstecken, bis hin zu einem Tumor an der Wirbelsäule oder gefährlichen Veränderungen am Herzen oder am Gefäßsystem. Wenn also unsere Vorgehensweise nicht direkt deutlich funktioniert, müssen alle anderen Untersuchungen gemacht werden, die überhaupt in Frage kommen. Erst wenn alles getestet und ausgeschlossen ist, können Sie in Ruhe weiter üben und durch mehr Intensität, regelmäßigeres Üben und zusätzlich durch die Nutzung der indirekten Faktoren versuchen, die Schmerzen zu mindern.

Bandscheibenvorfall und Verletzungen

Wenn Sie einen diagnostizierten Bandscheibenvorfall oder eine sonstige Verletzung an der Wirbelsäule haben, können Sie sehr vorsichtig, höchstens auf 5 bis 6, die Übungen probieren. Denn Verletzungen passieren meistens in Geschwindigkeit, und wenn Sie sich langsam und bewusst bewegen, kommen Sie nicht in den Bereich einer erneuten Verletzung. Sie können auch die bei Geschwindigkeit entstandene Verletzung nicht verstärken. Sie brauchen also keine Angst davor zu haben, sich mit einer Verletzung langsam zu bewegen. Ihr Körper würde sofort mit massiven Schmerzen warnen, wenn Sie auch nur in die Nähe einer erneuten Verletzungsgefahr kommen. Kontaktieren Sie aber unbedingt einen Arzt – am besten einen der von uns ausgebildet wurde –, wenn es Anzeichen dafür gibt.

Jedoch gibt es eine Erschwernis bei Verletzungen: Danach setzen sofort die reparierenden Entzündungsvorgänge ein, und da hierfür Baumaterial benötigt wird, schwillt das Gewebe an, es wird dicker und meist angespannter, weil weniger Platz ist. Deswegen schmerzt es natürlich auch in unseren Dehnungen wesentlich eher, als das ohne Verletzung der Fall ist. Sie müssen sich also noch vorsichtiger bewegen, noch behutsamer hineinfühlen, als wir das ohnehin schon empfehlen.

Wenn Sie Bedenken haben, direkt mit den Übungen anzufangen, können Sie sich vorab von einem unserer Partner-Therapeuten behandeln lassen.

Für die Dauer der Selbstheilung ist es prinzipiell viel besser, sich zumindest leicht und vorsichtig zu bewegen, vor allem in unsere Übungspositionen hinein. Denn dadurch wird auch ein eingeschränkter Stoffwechsel zumindest aufrechterhalten. Stellen Sie den Körper ganz ruhig, wird er massiv eingeschränkt, was die Heilung natürlich deutlich verzögert. Aus Erfahrung wissen wir, dass wir durch vorsichtiges Üben unserer Positionen die Reha-Zeit bei Patienten deutlich verkürzen können.

Wenn Sie frisch operiert sind, gilt eigentlich dasselbe. Hier kommt aber natürlich hinzu, dass Sie Ihren Arzt fragen sollten, ab wann er Ihnen Übungen dieser Art gestattet. Spätestens dann können Sie mit der entsprechenden Achtsamkeit mit den Übungen beginnen. Das ist natürlich vor allem dann sinnvoll, wenn die Schmerzen nach der OP nicht besser werden.

Bei diesen Reaktionen müssen Sie aufpassen

Es ist völlig normal, dass der Schmerz kurzzeitig »nachhallt«, wenn Sie aus einer unserer Übungspositionen hinausgehen. Wir sagen immer, wenn Sie nach unseren intensiven Übungen so einen Schmerz überhaupt nicht fühlen, dann haben Sie in einer zu niedrigen Intensität geübt. Er ist also normal und quasi eine Belohnung für die getane Arbeit.

Wenn dieser Schmerz nach dem Verlassen der Position allerdings länger anhält und sich eher so anfühlt, als sei Ihr Körper mit dieser Übung überhaupt nicht einverstanden, als wäre jetzt eine bestimmte Stelle oder ein ganzer Bereich hochgradig gereizt, dann müssen Sie sehr aufmerksam sein. Denn das kann bedeuten, dass der Körper entweder durch eine zu hohe Intensität von 10 oder höher bei der Übung überfordert wurde oder dass der Körper quasi als Reaktion auf eine Intensität unter 10 mit einer spontanen Gegenreaktion reagiert.

Minus mal Minus ergibt Plus

Das kann beispielsweise dadurch zustande kommen, dass im Körper manchmal die mathematische Regel gilt »Minus mal Minus ergibt Plus«. Das heißt, dass der Körper zwei zu hohe Spannungen gegeneinander schaltet, um die Struktur zu schonen. Lösen Sie dann durch unsere Übung eine der Negativspannungen, so kommt die andere zum Vorschein. Das ist zwar überhaupt nichts Schlimmes, aber es kann natürlich verunsichern. Wenn Sie dies erleben, gehen Sie bitte – wenn möglich – direkt für etwa 20 Minuten in eine angenehm heiße Badewanne und entspannen Sie sich. Haben Sie keine Badewanne, dann nehmen Sie sich einen wasserfesten Hocker oder setzen Sie sich auf den Boden der Dusche und duschen Sie sich angenehm heiß, vor allem am Rumpf, von vorn und hinten ab. Meist ist der Spuk dann vorbei. Machen Sie die Übung, die das ausgelöst hat, in einer geringeren Intensität. Gehen Sie beispielsweise nur auf 8 oder 7 und beobachten Sie, was passiert. Oder lassen Sie diese Übung für ein paar Tage ganz weg. Oft hat der Körper sich dann über die restlichen Übungen so normalisiert, dass er mit der einen entspannter umgehen kann.

Erstverschlimmerungen – nicht wirklich schlimm

Vor allem wenn Sie lange Zeit keine Dehnungsübungen gemacht haben und keine Bewegungen, die große Winkelbereiche umfassen, kann es am Abend und in der Nacht, nachdem Sie mit unseren Übungen begonnen haben, zu Erstverschlimmerungen kommen. Das hängt damit zusammen, dass der Körper in verspäteter Reaktion auf diese ihm völlig unbekannte Beeinflussung reagiert. Er brüllt sozusagen los und protestiert gegen diese Maßnahme. Unsere Muskeln reagieren interessanterweise oft so wie auch Menschen reagieren könnten. Manchmal reagieren Muskeln eher zurückhaltend und lassen die Trainingsreize zu. Wenn sie länger gestresst sind, warten sie aber förmlich auf eine Gelegenheit zum Dampfablassen. Nutzen Sie in diesem Fall die entspannende Kraft des heißen Bades.

Die drei Schritte der Übungen

Jede der sechs Übungen besteht aus einer Grundübung und mehreren Varianten, die meist etwas anspruchsvoller sind als die Grundübung. Die Grundübung und die Varianten werden immer in drei Schritten ausgeführt. Ausnahme ist die dritte Übung, die aus zwei Teilen besteht und im zweiten Teil durch einen vierten Schritt ergänzt ist.

Die Vorgehensweise in den Übungen.

Hier erklären wir ausführlich, wie die drei Schritte der Übungen ausgeführt werden und welche Auswirkungen sie haben.

Schritt 1: Dehnen Nachdem Sie in die Position gegangen sind, dehnen Sie 30 Sekunden lang wie beschrieben immer weiter in die Position hinein. Sie »ziehen« am muskulär-faszialen Engpass, also dort, wo die Ihre Wirbelsäule zerstörende und Schmerzen auslösende Unnachgiebigkeit sitzt. Dadurch, dass Sie daran ziehen, beginnt das Gewebe langsam nachzugeben. Während dieses Prozesses halten Sie den Dehnungsschmerz möglichst bei 9. Sinkt er unter 8, gehen Sie weiter in die Dehnung hinein, bis er wieder auf 9 ist. Dies machen Sie 30 Sekunden lang zunehmend. Während dieser Zeit atmen Sie so ruhig und tief wie möglich durch die Nase ein und aus. Beim Einatmen halten Sie Ihre Dehnung, beim Ausatmen entspannen Sie automatisch, und Sie können die Dehnung vorsichtig und mit Gefühl verstärken.

Schritt 2: Anspannen und intensivieren Sie spannen die Muskelfasern in genau dem Engpass an, den Sie gerade dehnen – also dort, wo Sie die Dehnung fühlen. Dieses Krafttraining führt dazu, dass Spannungsknoten (Triggerpunkte) in Ihren Muskeln aufgelöst werden und Sie genau in den Positionen Kraft bekommen, in denen Sie zu schwach sind. Im Unterschied zur Triggerpunkt- oder Faszientherapie werden die Spannungsknoten in den Muskeln nicht durch einen Therapeuten von außen gelöst, wodurch nur die Symptome beseitigt werden, sondern durch das Normalisieren der Anspannungsprogramme. Als Reaktion schaltet der Körper – das Gehirn – die Spannung herunter. Dieses Krafttraining sollten Sie als Maximalkrafttraining begreifen: Je mehr Sie sich anstrengen, desto größer ist der Effekt. Es kann dabei nichts Negatives ausgelöst werden. Der Körper stellt Ihnen nur die Kraft zur Verfügung, die die Muskeln und Faszien vertragen können. Durch das Krafttraining in diesen Gelenkwinkeln werden Sie genau dort kräftiger, wo Sie die Kraft benötigen, um die Gelenke und die Wirbelkörper in die richtige Position zu bewegen. Diese Art von Krafttraining macht Ihre Muskeln im Gegensatz zum herkömmlichen Krafttraining kräftiger und gleichzeitig flexibler – genau das, was unser Körper im heutigen Bewegungsalltag braucht. Sie spannen 10 Sekunden lang mit voller Anstrengung an. Sie starten und ziehen gleichmäßig zunehmend – niemals ruckartig –, bis Sie an Ihrer Leistungsgrenze sind. Und last, but not least: Der Muskel produziert dabei Myokine, umso mehr, je kräftiger Sie anspannen. Myokine sind Hormone, die dabei helfen, dass Reparaturvorgänge in den Geweben abgeschlossen werden können und Entzündungen abklingen.[92, 93, 94]

Je mehr Sie sich anstrengen, desto größer ist der Effekt.

Unser Krafttraining macht Muskeln gleichzeitig flexibler.

Intensivieren: Schritt 1 wird wiederholt, aber diesmal dehnen Sie nur 20 Sekunden lang. Sie atmen wieder so ruhig und tief wie möglich durch die Nase ein und aus. Beim Einatmen halten Sie Ihre Dehnung, beim Ausatmen entspannen Sie. Beim Beenden des Anspannens behalten Sie den Dehnungswinkel vollständig bei. Sie dürfen nach dem Anspannen keinen Millimeter aus der Dehnung herausgehen. Sie dehnen immer weiter hinein, wie bei Schritt 1 beschrieben.

Anspannen: Schritt 2 wird wiederholt, nur dass Sie jetzt ein Stück weiter in der Dehnung sind. Mehr Spannungsknoten oder -linien werden erfasst und aufgelöst, die entsprechenden Anspannungsprogramme verbessert und optimiert.

Intensivieren: Schritt 1 wird wiederholt. Steigern Sie langsam und vorsichtig, sodass Sie am besten immer etwa auf der Intensität 9 sind.

Anspannen: Schritt 2 wird wiederholt, nur dass Sie jetzt noch ein Stück weiter in der Dehnung sind, wieder ein weitergehender Gelenkwinkel gekräftigt wird und noch intensiver Spannungsknoten beseitigt werden.

Intensivieren: Schritt 1 wird wiederholt. Steigern Sie langsam und vorsichtig, sodass Sie am besten immer etwa auf der Intensität 9 sind.

Schritt 3: Verstärken Bei diesem Schritt kommt nun ein wichtiges Training für die Ansteuerungsprogramme des Gehirns hinzu, die damit besser gestaltet werden. Die Gegenspieler der Muskeln und Faszien, die in den ersten beiden Schritten immer mehr auseinandergezogen und dreimal angespannt wurden, werden so kräftig wie möglich angespannt. Auch hier ist es wichtig, dass Sie Maximalkrafttraining machen. Dass Sie sich also so sehr anstrengen, wie es Ihnen möglich ist. Dass Sie wirklich maximale Kraft einsetzen. Diese Anspannung, die 10 Sekunden kontinuierlich gesteigert werden soll, führt zu einer weiteren Intensivierung der Dehnung, da der Körper die gedehnten Muskelfasern »auf der anderen Seite« dadurch noch einmal entspannt und Sie den Winkel noch einmal steigern können. Dieses Anspannen speichert die Ansteuerung des Gelenkes im neu eroberten Gelenkwinkel ab. Je mehr Sie sich

Dehnen, Anspannen, Verstärken – das sind die drei Elemente unserer Übungen.

anstrengen, umso stabiler und vollständiger ist dieses neue Programm im Gehirn hinterlegt.

Das zeichnet die Liebscher-&-Bracht-Übungen aus

Basis dieser Übungsauswahl ist Rolands Sicht aus den Augen eines Technikers. So konnte er die für Schmerzen verantwortlichen Engpässe im Körper identifizieren und die 27 Übungen konstruieren. Die Kombination und die Reihenfolge der Elemente unserer Übungen führen zu einer Effizienz, die eine schnelle und intensive Verbesserung des Zustandes Ihrer Faszien, der Muskelfasern und der Ansteuerung Ihrer Muskeln ermöglicht. Die Details der Positionen sind 30 Jahre lang immer wieder optimiert worden, damit Sie als Schmerzpatient genau da arbeiten, wo Ihr Körper es nötig hat. Die zeitliche Einteilung der Übungsschritte ist so gewählt, dass Sie mit dem geringsten Zeiteinsatz das bestmögliche persönliche Ergebnis erreichen können.

Ein vollständiges Übungsprogramm für Muskeln und Faszien

Die Faszienstruktur wird »renoviert«.

Nun können Sie nachvollziehen, warum Sie unsere Übungen täglich absolvieren sollten – ein ganzes Leben lang. Die Spannungen Ihrer Muskelfasern werden normalisiert, Spannungsknoten und -linien werden entfernt, die zu schwachen Winkel werden gekräftigt, der gesamte Stoffwechsel in den Muskelfasern wird hochgefahren und die Ansteuerung wird optimiert, sodass die Gelenkführung stimmt. Die Faszienstruktur wird »renoviert«, die Wasserbindungsfähigkeit wird erhöht, Verklebungen werden gelöst, Verfilzungen bilden sich zurück, die Durchgängigkeit für Nährstoffe und Sauerstoff wird wiederhergestellt, der Abtransport von Abfallstoffen wird wieder ermöglicht. Sie bekommen Körperkraft, wo vorher Schmerz war. Die durch die Übungen gebildeten Myokine beenden Entzündungen.

Der Unterschied: Das spezielle Krafttraining unserer Übungen

Um die Heilung ihrer Rückenschmerzen zu beschleunigen oder überhaupt erst möglich zu machen, empfehlen wir unseren Patienten, zumindest vorübergehend auf herkömmliches Krafttraining zu verzichten. Unser in die Übungen eingebautes, spezielles Krafttraining hingegen hat mehrere Eigenschaften, die nicht nur für Schmerzpatienten von großem Nutzen sind. Es kommt zu keiner unphysiologisch hohen Verspannungserhöhung durch aufsummierte Restkontraktionen, spannungserhöhende Triggerpunkte normalisieren sich, das Fasziennetz wird auf Länge und Flexibilität trainiert, der Kraftzuwachs ist funktionell und findet vor allem in den endgradigen Winkelbereichen großer Muskelschwäche statt, das Kräfteverhältnis der Gegenspieler wird optimiert, und wir gehen davon aus, dass die Myokinausschüttung bei unserem endgradigen Krafttraining sehr intensiv ist. Myokine sind die »Muskelhormone«, die erst vor einigen Jahren entdeckt wurden. Kurz zusammengefasst: Unser Krafttraining macht die Muskeln physiologisch stärker und gleichzeitig flexibler und entspannter. Die vor allem für Schmerzpatienten gefährlichen Einflüsse der Spannungserhöhung und Verkürzung werden vermieden.

15 Minuten am Tag

Sie lernen in diesem Buch sechs Übungen. Je nachdem, in welcher Zone Ihres Rückens Sie Schmerzen haben, sollten Sie drei bis fünf dieser Übungen täglich oder zumindest jeden zweiten Tag ausführen. Und je nachdem, wie viel Zeit Sie investieren können oder wollen, stellen Sie sich Ihr individuelles Programm zusammen. Die meisten Patienten möchten nicht mehr als 15 Minuten einsetzen. Gott sei Dank konnten wir unser Übungssystem so effizient gestalten, dass es meist vollkommen ausreicht, an sechs Tagen in der Woche diese 15 Minuten zu üben.

Lassen Sie einfach Ihren Wecker früher klingeln.

Sie haben keine 15 Minuten zur Verfügung? Sie sind bis zum Anschlag eingebunden und könnten ohne diese 15 Minuten Ihre täglichen Aufgaben nicht erfüllen? Sie gehen schon ohne zusätzliche Übungen auf dem Zahnfleisch? Diese und ähnliche Argumente hören wir öfter. Aber ehrlich – wollen Sie Ihre Rückenschmerzen loswerden oder nicht? Wenn ja, dann haben wir die ultimative Lösung für Sie: Wann klingelt morgens Ihr Wecker? Um 6.30 Uhr? Dann klingelt er ab morgen um 6.15 Uhr. Und jetzt das Beste: Wir behaupten, dass diese 15 investierten Minuten Ihnen mehr Zeit zur Verfügung stellen, als sie Zeit kosten. Warum? Weil sich je nach der Stärke Ihrer Rückenschmerzen, die sie vorher am konzentrierten Arbeiten hinderten, Ihre Leistungsfähigkeit deutlich erhöhen kann. Und wer nicht einmal 15 Minuten dafür investieren möchte, wieder ein normales Leben führen zu können, dem ist im wahrsten Sinne des Wortes nicht zu helfen.

Aber auch wenn Sie für die Übungen, die für Sie wichtig sind, länger brauchen, haben wir eine einfache Lösung für Sie: Schieben Sie eine Übung auf den nächsten Tag und dann zwei auf den dritten und so weiter. So machen Sie zwar nicht alle Übungen täglich, aber fast. Oder Sie teilen die Übungen auf zwei Tage auf und absolvieren den einen Teil Montag, Mittwoch und Freitag und den anderen Dienstag, Donnerstag und Samstag – auch dann ist alles in bester Ordnung und wird funktionieren. Das liegt daran, dass die Übungen sich in ihrer Wirkung sowieso überschneiden. Ihr Körper hat also mit dem Umbau und der Renovierung genug zu tun.

Investieren Sie täglich 15 Minuten für Ihr Training.

So kombinieren Sie die Übungen
Rückenschmerzen im unteren Rücken: 1, 2, 3, 4

Diese vier Übungen erfordern eine Netto-Übungszeit – damit meinen wir die reine Übungszeit ohne das Wechseln der Positionen – von 14 bis 16 Minuten. Sinnvoll ist diese Reihenfolge: 1, 3, 2, 4. Falls dies Sie überfordert, und Sie sich zunächst langsam an das Training gewöhnen möchten, verteilen Sie die Übungen, und zwar machen Sie jeweils zwei Übungen an jeweils drei Tagen. Wir empfehlen Ihnen diese Kombinationen:

Montags, mittwochs und freitags: Übungen 1 und 3
Dienstags, donnerstags und samstags: Übungen 2 und 4

Rückenschmerzen im oberen Rücken: 3, 4, 6

Hier fällt eine Netto-Übungszeit von etwa 12 Minuten an, Sie können also alle Übungen täglich machen, wählen Sie dabei die Reihenfolge 6, 3, 4. Falls Sie noch mehr unserer Übungen für andere Körperbereiche in Ihrem Trainingsplan haben, können Sie die Übungen natürlich wie beschrieben auf zwei Tage verteilen.

Rückenschmerzen im unteren Rücken, in das Iliosakralgelenk, Gesäß oder Bein strahlend: 1, 2, 3, 4, 5

Bei diesem größeren Schmerzbereich kommen Sie auf eine Netto-Übungszeit von 20 Minuten, die Reihenfolge lautet 1, 3, 2, 5. Wir empfehlen Ihnen hier wieder die Aufteilung auf zwei Tage.
Montags, mittwochs und freitags: Übungen 1 und 3
Dienstags, donnerstags und samstags: Übungen 2 und 5
Übung 4 können Sie nach Ihrem Gefühl mit einer der Übungsgruppen kombinieren. Oder auch von Woche zu Woche wechseln.

Rückenschmerzen im oberen und unteren Rücken: 1, 2, 3, 4, 6

Auch hier empfehlen wir Ihnen die Aufteilung auf zwei Tage. Sie ergänzen die Übung 6 beim oben beschriebenen Programm für den unteren Rücken, und zwar an den Tagen, an denen Sie die Übungen 1 und 3 machen.
Montags, mittwochs und freitags: Übungen 1, 3 und 6
Dienstags, donnerstags und samstags: Übungen 2 und 4

Rückenschmerzen im oberen und unteren Rücken, in das ISG, Gesäß oder Bein ausstrahlend: 1, 2, 3, 4, 5, 6
In diesem Fall absolvieren Sie bitte das volle Programm, verteilt auf zwei Tage:
Montags, mittwochs und freitags: Übungen 1, 3 und 4
Dienstags, donnerstags und samstags: Übungen 2, 6 und 5

Mit sechs einfachen Übungen Rückenschmerzen stoppen

Alle sechs Übungen mit sämtlichen Varianten als Mitmachvideos finden Sie auch online unter: liebscher-bracht.com/dhr.

Beginnen Sie immer mit der Grundübung. Sie ist diejenige, die von den meisten zumindest im Ansatz ausgeführt werden kann und die durchschnittlich die besten Ergebnisse bringt. Gehen Sie nur auf einfachere Varianten, wenn die Grundübung überhaupt nicht möglich ist. Probieren Sie dann immer wieder die Grundübung, bis sie Ihnen gelingt. Wenn Ihnen die Grundübung und die leichteren Varianten nicht mehr intensiv genug sind, probieren Sie die anspruchsvolleren Varianten. Falls es mehrere Möglichkeiten gibt, wechseln Sie immer mal wieder die Varianten. Die jeweils wechselnden Beanspruchungen werden Ihnen guttun.

Unsere Hilfsmittel bei diesen Übungen und Ersatzgegenstände

Bei einigen Übungen nutzen wir unsere Faszienrollen zum Unterlegen und unsere Übungsschlaufe, um die Arme zu »verlängern«. Statt der Faszienrollen können Sie auch ein dickes Buch unterlegen. Gute Alternativen für die Schlaufe sind ein Handtuch oder ein Gürtel, der so eingestellt ist, dass er die richtige Länge hat.

Unser kostenloser Video-Übungsbereich für alle Übungen aus »Deutschland hat Rücken«

Wir haben uns noch eine Überraschung für Sie als Leser dieses Buches einfallen lassen. Damit Sie den größtmöglichen Nutzen aus dem Buch ziehen, haben wir alle Übungen aus »Deutschland hat Rücken« für Sie auf Video aufgezeichnet und stellen Ihnen diese in einem kostenfreien Online-Bereich zur Verfügung. In diesen Videos leitet Roland Sie in Mitmachlänge an und führt Sie Schritt für Schritt durch die Übungen. Wir empfehlen Ihnen herzlich, davon Gebrauch zu machen, um von den Übungen maximal profitieren zu können. Alle Übungen und Varianten finden Sie im exklusiv für Sie eingerichtetn Online-Bereich unter *www.liebscher-bracht.com/dhr.*

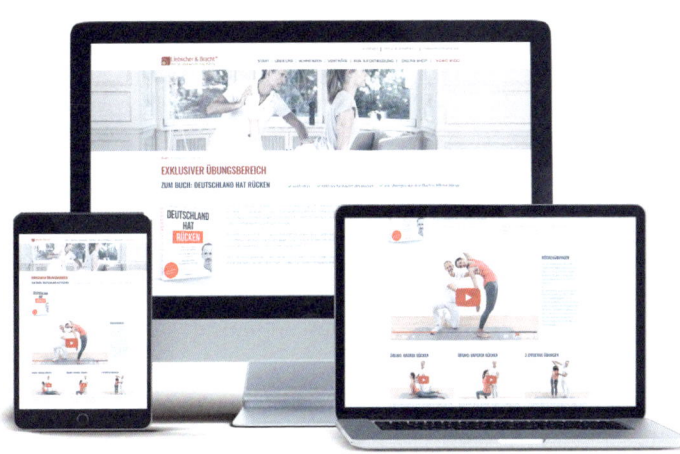

Die Gestaltung unseres Online-Übungsbereichs

1 – Hängende Leiste

Grundübung: In den Vierfüßlerstand gehen und die Leisten nach unten hängen lassen

Diese Übung mindert die zu hohen Spannungen an der Vorderseite Ihres Körpers, sie löst also den Engpass auf, der eine der Hauptursachen Ihrer Rückenschmerzen ist.

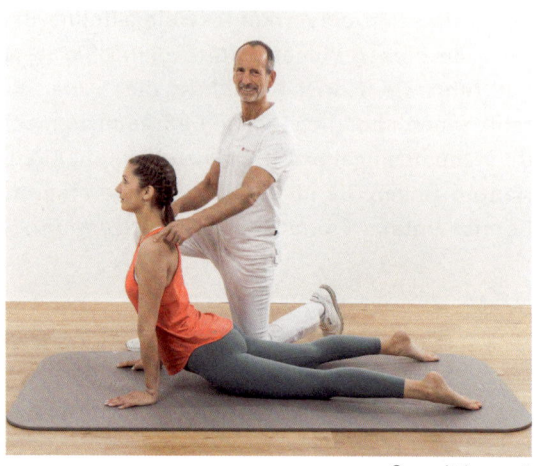

Grundübung 1

Schritt 1: Dehnen Gehen Sie in den Vierfüßlerstand, Arme und Oberschenkel stehen senkrecht, die Hände zeigen um 45° nach außen. Schieben Sie die Hände so weit nach vorn, dass Sie Ihr Becken durchhängen lassen können. Senken Sie Ihr Becken, die Leisten voran, 30 Sekunden lang vorsichtig so weit wie möglich immer mehr ab.

Dabei gehen Sie möglichst wenig ins Hohlkreuz, indem Sie Ihren Bauch so anspannen, dass Ihr Schambein nach vorn oben kommt.

Schritt 2: Anspannen und intensivieren Drücken Sie Ihre Knie 10 Sekunden lang mit möglichst viel Kraft gegen den Boden, als wollten Sie sie in einem Bogen durch die Erde nach vorn vor den Bauch ziehen. Dabei darf

sich das Becken nicht heben. Stoppen Sie diese gegenspannende Kraft und lassen Sie die Leisten, Schambein voran, 20 Sekunden weiter nach unten sinken. Wiederholen Sie diesen Schritt noch zwei Mal.

Schritt 3: Verstärken Nun lassen Sie sich nicht nur passiv nach unten sinken, sondern spannen die rückwärti-

gen Muskeln an, damit die Leisten noch mehr nach unten geschoben werden.

Variante 1: Aus der Bauchlage erst auf die Unterarme aufstützen, dann die Arme strecken und den Oberkörper aufrichten

Diese Variante absolvieren Sie, wenn Sie die Ausgangsposition der Grundübung nicht einnehmen können, weil Sie Probleme mit den Knien haben und nicht genug Kraft im Arm-Schulter-Bereich, um sich mit gestreckten Armen aufstützen zu können. Oder wenn Sie vorn so verkürzt sind, dass Sie sich gar nicht oder nur minimal nach hinten überstrecken können.

Mit zunehmender Beweglichkeit des Rückens können Sie Stück für Stück die Höhe steigern, bis die Arme ganz gestreckt sind. Zum Schluss können Sie sogar noch Ihren Kopf nach hinten nehmen, um an die Decke zu schauen.

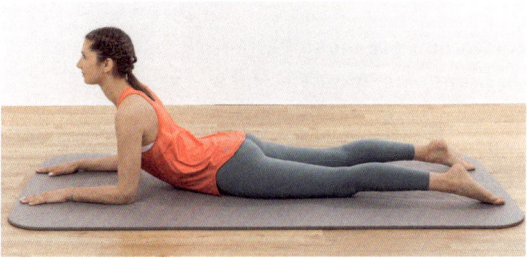

Variante 1 der Grundübung

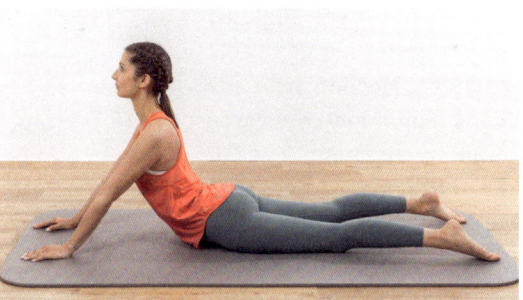

Vierfüßlerstand, Hände weit vorn

Der Ablauf der Übung entspricht der Grundübung.

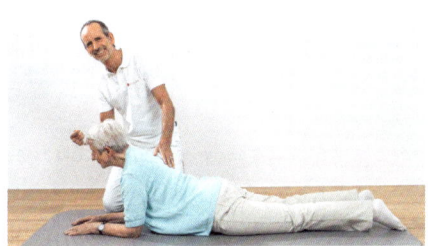

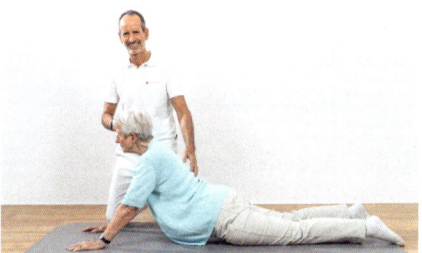

Ruth führt Ihnen hier einige Übungen vor. Wenn Sie alte Menschen kennen, die sich eine solche Beweglichkeit in ihrem Alter nicht vorstellen können, zeigen Sie ihnen bitte diese Bilder.

Variante 2: Mit gestreckten Armen durchhängen, ein Knie zur Seite schieben, sodass der Fuß an der Knieinnenseite des anderen Beines anliegt

Versuchen Sie diese Variante, wenn Sie merken, dass Sie vorn so massiv verkürzt und unnachgiebig sind, dass die Schwerkraft nicht reicht, um genug Dehnung zu erzeugen. Indem Sie ein Knie zur Seite schieben, bekommen Sie mehr Zugkraft auf der Seite des gestreckten Beins. Machen Sie diese Übung immer mal wieder, da bei ihr noch andere Muskel- und Faszienzüge gedehnt werden.

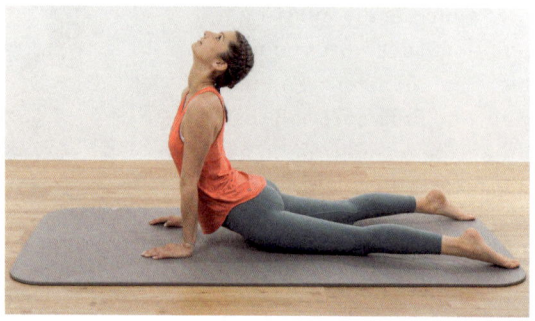

Vierfüßlerstand, Leisten nach unten schieben

Der Ablauf der Übung entspricht der Grundübung.

Wiederholen Sie dies zur anderen Seite.

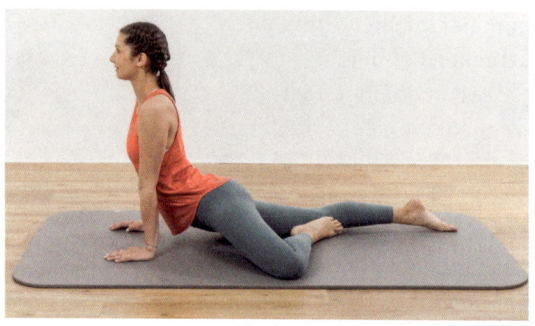

Variante 2 der Grundübung 1

Variante 3: Auf einen großen Ball legen und nach hinten überhängen lassen

Wenn Sie Bedenken haben, dass Ihre Wirbelsäule beziehungsweise die Bandscheiben zu sehr belastet werden könnten, hilft Ihnen diese Variante, Sicherheit zu bekommen. Der Gymnastikball, auf dem Sie liegen, oder eine andere weiche Unterlage, die Sie von hinten abstützt, hält die Wirbelkörper mehr auf Abstand. Leider können Sie hier das Gegenspannen nur bedingt durchführen, da der Boden als Gegenkraft fehlt.

Schritt 1: Dehnen Legen Sie sich mit dem Rücken auf einen Gymnastikball, dabei stützen Sie sich mit den Füßen ab, sodass Sie eine sichere Position einnehmen. Lassen Sie sich 30 Sekunden lang vorsichtig immer mehr hängen, dabei gehen Sie möglichst wenig ins Hohlkreuz, indem Sie Ihren Bauch so anspannen, dass Ihr Schambein nach vorn oben kommt.

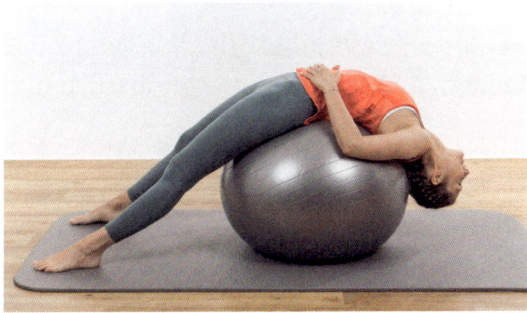

Variante 3 der Grundübung 1 mit Ball

Schritt 2: Anspannen und intensivieren Spannen Sie Ihren Bauch und Ihre Leisten 10 Sekunden lang langsam zunehmend an. Die Füße bleiben auf dem Boden, damit Sie das Gleichgewicht nicht verlieren. Stoppen Sie diese hebende Kraft und lassen Sie sich für 20 Sekunden noch weiter

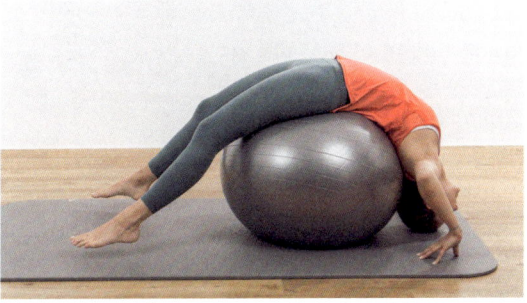

Überhängen mit Ball und Anspannung

nach unten sinken. Wiederholen Sie diesen Schritt noch zwei Mal.

Schritt 3: Verstärken Lassen Sie sich nicht mehr nur passiv nach unten sinken, sondern spannen Sie die rückwärtigen Muskeln an, damit die Leisten noch mehr nach oben gedrückt werden.

Sie können die Balance auf dem Ball auch mit den Händen statt den Füßen halten. Oder Sie benutzen einen Ball, der genau die richtige Höhe hat, dass Sie mit den Händen und den Füßen den Boden erreichen.

Variante 4: Auf einen Tisch legen und jeweils ein Bein hängen lassen, das andere Knie an die Brust ziehen

Dies ist eine sehr effiziente Variante, die eigentlich alle Menschen zumindest im Ansatz ohne Probleme durchführen können. Wundern Sie sich nicht, wenn Sie danach einen massiven Muskelkater bekommen. Der Tisch muss unbedingt stabil genug sein, er darf nicht kippen oder verrutschen.

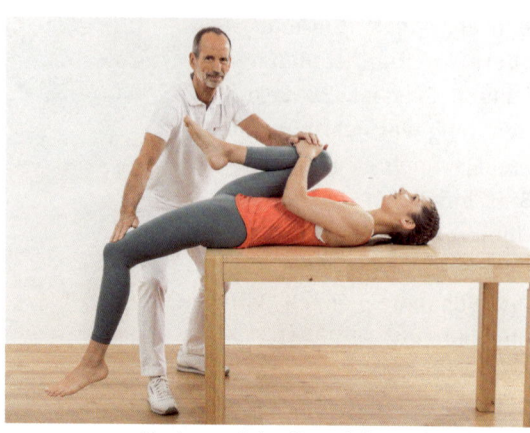

Variante 4 der Grundübung 1 auf Tisch

Schritt 1: Dehnen Legen Sie sich mit dem Rücken auf einen Tisch, das Gesäß liegt am Rand. Ziehen Sie ein Knie so weit wie möglich an die Brust, wobei ein Partner helfen kann. Lassen Sie das andere Bein 30 Sekunden lang vorsichtig immer mehr nach unten hängen oder von einem Partner vorsichtig am Knie zunehmend nach unten drücken. Gehen Sie dabei möglichst wenig ins Hohlkreuz, indem Sie sicherstellen, dass Ihr an die Brust gezogenes Knie in dieser Position bleibt.

Schritt 2: Anspannen und intensivieren Spannen Sie langsam steigernd 10 Sekunden so an, als ob Sie Ihr hängendes Bein nach oben ziehen wollten. Auch dabei darf sich das andere Knie nicht von der Brust entfernen. Stoppen Sie diese hebende Kraft und lassen Sie das hängende Bein für 20 Sekunden noch weiter nach unten sinken beziehungsweise von Ihrem Partner vorsichtig weiter nach unten drücken. Wiederholen Sie diesen Schritt noch zwei Mal.

Schritt 3: Verstärken Lassen Sie das hängende Bein nicht mehr nur passiv nach unten sinken, sondern ziehen Sie es zusätzlich so kräftig wie möglich nach unten.

Wiederholen Sie die Übung zur anderen Seite.

Variante 5: Auf den Bauch legen, mit den Ellenbogen aufstützen, ein Knie zur Seite schieben und den Fuß der anderen Seite mit der Schlaufe heranziehen

Dies ist eine sehr effiziente Variante, die aber erhöhte Ansprüche an Ihre Sportlichkeit stellt. Probieren Sie sie einfach und werden Sie immer besser. Gerade wenn Sie zum Beispiel Fahrradfahren, Laufen, Tennis spielen oder Rudern, also Sportarten betreiben, die stark spannungserhöhend für Ihre Hüftbeuger sind, ist diese Übung sehr befreiend für Ihren Rücken. Falls Sie die Entlastung des Rückens noch stei-

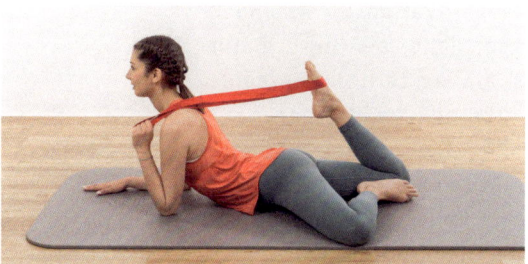

Variante 5 der Grundübung 1 mit Schlaufe

gern möchten, legen Sie, wie bei der nächsten Grundübung gezeigt, eine feste Erhöhung unter das Knie, bei dem Sie den Fuß heranziehen.

Schritt 1: Dehnen Legen Sie sich auf den Bauch, stützen Sie sich mit den Ellenbogen ab, die Unterarme liegen auf dem Boden. Schieben Sie ein Knie zur Seite. Das andere Bein beugen Sie und drücken die Leiste fest gegen den Boden. Ziehen Sie mit der Schlaufe Ihren Fuß möglichst weit Richtung Gesäß. Verringern Sie den Abstand 30 Sekunden lang immer mehr und erhöhen Sie damit die Dehnung.

Schritt 2: Anspannen und intensivieren Während Sie 10 Sekunden lang Ihre Leiste und das Knie so fest wie möglich gegen den Boden drücken, spannen Sie das Bein in Streckrichtung mit maximaler Kraft an. Dabei darf es sich nicht bewegen. Stoppen Sie diese Kraft und ziehen Sie den rechten Fuß mit der Schlaufe 20 Sekunden lang weiter Richtung Gesäß. Wiederholen Sie diesen Schritt noch zwei Mal.

Schritt 3: Verstärken Ziehen Sie das gebeugte Bein zusätzlich mit eigener Kraft den Fuß so weit wie möglich Richtung Gesäß.

Wiederholen Sie die Übung zur anderen Seite.

Variante 6: Auf den Bauch legen, mit gestrecktem Arm auf eine Hand aufstützen, Becken durchhängen lassen, beide Füße mit der Schlaufe heranziehen

Diese Variante ist noch sportlicher als die 5. Dafür spart sie Zeit, da Sie beide Füße gleichzeitig heranziehen. Bei dieser Variante müssen Sie sehr darauf achten, dass Sie nicht zu sehr ins Hohlkreuz kommen. Also lieber weniger stark dehnen und dafür das Becken so stehen lassen, dass das Schambein unten bleibt.

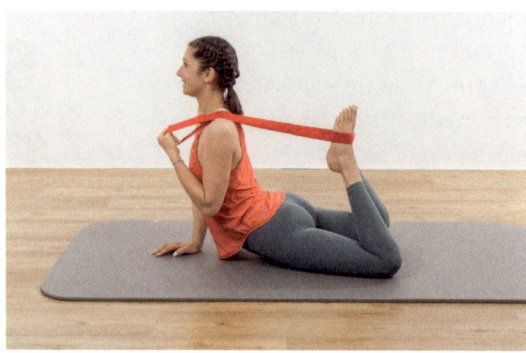

Variante 6 der Grundübung 1 mit beiden Füßen in Schlaufe

Schritt 1: Dehnen Mit der Schlaufe beide Füße möglichst weit Richtung Gesäß ziehen. Verringern Sie den Abstand 30 Sekunden lang immer mehr und erhöhen Sie damit die Dehnung.

Schritt 2: Anspannen und intensivieren 10 Sekunden lang die Leiste und das Knie so fest wie möglich gegen den Boden drücken, die Beine in Streckrichtung mit maximaler Kraft anspannen. Sie dürfen sich nicht bewegen. Dann die Beine 20 Sekunden lang weiter Richtung Gesäß ziehen. Wiederholen Sie diesen Schritt noch zwei Mal.

Schritt 3: Verstärken Die Beine nicht nur mit der Schlaufe, sondern zusätzlich mit eigener Kraft den Fuß so weit wie möglich Richtung Gesäß ziehen.

2 – Fuß am Gesäß

Grundübung: In der Bauchlage das übende Knie hochlegen und den Fuß mit der Schlaufe Richtung Gesäß ziehen

Diese Übung reduziert wie Übung 1 die zu hohen Spannungen an der Vorderseite Ihres Körpers, aber mehr im Bereich der Hüfte und des Oberschenkels. Vor allem ein Anteil des großen Oberschenkelmuskels, der auch an der Hüftbeugung beteiligt ist, wird hier gedehnt.

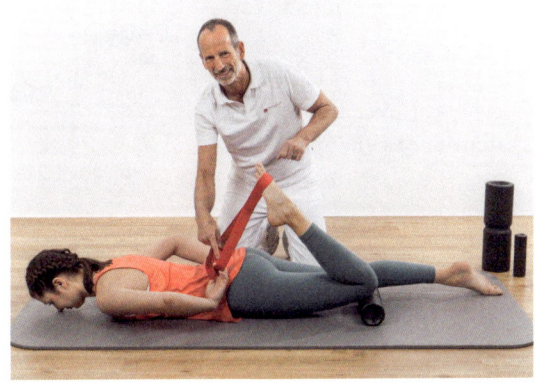

Grundübung 2 mit Fuß am Gesäß

Schritt 1: Dehnen Legen Sie sich auf den Bauch, halten Sie den Kopf möglichst gerade, zur Verstärkung können Sie Ihre Stirn auf den Boden legen. Drücken Sie Ihre Leiste fest gegen den Boden und ziehen Sie mit der Schlaufe Ihren Fuß dicht an Ihr Gesäß. Das Knie unterstützen Sie mit einer Faszienrolle oder mit einem Buch. Falls Sie Ihren Fuß mit den Händen greifen können, ziehen Sie mit einer Hand Ihren Fußrücken und mit der anderen Ihre Zehen Richtung Gesäß. Verringern Sie diesen Abstand 30 Sekunden lang zunehmend.

Schritt 2: Anspannen und intensivieren Drücken Sie Ihre Leiste weiter gegen den Boden, während Sie 10 Sekunden lang Ihr Bein, das Sie halten, in Streckrichtung mit maximaler Kraft gegenspannen. Dabei darf es sich nicht bewegen. Stoppen Sie diese Kraft und ziehen Sie den Fuß 20 Sekunden lang weiter Richtung Gesäß. Wiederholen Sie zwei Mal.

Schritt 3: Verstärken Ziehen Sie den Fuß zusätzlich mit eigener Muskelkraft so weit wie möglich Richtung Gesäß.

Machen Sie die Grundübung und alle Varianten jeweils mit beiden Beinen.

Variante 1: Bei der gleichen Übung das Knie nicht hochlegen und den Fuß mit der Schlaufe Richtung Gesäß ziehen

Wenn es Ihnen etwas schwer-fällt, sich mit gestreckter Hüfte auf den Bauch zu legen, beginnen Sie mit dieser Variante.

Der Ablauf der Übung entspricht der Grundübung.

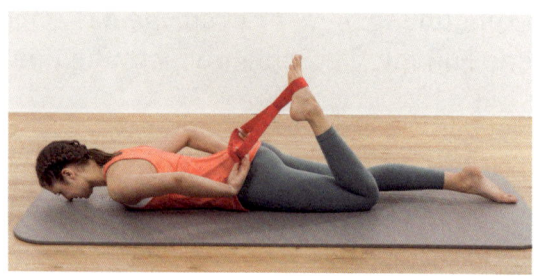

Variante 1 der Grundübung 2 mit Knie am Boden

Variante 2: Bei der gleichen Übung das Knie nicht hochlegen, ein Handtuch unter Bauch und Leiste legen und den Fuß mit der Schlaufe Richtung Gesäß ziehen

Wenn Sie sich nicht mit ge-streckter Hüfte auf den Bauch legen können, legen Sie bitte ein entsprechend gefaltetes Handtuch unter Bauch und Leiste. Mit der Zeit machen Sie die Erhö-hung immer kleiner, bis Sie am Boden angekommen sind.

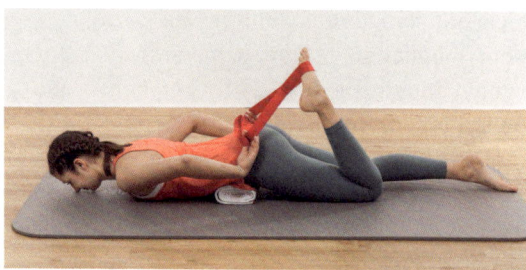

Variante 2 der Grundübung 2 mit Handtuch unterm Bauch

Der Ablauf der Übung entspricht der Grundübung.

Variante 3: Knie hochlegen, Rumpf aufgestützt

Wenn Sie schon gut gedehnt sind, hilft Ihnen diese Variante, die vordere Linie immer flexibler zu gestalten. Sie benötigen dazu eine gewisse Kraft in Schultern und Armen, aber bei stetigem Versuchen wird es Ihnen immer leichter fallen.

Der Ablauf der Übung entspricht der Grundübung.

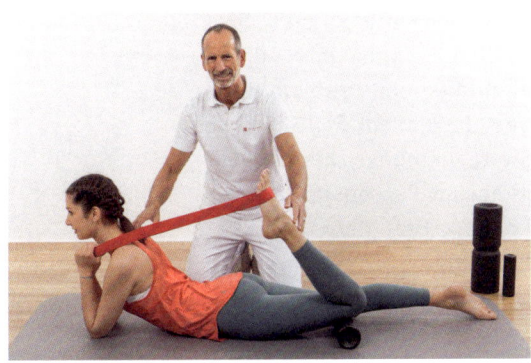

Variante 3 der Grundübung 2 mit hochgelegtem Knie

Schritt 1: Dehnen Legen Sie sich auf den Bauch und unterstützen Sie das Knie mit einer Faszienrolle oder einem Buch. Stützen Sie die Ellbogen auf, drücken Sie Ihre Leiste fest gegen den Boden und ziehen Sie mit der Schlaufe Ihren Fuß möglichst dicht an Ihr Gesäß. Verringern Sie diesen Abstand 30 Sekunden lang zunehmend.

Schritt 2: Anspannen und intensivieren Drücken Sie Ihre Leiste weiter gegen den Boden, während Sie 10 Sekunden lang Ihr Bein, das Sie halten, in Streckrichtung mit maximaler Kraft gegenspannen. Dann ziehen Sie den Fuß 20 Sekunden lang weiter Richtung Gesäß. Wiederholen Sie diesen Schritt noch zwei Mal.

Schritt 3: Verstärken Ziehen Sie den Fuß zusätzlich mit eigener Muskelkraft so weit wie möglich Richtung Gesäß.

257

Variante 4: Fersensitz

Diese Variante können Sie wählen, wenn Ihre Knie ebenfalls ein Problem haben. In diesem Fall sollten Sie täglich üben, bis Sie bequem im Fersensitz sitzen können. Erst dann beginnt die Übung auch für Ihre Rückenschmerzen immer wirksamer zu werden.

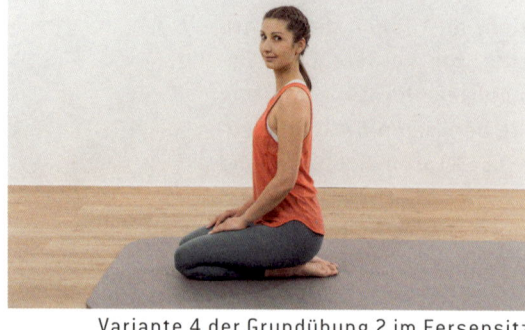

Variante 4 der Grundübung 2 im Fersensitz

Schritt 1: Dehnen Setzen Sie sich in den Fersensitz, die Füße sind gestreckt. Wenn Sie sich noch nicht entspannt setzen können, bringen Sie Ihren Rumpf zur Entlastung so weit wie möglich nach vorn. Oder Sie stützen sich vorne mit den Händen auf und heben das Gesäß etwas an. Verringern Sie den Abstand zwischen Gesäß und Fersen 30 Sekunden lang zunehmend.

Schritt 2: Anspannen und intensivieren Drücken Sie Ihren Fußrücken 10 Sekunden lang mit maximaler Kraft gegen den Boden. Dabei darf der Kniewinkel sich nicht verändern. Stoppen Sie diese Kraft und vergrößern Sie die Dehnung, egal in welchem Kniewinkel Sie üben, 20 Sekunden lang weiter Richtung Gesäß. Wenn Sie Ihre Fersen berühren, lassen Sie sich weiter nach unten sinken. Wiederholen Sie diesen Schritt noch zwei Mal.

Schritt 3: Verstärken Beugen Sie die Knie nicht nur allein durch den Druck der Schwerkraft, sondern ziehen Sie zusätzlich mit eigener Muskelkraft der Beinbeuger die Ferse so weit wie möglich Richtung Gesäß.

Variante 4a: Fersensitz, Arme gestreckt

Schritt 1: Dehnen Sobald Sie mit vollem Druck der Schwerkraft auf den Fersen sitzen können, strecken Sie sich im Hüftgelenk 30 Sekunden lang zunehmend nach hinten. Ausschlaggebend ist dabei, dass Sie zunächst das Becken vollständig »mit nach hinten nehmen«. Dafür achten Sie bitte darauf, dass Sie den vorderen Bauchmuskel anspannen und mit ihm das Becken nach hinten unten ziehen. In der Anfangsphase darf sich der Rumpf in sich, vor allem im

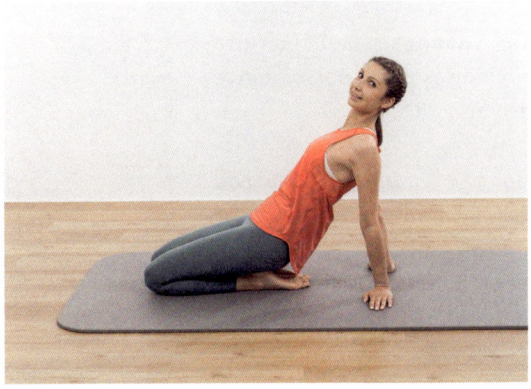

Variante 4a der Grundübung 2 im Fersensitz

Bereich der Lendenwirbelsäule, kein bisschen überstrecken.

Schritt 2: Anspannen und intensivieren Drücken Sie Ihren Fußrücken 10 Sekunden lang mit maximaler Kraft gegen den Boden. Versuchen Sie, dabei den Rumpf ohne Einsatz der Hände zu halten oder nach oben zu ziehen. Stoppen Sie diese Kraft und lassen Sie Ihr Gesäß 20 Sekunden lang weiter nach unten sinken. Wiederholen Sie diesen Schritt noch zwei Mal.

Schritt 3: Verstärken Ziehen Sie mit eigener Muskelkraft der Beinbeuger die Ferse so weit wie möglich Richtung Gesäß. Sobald Sie mit vollem Druck der Schwerkraft auf den Fersen absitzen können, strecken Sie sich im Hüftgelenk zunehmend nach hinten. Ausschlaggebend und sehr wichtig ist dabei, dass Sie zunächst das Becken vollständig mit nach hinten nehmen. Um das möglichst gut umzusetzen, achten Sie bitte darauf, dass Sie den vorderen Bauchmuskel anspannen und mit ihm das Becken nach hinten unten ziehen. In der Anfangsphase darf sich der Rumpf in sich, vor allem im Bereich der Lendenwirbelsäule, kein bisschen überstrecken. Beim Anspannen fügen Sie der Kraft für die Beinstreckung noch den Versuch hinzu, den Rumpf ohne Einsatz der Hände zu halten oder nach oben zu ziehen.

Variante 4b: Fersensitz mit Ablegen nach hinten, auf Unterarme gestützt

Der Übungsablauf ist der gleiche wie bei der Variante zuvor.

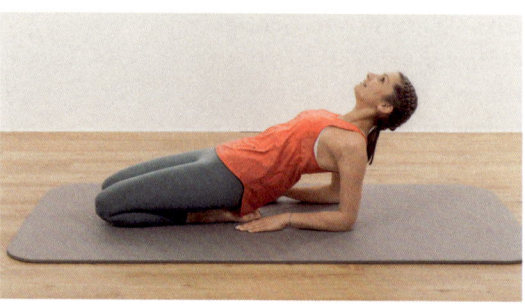

Schritt 1: Dehnen Stützen Sie sich im Fersensitz auf den Ellenbogen ab und strecken Sie sich in Ihrem Hüftgelenk 30 Sekunden lang zunehmend nach hinten. Achten Sie darauf, dass Sie

Variante 4b der Grundübung 2 im Fersensitz auf Unterarme gestützt

den vorderen Bauchmuskel anspannen und mit ihm das Becken nach hinten unten ziehen. In der Anfangsphase darf sich der Rumpf in sich, vor allem im Bereich der Lendenwirbelsäule, kein bisschen überstrecken.

Schritt 2: Anspannen und verstärken Drücken Sie Ihren Fußrücken 10 Sekunden lang mit maximaler Kraft gegen den Boden. Versuchen Sie dabei, den Rumpf ohne Einsatz der Hände zu halten oder nach oben zu ziehen. Stoppen Sie diese Kraft und lassen Sie Ihr Gesäß 20 Sekunden lang weiter nach unten sinken. Wiederholen Sie diesen Schritt noch zwei Mal.

Schritt 3: Verstärken Ziehen Sie mit eigener Muskelkraft der Beinbeuger die Ferse so weit wie möglich Richtung Gesäß.

Bitte dosieren Sie auch das Gegenspannen nicht über 10, damit der Rumpf inklusive Becken gerade und stabil bleiben kann.

Variante 4c: Fersensitz mit vollständigem Ablegen nach hinten

Der Übungsablauf der drei Schritte ist der gleiche wie bei der Variante zuvor. Je tiefer Sie nach hinten überstrecken oder sich sogar ablegen können, kann es dazu kommen, dass das Becken nicht vollständig nach hinten unten mitgenommen werden

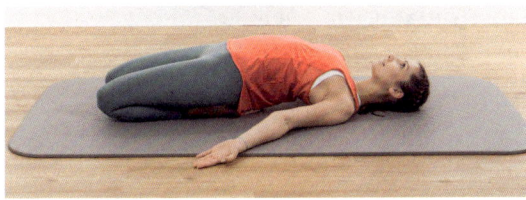

Variante 4c der Grundübung 2 im Fersensitz mit vollständigen Ablegen

kann. Denn ganz am Ende, kurz vor dem Ablegen, müssen Sie zunehmend in der Lendenwirbelsäule überstrecken, weil der Zug auf die hüftbeugenden Muskeln und Faszien so groß wird. Stoppen Sie das Überstrecken, bevor die Knie vom Boden abheben, und halten Sie diese zusammen, da Sie sonst der Dehnung ausweichen.

Wenn Sie noch nicht ganz unten sind und das Abstützen mit den Armen schwierig wird, können Sie Ihren Kopf überstrecken und sich mit diesem abstützen, bis Sie schließlich mit dem Rücken auf dem Boden liegen. Natürlich ist es in allen Zwischenpositionen auch möglich, etwas Festes unterzulegen.

Ruth mit 91 Jahren in dieser Position dank unserer Übungen. Wenn Sie alte Menschen fragen, wie sie das jemals erreichen sollen, dann ist die Antwort sehr einfach. Beginnen Sie auf allen Vieren und senken Sie Ihr Gesäß in Richtung Fersen, indem Sie Ihre Knie zunehmend beugen. Auch wenn das anfangs kaum geht, üben Sie täglich weiter. Jeder Tag einen Millimeter bedeutet nach zehn Tagen ein Zentimeter. Aber meist wird es viel schneller gehen. Irgendwann sitzen Sie auf den Fersen,

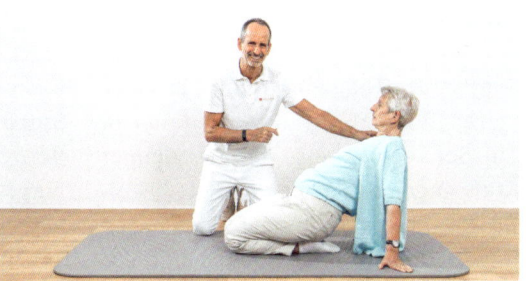

sind aber noch nach vorne gebeugt. Irgendwann ist Ihr Rumpf gerade. Warum das möglich ist? Weil der Körper bis an sein Lebensende auf ein solches Training reagiert und sich anpasst. Das Wichtigste? Sie müssen fest genug daran glauben.

Variante 5: Klassische Hüftbeugerdehnung

Diese Variante wirkt sehr direkt ist aber schwer einzustellen. Deswegen müssen Sie ein gutes Körpergefühl entwickelt haben, bis Sie diese Übung optimal gegen Ihre Rückenschmerzen einsetzen können. Um sie effizient ausführen zu können, benötigen Sie eine Couch oder einen Stuhl.

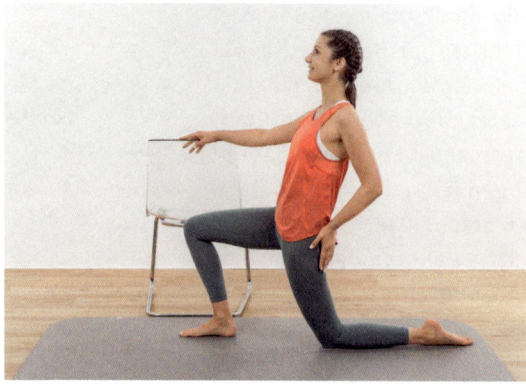

Variante 5 der Grundübung 2

Schritt 1: Dehnen Gehen Sie in die Position, die auf der Abbildung zu sehen ist. Stellen Sie das Becken gerade, indem Sie das Schambein mit den Bauchmuskeln hochziehen. Um die Dehnung zu intensivieren, drücken Sie Ihr Gesäß und damit die Leiste mit der Hand so weit wie möglich nach vorn. Achten Sie darauf, nicht ins Hohlkreuz zu gehen, während Sie mit dem Schultergürtel über dem Knie der gedehnten Seite bleiben. Schieben Sie das gerade gestellte Becken 30 Sekunden lang zunehmend nach vorn.

Schritt 2: Anspannen und intensivieren Drücken Sie Ihren Fußrücken 10 Sekunden lang mit maximaler Kraft gegen den Boden und gleichzeitig das Knie schräg nach vorn unten in den Boden hinein, sodass es nicht rutschen kann. Dabei darf der Hüftgelenkswinkel sich nicht verändern. Stoppen Sie diese Kraft und vergrößern Sie die Dehnung 20 Sekunden lang, indem die Leiste weiter nach vorn wandert. Wiederholen Sie diesen Schritt noch zwei Mal.

Schritt 3: Verstärken Während Sie die Leiste weiter nach vorn schieben, spannen Sie zusätzlich das Gesäß an und helfen dadurch dem Hüftgelenk durch Muskelkraft noch weiter zu überstrecken.

Variante 6: Klassische Hüftbeugerdehnung mit zusätzlichem Hochziehen des Fußes

Diese Variante wirkt noch intensiver als Variante 5, da ein wichtiger hüftbeugender Muskelstrang wesentlich intensiver einbezogen wird.

Der Übungsablauf ist der gleiche wie bei Variante 5.

Schritt 1: Dehnen Gehen Sie in die Position, die auf der Abbildung zu sehen ist. Stellen Sie das Becken gerade und drücken Sie Ihr Gesäß und damit die Leiste mit der Hand so weit wie möglich nach vorn. Achten Sie darauf,

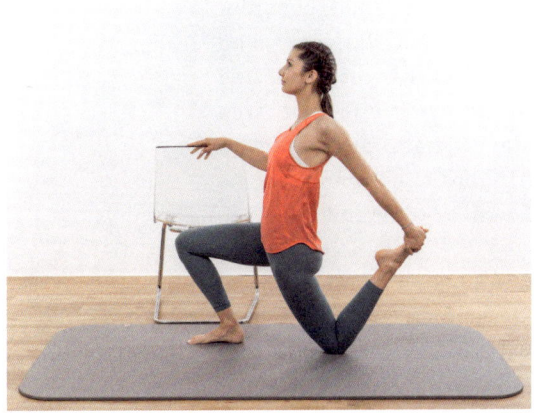

Variante 6 der Grundübung 2

nicht ins Hohlkreuz zu gehen. Schieben Sie das Becken 30 Sekunden lang zunehmend nach vorn.

Schritt 2: Anspannen und intensivieren Drücken Sie Ihren Fußrücken 10 Sekunden lang mit maximaler Kraft gegen die Hand und gleichzeitig das Knie schräg nach vorn unten in den Boden hinein. Stoppen Sie diese Kraft und drücken Sie die Leiste 20 Sekunden lang weiter nach vorn. Wiederholen Sie diesen Schritt noch zwei Mal.

Schritt 3: Verstärken Während Sie die Leiste weiter nach vorn schieben, spannen Sie das Gesäß und zusätzlich auch die Beinbeuger an.

Variante 7: Klassische Hüftbeugerübung mit hinterem Fuß am Gesäß

Die beiden Übungspositio-
nen dieser Variante sind
ziemlich anspruchsvoll und
wirken noch intensiver. Um
sie effizient ausführen zu
können, benötigen Sie eine
Couch oder einen Stuhl.

Der Übungsablauf der drei
Schritte ist der gleiche wie
bei der Variante zuvor. Der
Fußrücken drückt jetzt ge-
gen einen Stuhl oder eine
Couch.

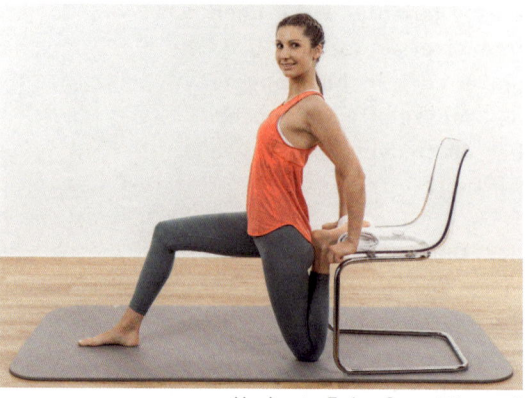

Variante 7 der Grundübung 2

Der Übungsablauf der drei
Schritte ist der gleiche wie
bei der Variante zuvor. Der
Fußrücken drückt gegen
den Stuhl oder die Couch,
aber zusätzlich kippt der
Rumpf noch nach hinten,
um die Dehnung zu intensivieren.

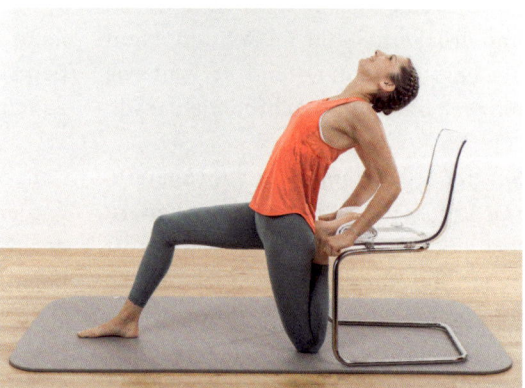

Klassische Hüftbeugerübung mit hinterem Fuß am
Gesäß und gekipptem Rumpf

3 – Ausrichtung der Wirbelsäule

Diese Übung und ihre Varianten bestehen jeweils aus zwei Teilen. Teil I dehnt bestimmte Bereiche der Rückenmuskulatur und der Gesäßmuskeln sowie deren Faszien. Außerdem werden die Muskeln und Faszien an der Front in Höhe der Brustwirbelsäule gedehnt. Teil II nutzt die Dehnung des ersten Teils und die Dehnung in der Rückenlage, um die Wirbelsäule in eine möglichst perfekte Position zu bringen. Während die Übungen 1 und 2 also die zu hohen Spannungen an der Vorderseite des Körpers reduzieren, wird in dieser Übung die Wirbelsäule mit Muskeln und Faszien umgeben, die sie schützen und flexibel stabilisieren.

Teil I

Grundübung: Sitzend den Rumpf nach vorn sowie in die Beugung ziehen

Diese Übung dehnt die Hartspannstränge der Rückenstrecker, die die meisten Menschen im Nacken, der Brustwirbelsäule und im Bereich der Lendenwirbelsäule haben und die deren Überstreckung (Hyperlordose) immer weiter fördern. Hier lösen wir die *reaktive Anspannung* auf, also die Folge der Verkürzungen an der Vorderseite des Körpers.

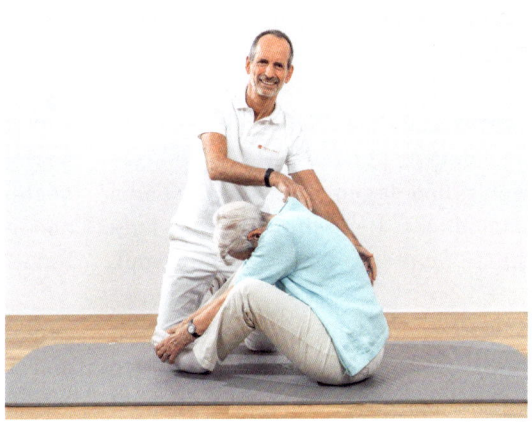

Grundübung 3 (Teil I)

Schritt 1: Dehnen Setzen Sie sich auf den Boden, beugen Sie die Knie ein wenig und legen Sie die Fußsohlen aneinander. Umgreifen Sie die Fußspitzen mit beiden Händen. Ziehen Sie den Rumpf nach vorn und lassen Sie den Kopf hängen. Steigern Sie diese Dehnung 30 Sekunden lang immer weiter.

Schritt 2: Anspannen und intensivieren Ziehen Sie Ihren Rumpf 10 Sekunden lang mit möglichst viel Kraft gegen Ihre haltenden Hände nach hinten. Körper und Kopf dürfen sich dabei nicht bewegen. Stoppen Sie diese Anspannung und ziehen Sie 20 Sekunden Ihren Körper weiter nach vorn. Wiederholen Sie diesen Schritt noch zwei Mal.

Schritt 3: Verstärken Ziehen Sie den Rumpf zusätzlich mit der Kraft der vorderen Muskeln so weit wie möglich nach vorn.

Variante 1: Sitzend den Rumpf nach vorn und den Kopf nach unten ziehen

Diese Variante wählen Sie wenn Sie in der Grundübung keine ausreichende Dehnung mehr spüren oder wenn Sie Rückenschmerzen im oberen Bereich des Rückens und im Übergang zur Halswirbelsäule haben.

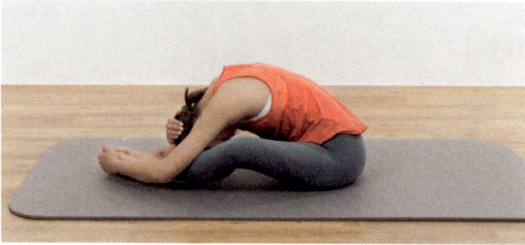

Variante 1 der Grundübung 3 mit Kopf unten (Teil I)

Schritt 1: Dehnen Setzen Sie sich auf den Boden, beugen Sie die Knie ein wenig und legen Sie die Fußsohlen aneinander. Umgreifen Sie die Fußspitzen und Ihren oberen Hinterkopf. Ziehen Sie mit einer Hand den Rumpf nach vorn, mit der anderen den Kopf nach unten. Steigern Sie beide Dehnungen 30 Sekunden lang immer weiter.

Schritt 2: Anspannen und intensivieren Ziehen Sie Ihren Rumpf und den Kopf 10 Sekunden lang mit möglichst viel Kraft gegen Ihre haltenden Hände nach hinten und oben. Körper und Kopf dürfen sich dabei nicht bewegen. Stoppen Sie diese Anspannung und ziehen Sie 20 Sekunden beide weiter nach vorn und unten. Wiederholen Sie diesen Schritt noch zwei Mal.

Schritt 3: Verstärken Ziehen Sie zusätzlich zum Zug mit den Händen Rumpf und Kopf mit eigener Kraft so weit wie möglich nach vorn und unten.

Variante 2: Sitzend nach vorn ziehen und den Rumpf seitlich nehmen und/oder drehen

Wenn Sie mehr Muskeln und Faszien des Rückens erreichen möchten, lassen Sie diese Variante immer mal wieder in Ihren Übungsablauf einfließen und suchen Sie nach zusätzlichen Spannungsfeldern. Durch einen seitlichen Zug oder eine Drehung des Rumpfes erreichen Sie hier mehr Dehnungswiderstand.

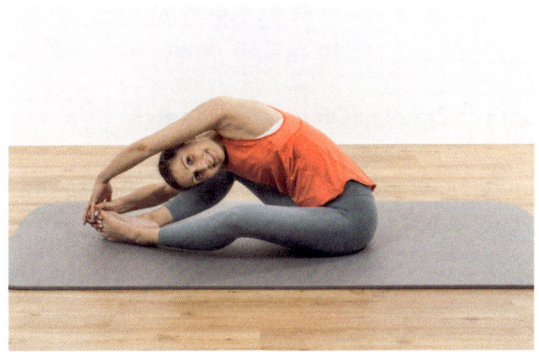

Variante 2 der Grundübung 3 mit seitlich gedrehtem Rumpf (Teil I)

Der Übungsablauf ist der gleiche wie bei Variante 1.

Variante 3: In Rückenlage die Brustwirbelsäule überstrecken

Diese Variante eignet sich hervorragend, um einen Rundrücken (Kyphose) zurückzubilden. Vor allem, wenn Sie schon viele Jahre oder sogar seit der Kindheit damit zu tun haben, kann dies ein langwieriges Unterfangen sein.

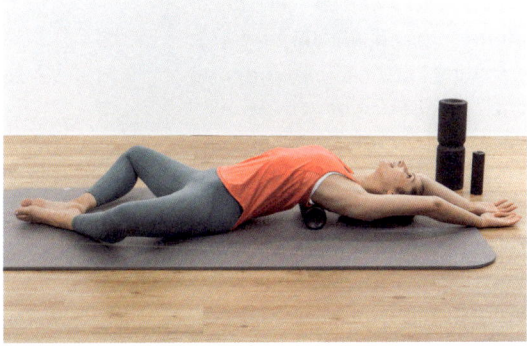

Variante 3 der Grundübung 3 mit überstreckter Brustwirbelsäule (Teil I)

Schritt 1: Dehnen Setzen Sie sich auf den Boden, beugen Sie Ihre Knie ein wenig und legen Sie die Fußsohlen aneinander. Legen Sie sich nach hinten und unterlegen Sie die Stelle des Brustkorbes, an der Sie die stärkste Dehnung vermuten, mit einer Faszienrolle oder einem ähnlichen Gegenstand. Falls diese zu hart ist, polstern Sie sie mit einem Kissen oder Handtuch ab. Legen Sie die Arme über Ihrem Kopf ab und rollen Sie so lange suchend hin und her, bis Sie die extremste Stelle am Rücken gefunden haben. Dann lassen Sie Schultern, Kopf und Arme von der Schwerkraft 30 Sekunden lang zunehmend in die Dehnung ziehen.

Schritt 2: Anspannen und intensivieren Ziehen Sie sich 10 Sekunden lang mit möglichst viel Kraft der vorderen, also beugenden Muskeln gegen die Schwerkraft nach oben. Aber setzen Sie nur so viel Kraft ein, dass sich der Körper und Kopf dabei nicht aufwärts bewegen. Stoppen Sie diese Anspannung und lassen Sie sich für 20 Sekunden weiter nach unten in die Überstreckung sinken. Wiederholen Sie diesen Schritt noch zwei Mal.

Schritt 3: Verstärken Ziehen Sie sich zusätzlich zum Zug der Schwerkraft noch mit der Kraft Ihrer rückwärtigen Muskeln so weit wie möglich nach unten.

Teil II

Grundübung in Rückenlage

In diesem zweiten Teil der Übung nutzen wir die vorher durchgeführten Dehnungen, um die übertriebenen »Kurven« der Wirbelsäule, das zu starke Hohlkreuz und den Rundrücken ebenso wie den zu extrem überstreckten Nacken wieder Stück für Stück in Richtung einer physiologischen (biologisch normalen) Krümmung zu trainieren. Den Boden nutzen wir quasi als Lineal, an dem unser Körper sich orientieren kann.

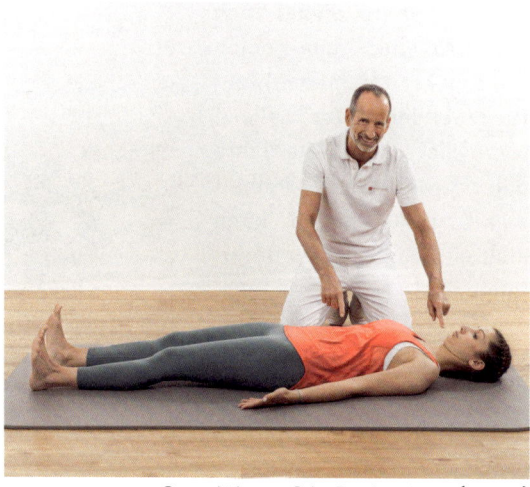

Grundübung 3 in Rückenlage (Teil II)

Legen Sie sich nach Durchführung von Teil I der Übung auf den Rücken und stellen Sie die Beine auf. Ziehen Sie Ihr Kinn Richtung Kehlkopf, sodass die Halswirbelsäule möglichst nah zum Boden kommt. Halten Sie die Wirbelsäule am tiefsten Punkt und ziehen Sie den Bauch Richtung Boden, sodass Ihre Lendenwirbelsäule möglichst nah zum Boden kommt. Stoppen Sie in dem Moment, in dem Sie merken, dass Sie Ihre Lendenwirbelsäule nur dann weiter absenken können, wenn die Halswirbelsäule nach oben geht. Halten Sie die Hals- und die Lendenwirbelsäule am tiefs-ten Punkt und senken Sie Ihre Knie so weit zum Boden, wie Sie die anderen Positionen halten können. Senken Sie zusätzlich Ihre Schultern so weit wie möglich Richtung Boden. Halten Sie diese Position für mindestens 2 Minuten. Vergewissern Sie sich immer wieder, ob alle angesprochenen Körperbereiche gleichbleibend tief gezogen bleiben, und steigern Sie die nach unten ziehenden Kräfte immer weiter, so stark, wie Sie können. Entspannen Sie sich anschließend völlig und bleiben Sie für einige Minuten liegen.

Variante 1

Mit dieser Variante erleichtern Sie Ihren unteren Rücken sofort und befreien ihn von Spannungen. Vor allem, wenn Sie sie mit der Grundübung aus Teil I kombinieren.

Legen Sie sich auf den Rücken und stellen Sie die Beine auf. Halten Sie die Wirbelsäule am tiefsten Punkt und ziehen Sie den Bauch Richtung Boden, sodass Ihre Lendenwirbelsäule möglichst nah zum Boden kommt. Halten Sie die Lendenwirbelsäule am tiefsten Punkt für mindestens 2 Minuten. Vergewissern Sie sich immer wieder, ob die

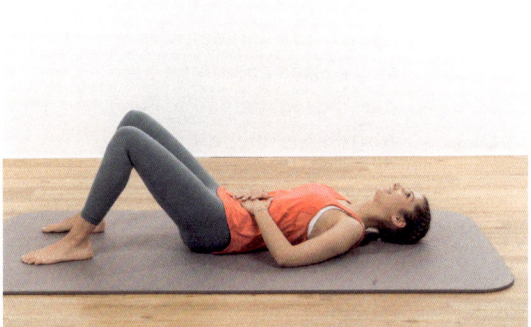

Variante 1 der Grundübung 3 (Teil II)

Lendenwirbelsäule am Boden ist, und steigern Sie die nach unten ziehenden Kräfte immer weiter, so stark, wie Sie können. Entspannen Sie sich anschließend völlig und bleiben Sie für einige Minuten liegen.

Variante 2

Wenn Sie sich auf die Befreiung Ihres oberen Rückens und den Übergang zum Nacken konzentrieren möchten, machen Sie diese Variante.

Legen Sie sich auf den Rücken und stellen Sie die Beine auf. Ziehen Sie Ihr Kinn Richtung Kehlkopf, sodass die Halswirbelsäule möglichst nah zum Boden kommt. Halten Sie die Wirbelsäule am tiefsten Punkt und ziehen Sie den Bauch Richtung Boden, sodass Ihre Lendenwirbelsäule möglichst nah zum Boden kommt. Stoppen Sie in dem Moment, in dem Sie merken, dass Sie Ihre Lendenwirbelsäule nur dann weiter absenken können, wenn die Halswirbelsäule nach oben geht. Halten Sie diese Position

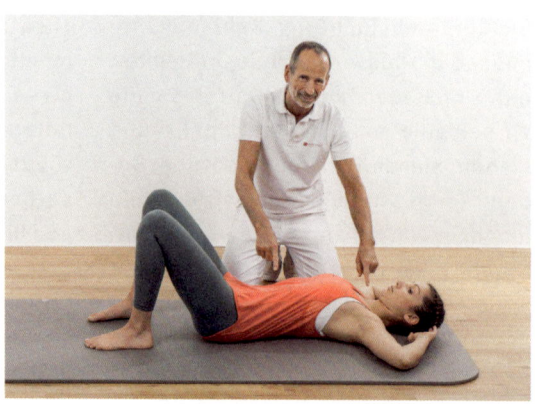

Variante 2 der Grundübung 3 (Teil II)

für mindestens 2 Minuten. Vergewissern Sie sich immer wieder, ob alle angesprochenen Körperbereiche gleichbleibend tief gezogen bleiben, und steigern Sie die nach unten ziehenden Kräfte immer weiter, so stark, wie Sie können. Entspannen Sie sich anschließend völlig und bleiben Sie für einige Minuten liegen.

Variante 3

Wenn Sie erreichen möchten, dass Ihre Wirbelsäule und die benachbarten Gelenke vollständig frei werden, dann trainieren Sie diese anspruchsvolle Variante. Um Stück für Stück die dafür notwendige Ansteuerung aufzubauen, können Sie die letzten drei Einstellungen schrittweise hinzunehmen.

Legen Sie sich auf den Rücken und stellen Sie die Beine auf. Ziehen Sie Ihr Kinn Richtung Kehlkopf, sodass die Halswirbelsäule möglichst nah zum Boden kommt. Halten Sie die Wirbelsäule am tiefsten Punkt und ziehen Sie den Bauch Richtung Boden, sodass Ihre Lendenwirbelsäule möglichst nah zum Boden kommt. Stoppen Sie in dem Moment, in dem Sie merken, dass Sie Ihre Lendenwirbelsäule nur dann weiter absenken können, wenn die Halswirbelsäule nach oben geht. Halten Sie die Hals- und die Lendenwirbelsäule am tiefsten Punkt und senken Sie Ihre Knie so weit zum Boden, wie Sie die anderen Positionen halten können. Senken Sie zusätzlich Ihre Schultern so weit wie möglich Richtung Boden.

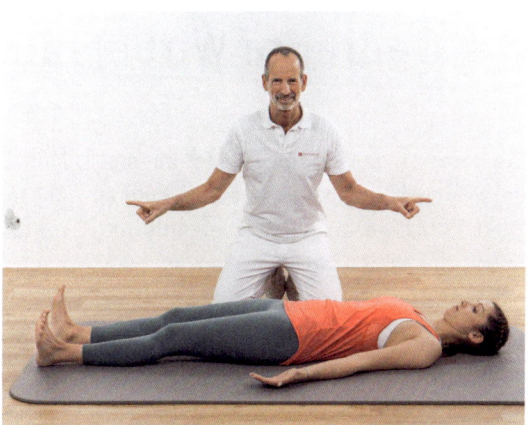

Variante 3 der Grundübung 3 (Teil II)

Nun strecken Sie zunächst den Hals aus dem Rumpf und ziehen dann die Beine aus der Hüfte heraus lang. Beim Hals beachten Sie bitte, dass der Kopf mit den Händen minimal angehoben wird, damit er über den Boden rutschen kann und nicht überstreckt wird. Halten Sie diese Position für mindestens 2 Minuten. Vergewissern Sie sich immer wieder, ob alle angesprochenen Körperbereiche gleichbleibend tief gezogen bleiben, und steigern Sie die nach unten ziehenden Kräfte immer weiter, so stark, wie Sie können. Entspannen Sie sich anschließend völlig und bleiben Sie für einige Minuten liegen.

4 – Gedrehte Wirbelsäule

Die Rotation der Wirbelsäule ist besonders wichtig, da sie vor allem kleine Muskelstränge an der Wirbelsäule erfasst, die im Alltag meist so gut wie nie genutzt werden. Diese kleinen Muskeln sind sehr wichtig für die Feinansteuerung und den Stoffwechsel direkt im Bereich der Wirbelkörper – also auch für die Gesundheit der Bandscheiben und den gesamten Rücken.

Machen Sie die Grundübung und alle Varianten zu beiden Seiten.

Grundübung: Rotation auf einem Stuhl sitzend

Schritt 1: Dehnen Setzen Sie sich auf einen Stuhl und haken Sie Ihre Füße in dessen Beine ein. Drehen Sie Ihren Körper zur Seite, führen Sie die Hand vor der Brust zur Stuhllehne und ziehen Sie den Körper in die Rotation. Mit der anderen Hand führen Sie Ihren Kopf in die gleiche Richtung und ziehen nun Körper und Kopf 30 Sekunden lang immer weiter in die Rotation.

Schritt 2: Anspannen und intensivieren Spannen Sie Ihren Körper und Ihren Kopf 10 Sekunden lang mit möglichst viel Kraft gegen die haltenden Hände an, indem Sie Rumpf und Kopf zurückdrehen wollen. Dabei dürfen sich Rumpf und Kopf nicht bewegen. Stoppen Sie die-

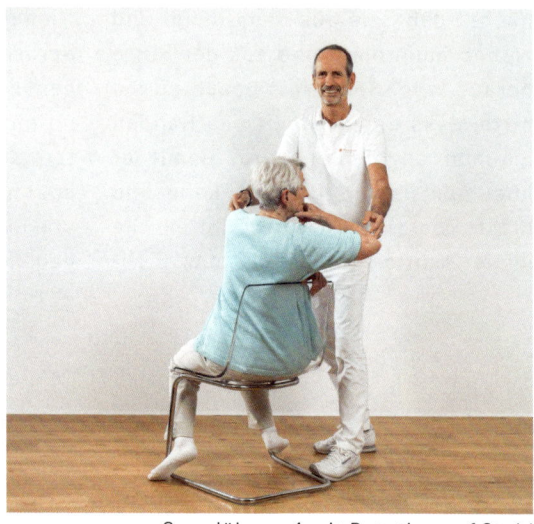

Grundübung 4 mit Rotation auf Stuhl

se anspannende Kraft behutsam und ziehen Sie dann Körper und Kopf mit beiden Händen 20 Sekunden lang zunehmend weiter in die Rotation. Wiederholen Sie diesen Schritt noch zwei Mal.

Schritt 3: Verstärken Ziehen Sie zusätzlich zum Zug mit den Händen Ihren Rumpf und den Kopf mit eigener Kraft so weit wie möglich in die Rotation.

Variante 1: Rotation stehend

Wenn Sie auch den Bereich unterhalb des Beckens durch die Rotation trainieren möchten und Ihrem Beckenbereich noch zusätzliche Dehnungsreize bieten möchten, ist diese Ganzkörper-Variante gut geeignet. Sie können sie immer mal wieder als Erweiterung in Ihren Übungsplan einfließen lassen.

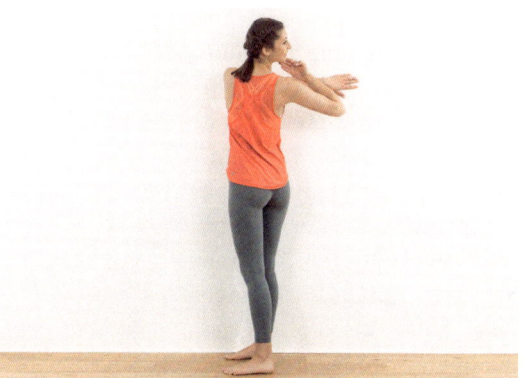

Variante 1 der Grundübung 4

Schritt 1: Dehnen Stellen Sie sich seitlich vor eine Wand. Die Füße stehen parallel und schulterbreit auseinander, die Knie sind gestreckt. Drehen Sie Ihren Körper zur Wand und ziehen Sie ihn mit der Hand, die von der Wand abgewandt ist, immer weiter in die Rotation. Dann ziehen Sie mit der anderen Hand Ihren Kopf in die gleiche Richtung. Ziehen Sie Körper und Kopf 30 Sekunden lang immer weiter in die Rotation.

Schritt 2: Anspannen und intensivieren Spannen Sie Ihren Körper und Ihren Kopf 10 Sekunden lang mit möglichst viel Kraft gegen die haltenden Hände an, indem Sie Rumpf und Kopf zurückdrehen wollen. Dabei dürfen sich Rumpf und Kopf nicht bewegen.

Stoppen Sie diese anspannende Kraft behutsam und ziehen Sie dann Körper und Kopf mit beiden Händen 20 Sekunden lang zunehmend weiter in die Rotation. Wiederholen Sie diesen Schritt noch zwei Mal.

Schritt 3: Verstärken Ziehen Sie zusätzlich zum Zug mit den Händen Ihren Rumpf und den Kopf mit eigener Kraft so weit wie möglich in die Rotation.

273

Variante 2: Rotation in Hüfte und Rumpf nach vorn gebeugt

Dies ist eine Variante für Fortgeschrittene, die noch zusätzliche muskulär-fasziale Strukturen aktiviert.

Bitte machen Sie auch diese Variante zunehmend ergänzend zur Grundübung.

Schritt 1: Dehnen Stellen Sie sich aufrecht hin, die Füße stehen parallel etwas mehr als hüftbreit auseinander, die Knie sind gestreckt. Beugen Sie sich in Hüfte und Rumpf so weit wie möglich nach vorne unten. Drehen Sie Ihren Körper aktiv nach einer Seite, bis Sie das gegenüberliegende Bein mit der Hand greifen können, und ziehen Sie sich zunehmend 30 Sekunden lang immer weiter in die Rotation. Ziehen Sie, wie auf dem Bild zu sehen, mit dem anderen Arm so nach hinten oben, dass die Rotation unterstützt wird. Wenn auch der obere Rücken oder der Übergang zur

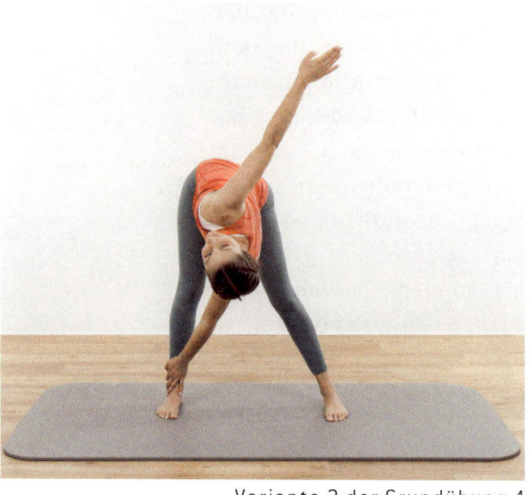

Variante 2 der Grundübung 4

Halswirbelsäule betroffen ist, können Sie mit dieser Hand zusätzlich Ihren Kopf in die Rotation ziehen.

Schritt 2: Anspannen und intensivieren Spannen Sie Ihren Körper – und eventuell Ihren Kopf – 10 Sekunden lang mit möglichst viel Kraft gegen die haltenden Hände an, indem Sie Rumpf und Kopf zurückdrehen wollen. Dabei dürfen sich weder Rumpf

noch Kopf bewegen. Stoppen Sie diese anspannende Kraft behutsam und ziehen Sie dann Körper und eventuell Ihren Kopf 20 Sekunden lang zunehmend weiter in die Rotation. Wiederholen Sie diesen Schritt noch zwei Mal.

Schritt 3: Verstärken Ziehen Sie zusätzlich zum Zug mit den Händen Ihren

Rumpf und den Kopf mit eigener Kraft so weit wie möglich in die Rotation.

Variante 3: Rotation nach hinten gebeugt

Auch diese Variante ist für Fortge-schrittene. Sie ist noch einmal an-spruchsvoller als Variante 2 und er-fasst noch mehr Strukturen im meist drastisch verkürzten vorderen Be-reich des Körpers.

Schritt 1: Dehnen Stellen Sie sich auf-recht hin, die Füße stehen parallel schulterbreit auseinander, die Knie sind fast gestreckt. Beugen Sie sich in Hüfte und Rumpf so weit wie mög-lich nach hinten unten. Drehen Sie Ihren Körper aktiv nach einer Seite, bis Sie das gegenüberliegende Bein mit der Hand greifen können, und zie-hen Sie sich zunehmend 30 Sekunden lang immer weiter in die Rotation. Verstärken Sie Ihre Rotation mit der anderen Hand, indem Sie den Arm nach oben über den Kopf zu der Seite ziehen, in die Sie sich drehen. Wenn auch der obere Rücken oder der Über-gang zur Halswirbelsäule betroffen ist, können Sie mit dieser Hand auch zusätzlich Ihren Kopf in die Rotation drücken.

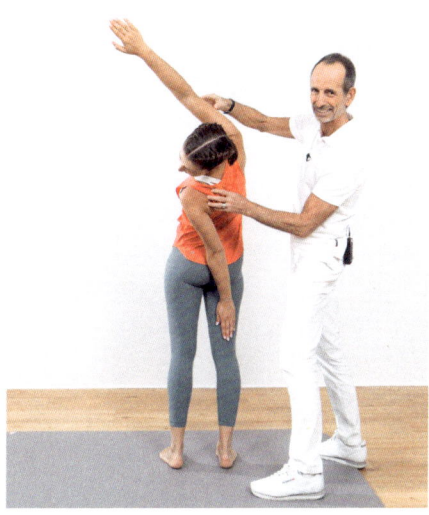

Variante 3 der Grundübung 4

Schritt 2: Anspannen und intensivie-ren Spannen Sie Ihren Körper – und eventuell Ihren Kopf – 10 Sekunden lang mit möglichst viel Kraft gegen die haltenden Hände an, indem Sie Rumpf und Kopf zurückdrehen wollen. Dabei dürfen sich weder Rumpf noch Kopf bewegen. Stoppen Sie diese an-spannende Kraft behutsam und zie-hen Sie dann Körper und eventuell

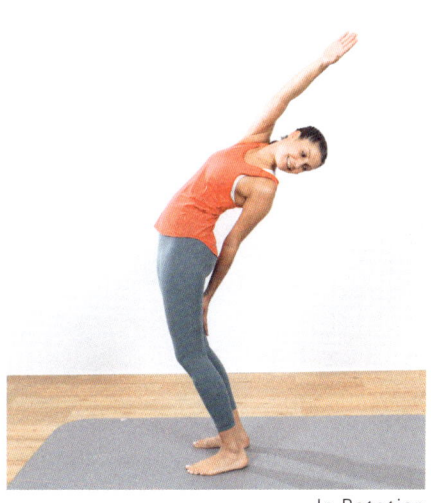

In Rotation

Ihren Kopf 20 Sekunden lang zunehmend weiter in die Rotation. Wiederholen Sie diesen Schritt noch zwei Mal.

Schritt 3: Verstärken Ziehen Sie zusätzlich zum Zug mit den Händen Ihren Rumpf und den Kopf mit eigener Kraft so weit wie möglich in die Rotation.

5 – Befreiung von Gesäß und Lende

Diese Übung wird eine wahre Wohltat sein, wenn Ihre Rückenschmerzen auch ins Gesäß oder noch tiefer strahlen. Sie befreit dermaßen, dass Sie anschließend das Gefühl haben können, Ihr Bein wäre viel leichter. Der Hintergrund ist, dass die meisten Menschen heute viel zu stark angespannte Hüftbeuger haben und die Gesäßmuskeln der Gegenspieler sind. Sie müssen dem Zug des Hüftbeugers nach vorn dauernd gegenhalten und sind deswegen bei vielen Menschen so drastisch angespannt. Machen Sie die Grundübung und alle Varianten zu beiden Seiten.

Grundübung: Auf dem Stuhl sitzend nach vorn beugen

Schritt 1: Dehnen Setzen Sie sich auf einen Stuhl und legen Sie ein Bein auf dem anderen Knie bzw. Oberschenkel ab. Gehen Sie vollständig ins Hohlkreuz, dann gehen Sie mit Ihrem gesamten Rumpf für 30 Sekunden zunehmend nach vorn, sodass sich nur der Winkel des Hüftgelenkes ändert. Wichtig: Bleiben Sie die ganze Zeit möglichst vollständig im Hohlkreuz.

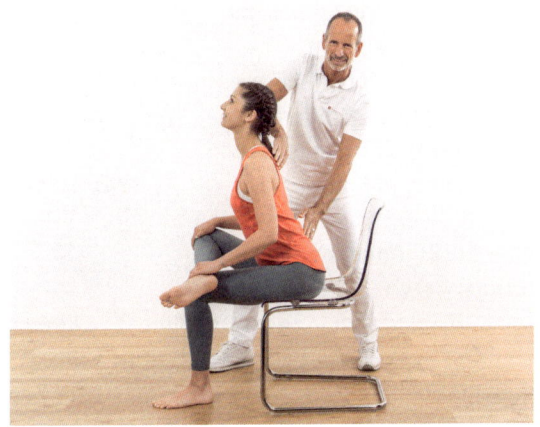

Grundübung 5

Schritt 2: Anspannen und intensivieren Drücken Sie Ihren Unterschenkel 10 Sekunden lang mit möglichst viel Kraft nach unten gegen das Knie bzw. den Oberschenkel. Dabei darf sich der Körper nicht bewegen und der Hüftwinkel nicht verändern. Stoppen Sie diese drückende Kraft und beugen Sie 20 Sekunden immer weiter Ihr Hüftgelenk, indem Sie weiter mit dem Rumpf nach vorn gehen. Auch jetzt bleiben Sie die ganze Zeit möglichst vollständig im Hohlkreuz. Wiederholen Sie diesen Schritt noch zwei Mal.

Schritt 3: Verstärken Ziehen Sie, während Sie mit dem Rumpf nach vorn gehen, den querliegenden Unterschenkel so kräftig wie möglich nach oben Richtung Brust. Setzen Sie dafür Ihre volle Hüftkraft ein, auch wenn sich das Bein kein bisschen bewegt.

Variante 1: Auf dem Stuhl sitzend das Knie mit den Händen vor die andere Brust ziehen

Diese Variante sollten Sie ausprobieren, wenn Sie in der Grundübung das Gefühl haben, nicht richtig an die Anspannung im Gesäß zu kommen.

Schritt 1: Dehnen Setzen Sie sich auf einen Stuhl, gehen Sie vollständig ins Hohlkreuz und ziehen Sie Ihr Knie für 30 Sekunden zunehmend nach oben vor die Brust der anderen Körperseite. Wichtig: Bleiben Sie die ganze Zeit möglichst vollständig im Hohlkreuz.

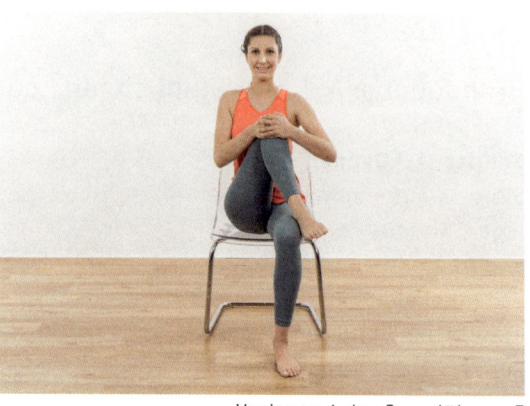

Variante 1 der Grundübung 5

Schritt 2: Anspannen und intensivieren Ziehen Sie Ihr Knie 10 Sekunden lang mit möglichst viel Kraft gegen die haltenden Hände diagonal nach unten. Dabei darf sich der Körper nicht bewegen und der Hüftwinkel nicht verändern. Stoppen Sie diese Kraft und ziehen Sie 20 Sekunden lang Ihr Knie immer weiter zur Brust. Auch jetzt bleiben Sie die ganze Zeit möglichst vollständig im Hohlkreuz. Wiederholen Sie diesen Schritt noch zwei Mal.

Schritt 3: Verstärken Ziehen Sie, während Sie das Knie zur Brust ziehen, das Knie nicht nur mit den Händen, sondern auch mit Ihrer eigenen Hüftkraft nach oben.

Variante 2: Auf dem Boden, ein Bein vorn um 90°, 45° oder 135° gebeugt, das andere nach hinten gestreckt

Diese Variante ist die Königsübung, um gleichzeitig das Gesäß und den Hüftbeuger auf der anderen Seite zu dehnen. Je mehr Sie Ihren Rumpf nach vorn lehnen, desto intensiver wird die Gesäßdehnung beim vorderen Bein. Dies gilt für diese und die beiden folgenden Varianten, die sich nur durch den Grad des vorne abgewinkelten Beines unterscheiden.

Schritt 1: Dehnen Setzen Sie sich auf den Boden, positionieren Sie ein Bein in einem Winkel von 90° bzw. 45° bzw. 135° gebeugt vor sich, strecken Sie das andere Bein nach hinten und drehen es möglichst weit auf den Fußrücken. Drehen Sie das Becken und bewegen Sie den Rumpf so, dass Sie den Hüftstachel auf der Seite des nach hinten gestreckten Beines immer näher an die vor Ihnen abgelegte Ferse führen. Stützen Sie sich so ab, dass Sie

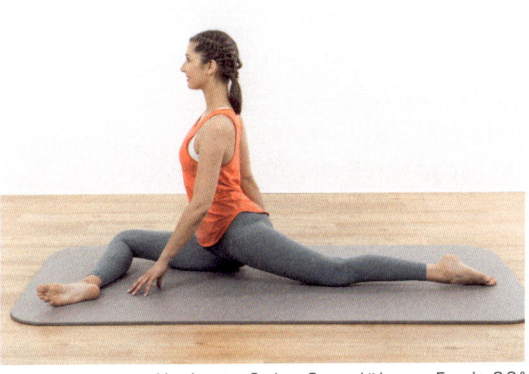

Variante 2 der Grundübung 5 mit 90°

30 Sekunden lang diese Drehbewegung durchführen können.

Schritt 2: Anspannen und intensivieren Drücken Sie Ihren vorderen Fuß und Ihr hinteres Knie 10 Sekunden lang mit möglichst viel Kraft gegen den Boden. Dabei darf sich der Körper nicht bewegen. Stoppen Sie diese Kräfte und nähern Sie den Hüftstachel 20 Sekunden immer weiter der Ferse an. Wiederholen Sie diesen Schritt noch zwei Mal.

Schritt 3: Verstärken Ziehen Sie zusätzlich zum dehnungsverstärkenden Eindrehen der Hüfte aus eigener Hüftkraft das vordere Bein nach oben, auch wenn es sich dabei kein bisschen bewegt.

Die Ausführung mit 45° trainieren Sie, wenn Ihnen der 90°-Winkel noch zu schwer fällt oder wenn Sie merken, dass Sie im 45°-Winkel mehr Dehnung erzeugen können.

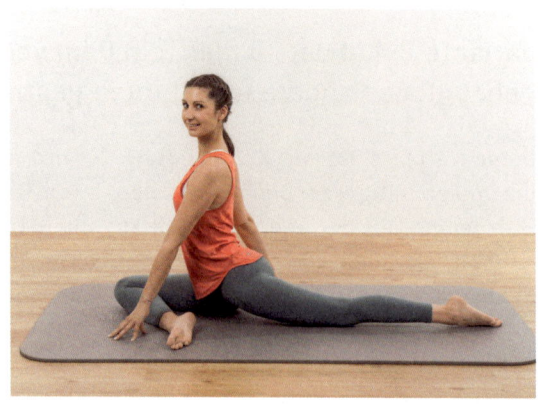

Variante 2 der Grundübung 5 mit 45°

Die Ausführung mit 135° trainieren Sie, wenn Ihre Rückenschmerzen nicht nur bis ins Gesäß, sondern auch noch am Außenbein entlang nach unten ziehen. Dieser Effekt kann bis zum Fuß gehen.

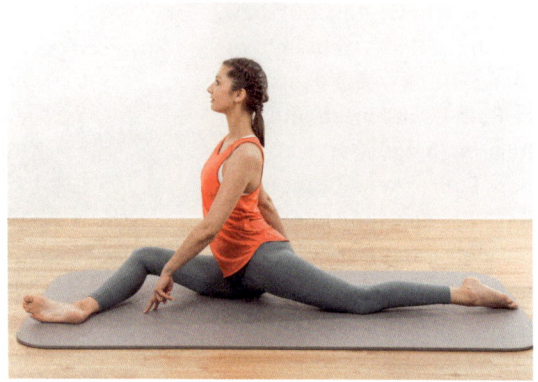

Variante 2 der Grundübung 5 mit 135°

Auch bei dieser Position ist Ruth noch am Üben. Denn ihr rechter Unterschenkel ist noch nicht waagerecht. Wenn es Ihnen genauso geht, geben Sie nicht auf. Es ist nur eine Frage der Zeit, bis es klappt. Ruth und Ihnen wünschen wir viel Erfolg bei Ihren Fortschritten.

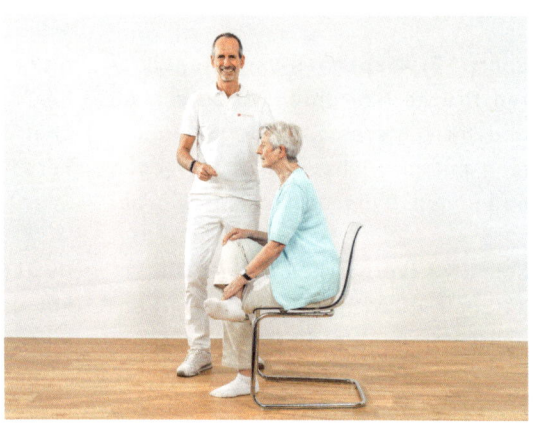

6 – Befreiung des Brustkorbes

Grundübung: In der Ecke die Arme auf 10°, 30° und 45° nach hinten drücken lassen

Dies ist auch eine der wichtigsten Übungen für den Körper überhaupt. Dadurch, dass wir die Arme so gut wie immer vor dem Körper haben, verkürzen wir die Muskeln im Bereich der Brust drastisch. Dies zieht uns die Schultern vor und zusammen mit dem Bauchmuskel in den Rundrücken. Das, was der fehltrainierte Bauchmuskel und Iliopsoas für das biomechanische Desaster der Lendenwirbelsäule bedeuten, das bedeutet der fehltrainierte Brustmuskel für die Brustwirbelsäule. Deswegen sprechen wir von der Befreiung des

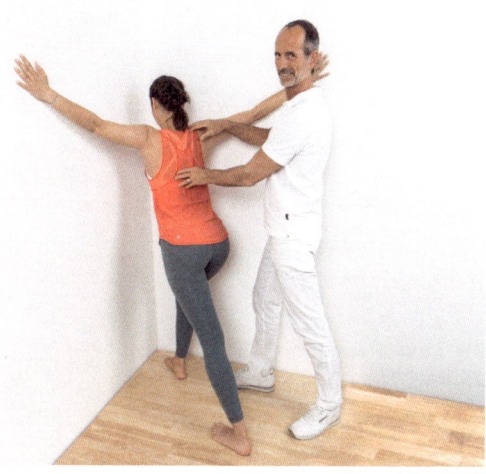

Grundübung 6

Brustkorbes. Wenn Sie nach dieser Übung die Ecke verlassen, wissen Sie, wie diese Befreiung sich anfühlt.

Schritt 1: Dehnen Stellen Sie sich vor eine Ecke und legen Sie die gestreckten Arme 10° bzw. 30° bzw. 45° über der Horizontalen gegen die Wände. Lehnen Sie sich mit dem Brustbein voran so in die Ecke, dass Ihre Hände von den Wänden 30 Sekunden lang zunehmend nach hinten gedrückt werden.

Schritt 2: Anspannen und intensivieren Drücken Sie beide Hände 10 Sekunden so kräftig wie möglich gegen die Wände. Der Körper darf sich dabei nicht bewegen. Stoppen Sie diese Anspannung und gehen Sie dann 20 Sekunden so weit wie möglich mit dem Brustbein weiter in die Ecke hinein. Wiederholen Sie diesen Schritt noch zwei Mal.

Schritt 3: Verstärken Ziehen Sie zusätzlich zum In-die-Ecke-Lehnen die Arme mit Schulterkraft so kräftig wie möglich nach hinten.

Die Ausführung mit 30° trainieren Sie, wenn Ihre Rückenschmerzen über die Brustwirbelsäule hinaus bis zum Nacken verlaufen.

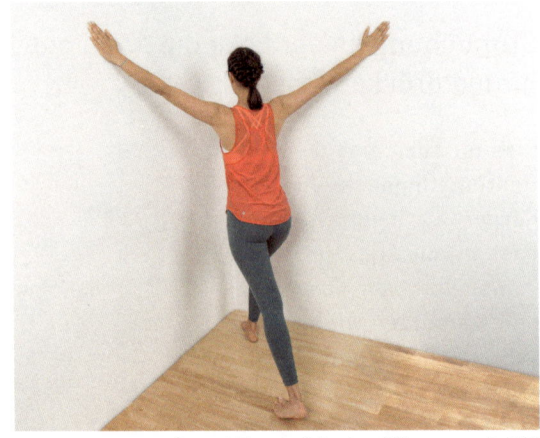

Grundübung 6 in Ausführung mit 30°

Die Ausführung mit 45° trainieren Sie, wenn Ihre Rückenschmerzen in der Brustwirbelsäule an Schmerzen im Nacken-Schulter-Bereich ankoppeln.

Machen Sie die Varianten zu beiden Seiten.

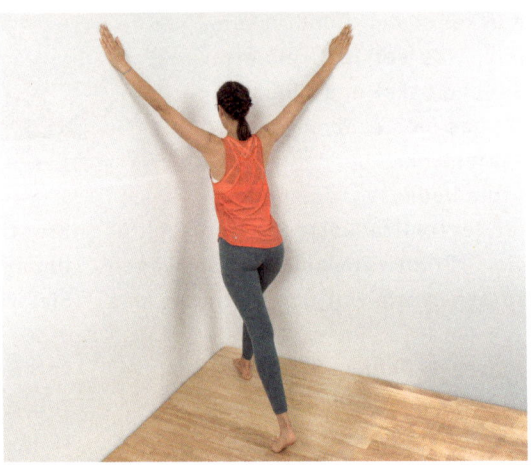

Grundübung 6 in Ausführung mit 45°

Variante 1: Einen Arm auf 10°, 30° und 45° nach hinten drücken lassen

Diese Variante nutzen Sie als Abwechslung zur Grundübung, wenn Sie das Gefühl haben, isolierter direkt im Schultergelenk dehnen zu müssen, und wenn Sie im Bereich der Schultern einseitig verkürzt sind. Die Einsatzbereiche der verschiedenen Winkel entsprechen denen bei der Grundübung.

Schritt 1: Dehnen Stellen Sie sich so an die Wand, dass Ihre Schulter diese berührt, und heben Sie den Arm, bis er in einem Winkel von 10° bzw. 30° bzw. 45° über der Horizontalen an der Wand liegt. Drücken Sie mit der anderen Hand gegen die Wand und drehen Sie sich auf diese Weise 30 Sekunden lang zunehmend von der Wand weg, sodass Ihre Schulter gedehnt wird und weiterhin die Wand berührt.

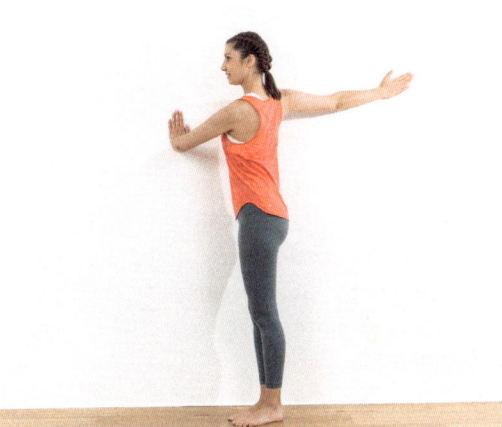

Variante 1 der Grundübung 6

Schritt 2: Anspannen und intensivieren Drücken Sie den an der Wand anliegenden Arm 10 Sekunden lang mit möglichst viel Kraft gegen dieselbe. Dabei darf sich die Schulter nicht von der Wand entfernen. Stoppen Sie diese Anspannung und drehen Sie sich dann 20 Sekunden lang so viel wie möglich weiter. Wiederholen Sie diesen Schritt noch zwei Mal.

Schritt 3: Verstärken Ziehen Sie zusätzlich zum Wegdrehen von der Wand den anliegenden Arm mit Schulterkraft so kräftig wie möglich von der Wand weg.

Die Ausführung mit 30° trainieren Sie, wenn Ihre Rückenschmerzen über die Brustwirbelsäule hinaus bis zum Nacken verlaufen.

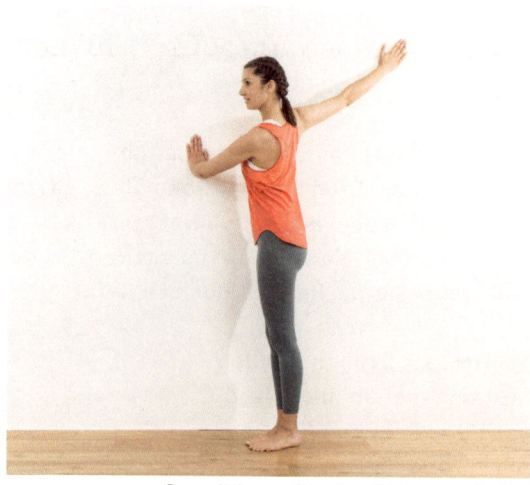

Grundübung 6 in Ausführung mit 30°

Die Ausführung mit 45° trainieren Sie, wenn Ihre Rückenschmerzen in der Brustwirbelsäule an Schmerzen im Nacken-Schulter-Bereich ankoppeln.

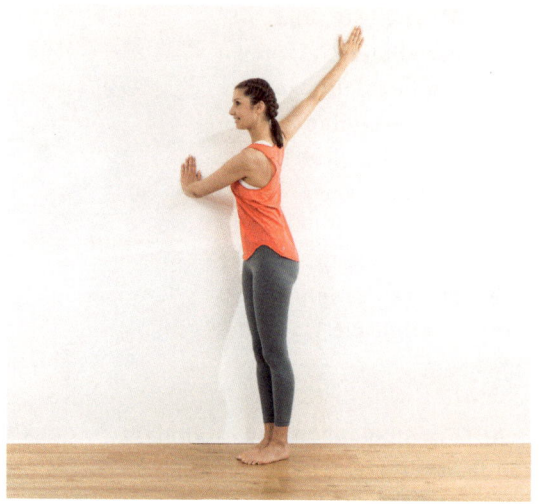

Grundübung 6 in Ausführung mit 45°

Variante 2: Einseitig einen Arm in verschiedenen Winkeln von 10°, 30° und 45° nach hinten drücken lassen und gleichzeitig den anderen Arm aktiv nach hinten ziehen

Diese Variante ist die fortgeschrittene Version der Variante 1. Sie hat den Vorteil, dass Sie einerseits die Schulter passiv von der Wand dehnen lassen und andererseits die andere Schulter aktiv dehnen. Die passive Dehnung ist stärker, die aktive programmiert hochwertigere Ansteuerungsprogramme.

Schritt 1: Dehnen Stellen Sie sich so an die Wand, dass Ihre Schulter diese berührt, und heben Sie den Arm, bis er in einem Winkel von 10° bzw. 30° bzw. 45° über der Horizontalen an der Wand liegt. Führen Sie die andere Hand weg von der Wand, strecken Sie sie zur Seite und drehen Sie sich auf diese Weise 30 Sekunden lang zunehmend von der Wand weg, sodass Ihre Schulter gedehnt wird und weiterhin die Wand berührt.

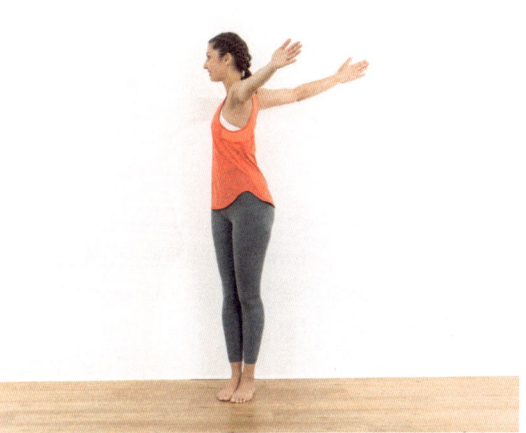

Variante 2 der Grundübung 6

Schritt 2: Anspannen und intensivieren Drücken Sie den an der Wand anliegenden Arm 10 Sekunden lang mit möglichst viel Kraft gegen dieselbe. Dabei darf sich die Schulter nicht von der Wand entfernen. Stoppen Sie diese Anspannung und drehen Sie sich dann 20 Sekunden lang so viel wie möglich weiter. Wiederholen Sie diesen Schritt noch zwei Mal.

Schritt 3: Verstärken Ziehen Sie zusätzlich zum Wegdrehen von der Wand den anliegenden Arm mit Schulterkraft so kräftig wie möglich von der Wand weg.

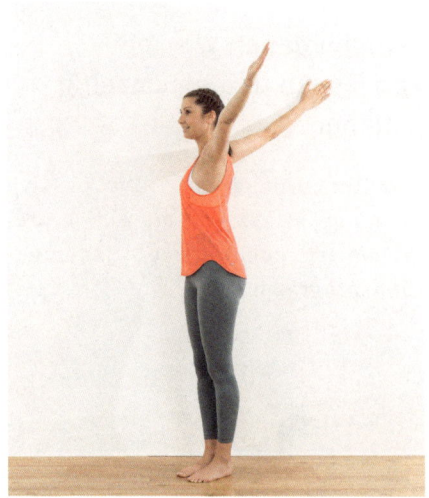

Grundübung 6 in Ausführung mit 30°

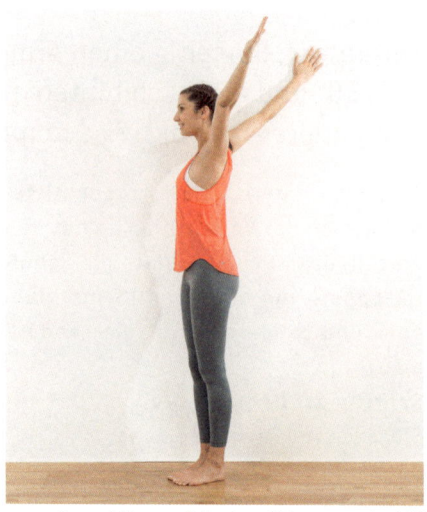

Grundübung 6 in Ausführung mit 45°

Die Ausführung mit 30° trainieren Sie, wenn Ihre Rückenschmerzen über die Brustwirbelsäule hinaus bis zum Nacken verlaufen.

Die Ausführung mit 45° trainieren Sie, wenn Ihre Rückenschmerzen in der Brustwirbelsäule an Schmerzen im Nacken-Schulter-Bereich ankoppeln.

Übungstipp

Greifen Sie beim Üben immer mal wieder auf Ihren exklusiven Online-Übungsbereich unter *www.liebscher-bracht.com/dhr* zurück, um sich zu vergewissern, dass Sie die Übungen korrekt durchführen. So trainieren Sie Ihre »Ansteuerungsbahnen« im Gehirn auf fehlerfreie Ausführung.

Das große Thema »Essen« – so wichtig ist eine geeignete Ernährung

Als Vorbereitung für die Umsetzung der Tipps, um über Essen Schmerzen zu senken, hat Petra die wichtigsten Fakten über Ernährung zusammengestellt, die in unserem Zusammenhang von Bedeutung sind. Das kann im Rahmen dieses Buches natürlich nur ein sehr kleiner Ausschnitt sein. Er soll Ihnen jedoch die grundsätzliche Richtung aufzeigen, die für die meisten Menschen zutrifft.

Sie erhalten einen Überblick darüber, wie Sie Ihre Ernährung bewusst einsetzen können, um die Spannung Ihrer Muskeln weiter zu reduzieren, Ihre Faszien und den gesamten Zwischenzellraum von Stoffwechselabfällen zu befreien, weitere Übersäuerung zu verhindern und Ihre Gewebe wieder basischer zu machen, das Verfestigen Ihrer Faszien zu verhindern und die bei vielen Menschen heute überschießenden Entzündungsvorgänge zum Abheilen zu bringen. Und zwar nicht nur die entzündlichen Reparaturprozesse an den eventuell geschädigten Strukturen der Wirbelsäule, sondern auch die Entzündungen im ganzen Körper.

Natürlich berichten wir dabei auch von unseren persönlichen Erfahrungen, doch wir möchten Sie keinesfalls zum Vegetarismus oder zum Veganismus »bekehren«. Wir beide sind überzeugte »95-Prozent-Veganer«, wir haben uns aufgrund unseres Wissens und unserer Erfahrung bewusst dafür entschieden.

Petra befasst sich seit über 30 Jahren mit Ernährungsmedizin, sie hat die Auswirkungen von unterschiedlichsten Ernährungsformen an ihren Patienten gesehen und gemessen. Petras Wissen und alle diese Erfahrungen haben uns das gelehrt, was wir heute für uns umsetzen. Und diese Vorschläge geben wir an Sie weiter. Lesen Sie, bekommen Sie ein Gefühl, testen Sie diese Vorschläge – oder auch andere, die Ihnen geeignet erscheinen –, machen Sie den Pulstest. Bitte glauben Sie nicht unkritisch irgendwelchen Meinungen, mögen sie noch so wissenschaftlich oder glaubwürdig daherkommen – auch nicht unseren. Aber geben Sie sich die Chance und testen Sie eine Zeit lang, bevor Sie urteilen. Nur so finden Sie heraus, welche Ernährung für Sie am besten geeignet ist.

Gegen Rückenschmerzen essen – wie soll das denn gehen?

Auch wenn es auf den ersten Blick unverständlich scheint – ja, Sie können Ihre Rückenschmerzen mit dem, was Sie essen, beeinflussen. Die Ernährungsmedizin weiß, dass bestimmte Nahrungsmittel schmerzlindernde Einflüsse haben, andere hingegen schmerzverstärkend wirken.

Alles, was dem Körper nicht guttut, versetzt ihn in Stress. Dieser erhöht die Muskelspannung, was wiederum Schmerzen begünstigt.

Vor 30 Jahren beobachtete Petra bei ihren Patienten, dass deren Schmerzen bei Ernährungsumstellungen manchmal abnahmen, manchmal nicht. Als wir unsere Schmerztherapie entwickelten, erkannten wir, warum das so ist. Nach und nach kristallisierte es sich heraus: Alles, was dem Körper nicht guttut, versetzt ihn in Stress. Dieser erhöht den Muskeltonus, die Muskelspannung. Sind Sie aufgrund Ihres nicht optimalen Bewegungsmusters bereits in Alarmbereitschaft – also kurz vor der Schmerzgrenze –, verstärkt eine ungünstige Ernährungsweise die bereits vorhandenen Schmerzen oder lässt sie erst entstehen – auch Ihre Rückenschmerzen.

Optimieren Sie Ihre Ernährung, sinkt die Grundspannung der Muskeln, der Körper entspannt sich, und Ihre Schmerzen können abnehmen oder sogar ganz verschwinden. Damit ist zwar nicht die Grundursache der zu hohen Spannungen – die zu wenig genutzten Bewegungswinkel unserer Gelenke – beseitigt, aber sie wirkt weniger schmerzerzeugend.

Tierische Eiweiße sind zu meiden

2015 hat die WHO rotes Fleisch, also Rind, Schwein und Schaf, sowie verarbeitetes Fleisch, also Wurstwaren und zum Beispiel gepökeltes oder geräuchertes Fleisch, als krebserzeugend de-

klariert.[95] Seither ist der Verbraucher zumindest gewarnt und
kann selbst entscheiden, ob er den Verbrauch reduziert oder
gar ganz einschränkt. Aber auch bei weißem Fleisch, wie Huhn
oder Pute, führen gleich mehrere Inhaltsstoffe zu einer Anspannung der Muskulatur im Körper. Die Arachidonsäure, eine
Fettsäure, die nur in tierischen Nahrungsmitteln vorhanden
ist, triggert die körpereigene Bildung von entzündungsfördern-
den Botenstoffen, weil sie in den Geweben des Körpers Repara-
turbedürfnisse auslöst.[96, 97, 98] Hinzu kommt die Übersäuerung,
die durch den hohen Anteil bestimmter Aminosäuren im Fleisch
entsteht. In der Folge ist die Wasserbindungsfähigkeit im Bindegewebe reduziert, was eine schlechtere Versorgung der Zellen und Entsorgung der Abfallstoffe nach sich zieht. Und
schließlich enthält Fleisch insgesamt wesentlich mehr Entzündungen auslösende Omega-6-Fettsäuren als pflanzliche Lebensmittel, was wiederum zu einer Erhöhung des Muskeltonus
und damit zu Schmerzen beiträgt.

Gleich mehrere Inhaltsstoffe in Fleisch und Wurstprodukten führen zu einer Anspannung der Muskulatur.

Bei Tiermilch und deren Produkten sieht es auch nicht besser aus. Mir ist bewusst, dass einige von Ihnen dieses Thema
am liebsten überlesen möchten. Wenn es jetzt auch noch an
den geliebten Käse geht, hört der Spaß auf. Aber es geht um die
Gesundheit und die Normalspannung der Muskeln, also Ihre
Schmerzfreiheit.

Milch ist einzig und allein für die Wachstumszeit der Babys
gedacht. Hier erfüllt sie genau die Aufgaben, die die Evolution
dieser Nahrung zugedacht hat. Dieses komplexe Lebensmittel
aktiviert und deaktiviert 12.000 (!) unserer insgesamt 25.000
Gene. Sie ist für die exakte Bildung von Wachstumshormonen
zusammengesetzt und bildet zu einem großen Teil die Grundlage
dafür, dass in den ersten drei Lebensjahren das gesamte Immunsystem perfekt aufgebaut wird. Es findet also eine gewaltige Beeinflussung unserer Körperabläufe statt – optimiert für
Babys. Können Sie sich vorstellen, wie der Körper eines Erwachsenen auf diese vielfältige Aktivierung des Wachstums reagiert?
Immer mehr Forschungsergebnisse bringen das Wachstum von
Krebszellen mit Milch in Verbindung.[99, 100, 101]

Milch ist perfekt für Babys. Erwachsenen schadet sie massiv.

Geht denn wenigstens Fisch?, werden Sie jetzt fragen. Leider nein, auch wenn Fisch wegen seines hohen Gehalts an

Omega-3-Fettsäuren immer wieder empfohlen wird. Zum einen übersäuert Fisch ebenso wie Fleisch, und zum anderen ist Meeresfisch mit Schwermetallen belastet. Bei den Aquakulturen finden sich zwar keine giftigen Schwermetalle, dafür aber verschiedenste Arzneimittel wie Antibiotika, Hormone und entzündungshemmende Substanzen, mit denen die Tiere in der Massenfischzucht behandelt werden. All diese Stoffe befinden sich in dem Fisch, den Sie im Glauben, er sei gesünder als Fleisch, zu sich nehmen. Was denken Sie, wie Ihr Körper auf diesen Mix reagiert?[102, 103]

Was ist mit Fisch?

Bei Rückenschmerzen und anderen Schmerzen sollten Sie also den Konsum von tierischen Nahrungsmitteln einschließlich der Tiermilch und ihrer Produkte sehr einschränken oder zeitweise ganz darauf verzichten. Wenn Sie das tun, wird sich das insgesamt entspannend auf Ihren Muskeltonus auswirken, was zusammen mit unseren Übungen zur Schmerzbefreiung beiträgt.

Bevorzugen Sie pflanzliche Produkte

Die meisten pflanzlichen Lebensmittel sind gut für unseren Körper. Sie liefern genau die Inhaltsstoffe, die für einen reibungslosen Stoffwechsel sorgen. Darüber hinaus enthalten sie Substanzen, die beispielsweise Entzündungen zum Abheilen bringen und so diese Prozesse auf natürliche Weise beenden und Stoffwechselstörungen heilen.

Bitte verlieren Sie nun nicht die Lust, weiterzulesen! Wir wollen Ihnen keinesfalls Ihr Fleisch und Ihren Käse wegnehmen, sondern wir möchten Sie aufklären, Ihnen die Informationen geben, die Sie brauchen, damit Sie selbst entscheiden können, welchen Weg Sie gehen möchten. Denken Sie bitte auch immer daran, dass die Dosis das Gift macht. Wenn Sie auf tierische Produkte nicht verzichten möchten, dann fahren Sie sie doch einfach etwas herunter. Vielleicht erst mal um 20 Prozent, etwas später um 50 Prozent. Das ist schon sehr viel besser, als alles beim Alten zu belassen. Und wer weiß: Wenn Sie spüren, dass es Ihnen mit weniger tierischen Produkten besser geht, empfinden Sie es nicht mehr als Verzicht, sondern als Gewinn.

Möglicherweise hebt es Ihre Laune, wenn wir Ihnen erzählen, dass es heutzutage wirklich äußerst leckere Ersatzprodukte für Fleisch, Wurst, Käse, Joghurt, Milch etc. gibt. Sie müssen sich nicht mit Sojawürstchen abfinden, denn es gibt eine sehr große Auswahl an Produkten, die Ihnen nicht nur viel Abwechslung bietet, sondern auch den Geschmack von Fleisch oder Wurst beschert, wenn Sie Lust darauf haben. Teilweise bemerken sogar überzeugte Fleischesser keinen Unterschied. Schauen Sie sich in einem gut sortierten Supermarkt oder in Biomärkten um und freuen Sie sich darauf, viel Gutes zu entdecken.

Fast alle pflanzlichen Produkte sind zu empfehlen. Getreide mit einem hohen Anteil an Gluten gehört jedoch nicht dazu.

Bei den empfehlenswerten pflanzlichen Produkten gibt es einige wenige Ausnahmen. So wird Getreide, vor allem die modernen Sorten mit hohem Glutenanteil, von vielen Menschen nicht vertragen – auch wenn sie dies nicht wahrnehmen. Oder sie fühlen sich schlecht, wissen aber nicht, warum. Auch den lieben Zucker sollten Sie nur in kleinen Dosen zu sich nehmen. Er karamellisiert regelrecht Ihre Faszie, dadurch wird sie fest, unnachgiebig und reißanfällig. All dies wirkt schmerzverstärkend. Prüfen Sie es selbst mit dem Pulstest.

Endlich die Entzündungen heilen

Wie oben beschrieben, wirken tierische Lebensmittel chronisch übersäuernd und entzündungsfördernd. Mit Entzündungen haben wir uns bereits im Abschnitt ab Seite 118 befasst. Sie werden häufig für Schmerzen verantwortlich gemacht und deswegen als deren Ursache bekämpft. Wir sehen das vollkommen anders, wie wir dargelegt haben. Eine Entzündung »entzündet« einen Heilungsprozess, sie möchte immer reparieren, heilen. So etwas dürfen wir nicht bekämpfen.

Ungeeignete Nahrung, der Überfluss an unerwünschten Stoffen oder die Unterversorgung mit Nährstoffen lösen Reparaturvorgänge in unterschiedlichen Körpergeweben aus. Diese Bereiche »entzünden« sich, um alle Materialien bereitzustellen, alle Maßnahmen zu ergreifen, um diese Notsituation zu lösen. Aber weil der betreffende Mensch nichts an seiner Lebensweise ändert, werden die Gewebe weiterhin belastet,

Entzündungen mit dem Einsatz von Medikamenten »gewaltsam« zu beenden, ist kontraproduktiv.

sodass die Reparaturvorgänge nicht abgeschlossen werden können. Die Folgerung der herkömmlichen Medizin: Die Entzündung ist »entgleist«, sie wird chronisch. Also wird sie mit verschiedenen Stoffen bekämpft, um die Entzündung »gewaltsam« zu beenden. Bekanntestes Beispiel ist hier das Kortison (mehr dazu in Kapitel 5). Von solchen Therapien müssen wir dringend abraten. Erstens wird die Entzündung dann dauerhaft am Abheilen gehindert, zweitens haben diese Therapien heftige Nebenwirkungen und drittens kehrt die Entzündung natürlich wieder zurück, da die Reparatur ja nie abgeschlossen werden kann. Ausnahmen bestätigen die Regel.

Die moderne Lebensweise fördert Entzündungen

Die Naturheilkunde weiß um die Gefährlichkeit lange anhaltender entzündlicher Zustände im Körper. Diese gehen weit über die »Reparaturentzündungen« des Knorpels, der Sehnen und anderer Strukturen unseres Bewegungsapparates hinaus.

Wenn wir uns ungünstig ernähren, wenn wir zu wenig Nährstoffe, Vitamine, Mineralien, Spurenelemente oder sekundäre Pflanzenstoffe zuführen, wenn wir zu viele tierische Eiweiße, schnelle Zucker, industriell veränderte Nahrung essen, wenn wir Schwermetalle in uns ansammeln, in dauernder Überforderung, mit Ängsten, unterdrückter Aggressivität leben, wenn es uns »schlecht geht«, wenn wir permanent mit für uns giftigen Stoffen in Berührung kommen, Elektrosmog am Schlafplatz, in unserer ganzen Wohnung oder am Arbeitsplatz ausgesetzt sind, den ganzen Tag mit dem Mobiltelefon am Ohr telefonieren, das WLAN uns permanent bestrahlt – all das muss der Körper reparieren, ausgleichen und neutralisieren. Dadurch entstehen überall »Reparaturbemühungen« in Form von Entzündungen.

Auf Dauer machen sie uns krank. Fast sämtliche modernen Erkrankungen sind auf im Körper ausufernde Entzündungen zurückzuführen – der Körper kommt mit den Heilungsprozessen einfach nicht mehr nach. Nicht die chronische Entzündung macht uns krank, sondern die oben aufgeführten Lebensgewohnheiten. Sie sind Ursache der meisten Krankheiten, und zwar nicht nur der Schmerzen, sondern auch von Herz-Kreislauf-Krankheiten,[104, 105, 106] Diabetes,[107-113] Autoimmunerkrankungen,[114, 115, 116] Krebs[117, 118, 119] sowie Altersdemenz.[120-123]

Beendet werden Entzündungsprozesse auf natürliche Weise, wenn sie ihre Funktion erfüllt haben. Das heißt, wenn die Stoffwechselentgleisung beseitigt ist oder die Struktur repariert ist. Je gesünder wir leben, desto schneller passiert das. Immer dann, wenn wir solche Entzündungen biochemisch oder biophysikalisch »mit Gewalt« beenden, stören wir den vom Körper initiierten Heilungs- oder Regenerationsprozess.

Was hat ein dicker Bauch mit Entzündungen zu tun?

Haben Sie sich schon einmal gefragt, weshalb das Bauchfett, also ein stark vorgewölbter Bauch, heute so verbreitet ist? Früher war eher das sogenannte Hüftgold ein Thema. Doch inzwischen gehören dicke Bäuche insbesondere auch bei Frauen zum normalen Bild auf den Straßen. Nie gab es so viel überschießendes Bauchfett, nie gab es die Krankheiten, die darauf zurückzuführen sind, in solchen Ausmaßen. Unserer Erfahrung nach sind sicherlich 80 Prozent der heutigen Krankheiten auf die verbreitete herkömmliche Lebensweise zurückzuführen: eine hochkalorische, tierproteinreiche Ernährung, zu wenig und unausgeglichene Bewegung und zu viel Stress. Diese Lebensweise begründet das Verlangen unseres Körpers, ausreichende Stoffe für die Entzündungsreaktionen zu horten, um sie dann im Notfall zur Verfügung stellen zu können. Nämlich dann, wenn unsere Lebensweise aus dem Ruder läuft. Bitte seien Sie offen für diese Überlegungen. Sie sind nämlich Voraussetzung dafür, dass Sie neben Ihrer Schmerzfreiheit zunehmend Ihre Gesundheit in die eigene Hand nehmen können.

Bauchfett ist weitaus gefährlicher als Fettpolster an Hüften und Oberschenkeln.

Verabschieden Sie sich von Ihrem dicken Bauch

Ein dicker Bauch ist nicht nur unschön, er befördert darüber hinaus Ihre Rückenschmerzen. Mehr noch: Er zeigt, dass Sie bereits krank sind. Das Heimtückische daran ist, dass der

»dicke« Bauch zunächst verborgen bleibt. Das Bauchfett legt sich nämlich erst unsichtbar um die Organe im Bauchraum, bevor es als dicker Bauch zu sehen ist.

Bitte holen Sie sich ein Maßband und messen Sie jetzt gleich Ihren Bauchumfang. Bereits ab 80 Zentimetern haben Frauen ein erhöhtes Risiko für Herz-Kreislauf-Erkrankungen und Alterszucker. Bei Männern liegt die gefährliche Grenze bei 94 Zentimetern.[124] Gefährlich deshalb, weil der dicke Bauch anzeigt, dass in Ihrem Körper zu viele Entzündungen aktiv sind. Bauchfett stellt nämlich Entzündungsfaktoren, sprich Reparaturstoffe her, ist also ein Gradmesser für die Häufigkeit der Reparaturvorgänge im Körper. Bauchfett produziert unaufhörlich Reparatur- und Botenstoffe, die die Entzündungen beenden sollen. Deswegen steigert es auch den Appetit, damit Sie gute Nahrung zu sich nehmen, die dabei hilft, Ihre Entzündungen zu beenden – was die meisten aber leider nicht tun. Aus Unwissenheit und aus Gewohnheit.

Diese Ernährung lässt das Bauchfett schmelzen und schützt vor Entzündungen

Doch wie werden Sie das gefährliche Bauchfett los? Die Lösung heißt hochwertige pflanzliche Nahrung. Wenn Sie auf Fleisch, Fisch, Käse und Eier nicht ganz verzichten möchten, dann reduzieren Sie diese Nahrungsmittel und füllen Ihren Teller zum Ausgleich mit einer entsprechend großen Menge an Salat, Gemüse und Kräutern. Einfach mit allem, was an Essbarem in der Natur wächst. Damit schaffen Sie eine Balance zwischen sauren Nahrungsmitteln und basischen Nahrungsmitteln: Alle Nahrungsmittel tierischen Ursprungs wirken sauer auf den Körper, wogegen die meisten Nahrungsmittel pflanzlichen Ursprungs basisch wirken. Ausnahme sind Hülsenfrüchte, die aber deutlich weniger übersäuern als tierische Produkte. Je höher der Pflanzenanteil Ihrer täglichen Nahrung ist, desto schneller reduzieren Sie Ihr Bauchfett und auch Ihre Rückenschmerzen.

Bauchfett ist gefährlich.

Schauen wir uns etwas näher an, welche pflanzlichen Lebensmittel Sie dabei unterstützen, gesund, schlank und schmerzfrei zu werden.

Beeren für mehr Schmerzfreiheit

Sie zählen zu Recht zu den Superfoods: Blaubeeren, Himbeeren, Erdbeeren, Brombeeren, Johannisbeeren, Aronia-Beeren, Cranberrys und Acai-Beeren. Sie alle enthalten einzigartige Stoffe für unsere Gesundheit. Wir halten sie für das gesündeste Obst, sie schmecken himmlisch und enthalten wenig Zucker.

Die wichtigsten Wirksubstanzen sind die sekundären Pflanzenstoffe. Sie entfalten eine enorme antioxidative Kraft, sorgen somit für ein funktionierendes Immunsystem und schützen Leber und Gehirn. Nicht umsonst spricht die Ernährungsmedizin davon, dass Krebszellen keine Beeren mögen.[125-128] Insbesondere Himbeeren und Erdbeeren enthalten große Mengen an Ellagsäure, Heidelbeeren, Brombeeren und Acai-Beeren an Anthocyanidine. Diese sekundären Pflanzenstoffe schaffen es, freie Radikale – das sind hochaggressive Sauerstoffverbindungen – unter Kontrolle zu halten.

Der hohe Gehalt an Vitaminen, Mineralien und gesunden antientzündlichen Fettsäuren bringt unseren gesamten Stoffwechsel ins Gleichgewicht. Die Kombination all dieser Wirkstoffe und die daraus entstehenden Synergien erklären die einzigartigen Eigenschaften der Beeren als wahres Gesundheitselixier. Heilkundige setzten Beerendiäten bei fiebrigen Krankheiten, Gelenkbeschwerden sowie Blasen- und Nierenkrankheiten ein.

Je dunkler die Beeren, desto mehr dieser wundervollen Stoffe stecken in ihnen. Also kaufen Sie dunkelrote Erdbeeren, kräftig leuchtende Himbeeren, schwarze Brombeeren, dunkelblaue Heidelbeeren und schwarze Johannisbeeren. Dies gilt übrigens für alle Obst- und Gemüsesorten: Je intensiver die Farben, desto wirksamer sind ihre krebshemmenden Eigenschaften und generell die positiven Einflüsse auf Alterungs- und Krankheitsprozesse.

Je intensiver die Farben von Obst und Gemüse, desto höher sind ihre positiven Wirkungen auf Ihre Gesundheit.

Noch mehr Früchte gegen Rückenschmerzen

Obst im Allgemeinen ist ein wichtiger Lieferant von vielen Vitalstoffen, die unser Körper für einen optimalen Stoffwechsel benötigt. Ohne ausreichend Vitamine, Mineralstoffe und Spurenelemente ist der Körper in einer Stresssituation. Dies versetzt – wie Sie bereits wissen – Ihre Muskeln in erhöhte Anspannung und kann Ihre Schmerzen verstärken. In Ananas, Mangos und Papayas sind zusätzlich Enzyme enthalten, die den heilenden Entzündungsprozess unterstützen, sodass dieser beendet werden kann. Mögen Sie eher heimische Obstsorten, dann achten Sie darauf, dass Sie sich für alte Sorten entscheiden. Diese werden in der Regel wesentlich besser vertragen, enthalten weniger Zucker und um ein Vielfaches mehr an Vitalstoffen als die neuen gezüchteten Sorten.

Schwefelhaltige Gemüsesorten – für einen gesunden Knorpelaufbau

Das Mineral Schwefel – wichtig für Ihren Körper

Für eine gute Versorgung der Knorpelanteile in der Bandscheibe benötigen wir das Mineral Schwefel. Die Bandscheiben brauchen es für ihren Stoffwechsel, es ist aber auch Bestandteil der Bänder, die für die elastische Stabilität der Wirbelsäule eine große Rolle spielen. Darüber hinaus hilft Schwefel bei der Entgiftung, wirkt ausgleichend auf unseren Körper und senkt dadurch wieder dessen Spannung und die Schmerzen. Es ist ganz einfach, die Ernährung diesbezüglich optimal zu gestalten, denn es gibt jede Menge Gemüsesorten mit einem hohen Schwefelanteil. Hierzu gehören alle Kohlsorten wie Brokkoli, Grünkohl, Rotkohl, Weißkohl und andere mehr, die im Praxisteil übersichtlich aufgeführt sind. Ebenso enthalten Lauchgewächse wie Lauch, Zwiebeln und Knoblauch, Kresse, Meerrettich und Senf viel Schwefel.

Vielleicht haben Sie auch schon von der Substanz MSM gehört. Hinter diesem Begriff verbirgt sich Methylsulfonylmethan, eine organische Schwefelverbindung, die in verschiedenen Produkten zu finden ist, so auch in unserem Premium Nahrungsergänzungsmittel »Gelenk plus«. Die Einnahme von

Nahrungsergänzungen ersetzt jedoch nicht die gesunde Ernährung. Denn, wie das Wort schon sagt, diese Mittel ergänzen die Nahrung und nicht umgekehrt. Doch wenn Sie auf eine gesunde Ernährung achten und diese bei Bedarf mit einem hochwertigen Vitalstoffpräparat ergänzen, dann unterstützen Sie Ihren Körper für den Heilungsvorgang in optimaler Weise.

Kräuter helfen, Schmerzen zu reduzieren

Kräuter sind in der Naturheilkunde gerade zur Schmerzlinderung seit jeher unentbehrlich. Egal, ob es sich um Lippenblütler handelt, wie Zitronenmelisse, Rosmarin, Minze oder Basilikum, oder um Doldenblütler, wie Anis, Fenchel, Dill, Sellerie und viele andere. Es sind insbesondere die sekundären Pflanzenstoffe in den Kräutern, denen wir ihre hervorragenden schmerzlindernden und heilenden Wirkungen zu verdanken haben.

Schon die alten Heilkundigen, allen voran Hildegard von Bingen, wussten, dass gegen fast jede Krankheit ein Kraut gewachsen ist, und das ganz ohne Nebenwirkungen. Dieses Wissen wird heute allerdings sträflich vernachlässigt. Was wohl niemanden verwundert, denn die moderne Medizin orientiert sich an der Arzneimitteltherapie, die wesentlich einfacher einzusetzen ist.

Besonderes Augenmerk sollten wir den Wildkräutern schenken. Sie haben einen sehr hohen Gehalt an Chlorophyll, die wahrscheinlich am meisten gesundheitsfördernde Nahrungskomponente in allen Grünpflanzen. Darüber hinaus liefern sie alle lebenswichtigen Nährstoffe, alle Fettsäuren in ausreichender Menge sowie deutlich mehr Bitterstoffe, Gerbstoffe und Pflanzenhormone als die gewöhnlichen Kulturkräuter. Um die Wirkungen dieser Nahrungskomponenten der Kräuter trotzdem noch zu verstärken, haben wir unsere zweite Nahrungsergänzung »Premium Vital plus« entwickelt. Sie enthält die ganze Palette der wichtigsten Vitalstoffe mit einem zusätzlich hohen Anteil an sekundären Pflanzenstoffen. Diese Nahrungsergänzungen nehmen Sie am besten immer in Kombination mit einem schmackhaften grünen Smoothie zu sich. Dadurch kombinieren Sie die Wirkstoffe mit denen der Nahrungsergänzung, wodurch beide

Insbesondere Wildkräuter haben zahlreiche positive Wirkungen.

sich gesund verbinden können. Die Rezeptidee für eine Wildkräutersmoothie-Bowl finden Sie auf Seite 314.

Wildkräuter wachsen ohne jegliche Hilfe, stehen kostenfrei zur Verfügung und sind teilweise das ganze Jahr verfügbar. Im Kühlschrank halten sie sich gewaschen bis zu fünf Tage. Viele wachsen in Gärten und werden als Unkraut angesehen, doch im Salat oder grünen Smoothie werden sie zur Köstlichkeit. Die drei häufigsten Wildkräuter, die auch als Heilpflanzen bezeichnet werden, sind Giersch, Brennnessel und Spitzwegerich.

Wichtige Kräuter

Giersch finden Sie in fast allen Gärten in schattiger Lage. Er wird von März bis November geerntet, getrocknet hält er ein Jahr. Die komplette Pflanze ist essbar; besonders schmackhaft sind die jungen Blätter mit Blüten und Stängel. Sein Geschmack erinnert an Petersilie. Er schmeckt herrlich in Salaten; gemischt mit Bärlauch, Olivenöl und Meersalz entsteht ein delikates verdauungsanregendes Pesto zu Pasta, Pellkartoffeln oder Spargel. Der aus ihm zubereitete Tee und die Umschläge mit frisch zerquetschtem Kraut helfen durch ihre entzündungshemmende, harnsäurelösende Wirkung bei Gicht und sonstigen Schmerzen.

Die **Brennnessel** wird von vielen gefürchtet, doch alles von ihr ist essbar. Stängel, Blüten, Blätter und Samen eignen sich hervorragend für grüne Smoothies. Ernten Sie mit Handschuhen und schneiden Sie etwa 10 Zentimeter von den Spitzen ab. Getrocknete Brennnessel dient im Winter als wohlschmeckendes Gewürz auf Salaten und Gemüse. Sie enthält weitaus mehr Eiweiß, Vitamin C und Kalzium als Kopfsalat. Ihre Heilwirkungen erstrecken sich auf den gesamten Körper. Sie wirkt als Tee oder Gemüse entspannend und lindert Schmerzen jeglicher Art.

Spitzwegerich ist eine der ältesten Heilpflanzen, die es ganzjährig gibt. Sie finden ihn auf lehmigen Wiesen und Äckern. Sie können die gesamte Pflanze verwenden, besonders gut schmecken die jungen zarten Blätter und Knospen mit ihrem champignonartigen Geschmack. Spitzwegerich wirkt blutreinigend, schmerzlindernd und heilt Entzündungen. Auflagen aus seinen frischen Blättern helfen bei Schmerzen, Verletzungen, Wunden und Entzündungen. Tee und Saft wirken insgesamt entspannend. Aus Wegerich wird Flohsamen gewonnen, ein Bestandteil von Petras glutenfreiem Lieblingsbrot. Das Rezept finden Sie auf Seite 314f. Der hohe Anteil an entzündungshemmenden Omega-3-Fettsäuren wirkt im Körper positiv auf die Schmerzreduzierung.[129, 130]

Ballaststoffreiche Ernährung – warum?

Der Begriff Ballaststoffe klingt zwar beschwerend und überflüssig, aber hier geht es um faserhaltige – ballaststoffreiche – Lebensmittel, wie sie nur im Pflanzenreich zu finden sind, und die letztlich für Erleichterung sorgen. Die positiven Eigenschaften der Ballaststoffe sind mittlerweile gut erforscht, und so liegt auch Petras Fokus als Ernährungsmedizinerin auf diesen wertvollen Nahrungsbestandteilen. Sie sind für ein schnelleres Sättigungsgefühl verantwortlich, verbessern die Verdauungstätigkeit durch ein höheres Stuhlvolumen und stellen eine hervorragende Nahrung für unser Mikrobiom dar, insbesondere für die Darmbakterien. Sie senken nachweislich den Blutcholesterinwert und den Blutzuckerspiegel, kräftigen unser Immunsystem und wirken zudem gegen die Entstehung von Krebs.[131, 132]

Ballaststoffe – alles andere als Ballast

War in den vergangenen Jahrtausenden eine tägliche Ballaststoffzufuhr von täglich 50 bis 100 Gramm die Normalität, so kommen viele von uns nur noch auf klägliche 15 bis 25 Gramm. Als Folge funktionieren der Darm und unsere Verdauung nicht mehr so, wie sie sollten. Verdauungsprobleme sind entsprechend weit verbreitet, der Ballaststoffmangel und der viel zu hohe Konsum an tierischen Eiweißen sind die wichtigsten Gründe dafür.

Den höchsten Ballaststoffgehalt finden wir in Hülsenfrüchten und Vollkorngetreide, aber auch in Quinoa, Amaranth, Hirse und Buchweizen. Essen wir zusätzlich noch viel Gemüse, Salat und Obst, sichern wir uns den notwendigen Anteil an Ballaststoffen. Das Rezept für eine ballaststoffreiche Linsensuppe finden Sie auf Seite 317.

Basische Ernährung – ein alter Hut?

Basische Ernährung ist aktueller als je zuvor. Es hat sehr lange gedauert, bis dieses Wissen in der Schulmedizin angekommen ist, doch inzwischen ist klar: Eine basenbetonte Ernährung ist eine Grundvoraussetzung für unsere Gesundheit. Bis vor etwa 200 Jahren hat sich der Mensch immer basenüberschüssig ernährt. So konnte der Stoffwechsel wesentlich reibungsloser ablaufen als unter ständigem Wassermangel in den Zwischenzellräumen, der aus einer ständigen Übersäuerung resultiert. Das hängt damit zusammen, dass in saurem Milieu die Wasserbindungsfähigkeit der Faszien drastisch nachlässt.[133]

Basisch und sauer – der Unterschied macht's.

Auch hatten wir Menschen aufgrund dieser basischen Ernährung immer genügend an Mineralien, denn diese sind ausreichend in der Pflanzenkost enthalten. Insbesondere fehlt es mittlerweile an den Mineralien Kalium, Magnesium und etwas Kalzium. In unserem Buch »FaYo« haben wir das Thema basische Ernährung ausführlich behandelt, dort finden Sie unter anderem eine Liste der basischen Lebensmittel.[134]

Linderung der Rückenschmerzen durch Intervallfasten

Das Intervallfasten ist eine großartige Methode, die Heilkräfte Ihres Körpers zu aktivieren und Rückenschmerzen zu lindern. Optimal ist die 16/8-Regel, also während acht Stunden essen und 16 Stunden fasten. Sie entfaltet enorme zusätzliche Heilungskräfte und reguliert den Alarmmodus, in dem sich viele Menschen als Dauerzustand befinden, herunter.

Sie haben vielleicht schon gehört, dass Petra 2018 ein Buch über dieses Thema geschrieben hat mit dem Titel »Intervallfasten für ein langes Leben – schlank und gesund«. Wir sind beide fasziniert vom Intervallfasten, da es den unschlagbaren Vorteil hat, dass wir von den positiven Eigenschaften des Langzeitfastens profitieren und trotzdem täglich innerhalb eines bestimmten Zeitraums essen können. Dabei sollten die acht Stunden Essenszeit etwa zwischen 12 und 20 Uhr liegen.

Sie können sie ein oder zwei Stunden nach vorne verschieben, aber besser nicht nach hinten, damit Ihr Magen möglichst leer ist, wenn Sie zu Bett gehen.

Synergien nutzen

Gehen wir zurück zum Ursprung, zur Entstehung Ihrer Rückenschmerzen. Falsche, einseitige oder extrem reduzierte Bewegung führt zu einer Anspannung, die sowohl den Muskel als auch die Faszien verkürzt. Das körpereigene Alarmprogramm wird aktiviert, und als dessen Ausdruck wird ein Alarmschmerz geschaltet. Durch unsere Bewegungsübungen können Sie innerhalb kurzer Zeit diesen Kreislauf durchbrechen. Ernähren Sie sich zusätzlich möglichst pflanzlich und nach den Prinzipien des Intervallfastens, unterstützen Sie Ihren gesamten Körper zusätzlich noch einmal um ein Vielfaches. Es entsteht dann ein wahrer Gesundheitsturbo mit Synergien, die mehr sind als die Summe der einzelnen positiven Auswirkungen. Sie fahren die Anspannung, die im gesamten Körper herrscht, herunter, reduzieren gezielt die Spannungen im Bereich des Rumpfes, fahren den Stoffwechsel in dem von unseren Übungen aktivierten Bereich des Rückens hoch und leiten die ungeheuer wirkungsvollen Effekte des Fastens ein.

Beim Intervallfasten können Sie täglich essen und trotzdem von den positiven Eigenschaften des Langzeitfastens profitieren.

Wenn Sie später einmal Ihre Rückenschmerzen im Griff haben, können Sie zu den allgemeinen Übungen im Intervallfasten-Buch übergehen. Diese sorgen für Dehnung im gesamten Körper und steigern gezielt den Stoffwechsel in den 27 Engpässen des Körpers, die wir im Liebscher-&-Bracht-System identifiziert haben.

Die verblüffenden Wirkungen des Intervallfastens

Jetzt geben wir Ihnen einen kurzen Überblick, was in Ihrem Körper geschieht, wenn Sie ihn in den Intervallfastenmodus bringen und sich zugleich überwiegen pflanzlich ernähren.

Wie Sie sicherlich wissen, sind wir genetisch an Phasen ohne Essen angepasst, weil es in unserer gesamten Evolution immer wieder Perioden gab, in denen es keine oder nur sehr wenig Nahrung gab. Der Körper lernte, diese Perioden klug und bestmöglich zu nutzen. Damit die Zeit ohne Nahrung gut überstanden werden kann, macht Fasten gute Laune, man bekommt mentale Power und hat das Gefühl »Ich schaffe das«, damit man überlebt. In diesen Fastenphasen wird in unserem Körper »aufgeräumt«, die abgelagerten Abfälle werden entfernt, und Schäden werden repariert.[135] Diese Regenerationsprozesse beginnen nach etwa 12 Stunden ohne Nahrung, weswegen man schon bei 16-stündigem Intervallfasten in den Genuss der gesunden Effekte kommt.[136]

Unser Körper kann sich selbst heilen.

Unser »innerer Arzt« – so nennen wir die Reparaturprogramme, die fest im Körper eingebaut sind – läuft zu Hochtouren auf. Allerdings ist das nur in den Zeiten möglich, in denen der Magen völlig leer ist. Dann nämlich beginnen unsere Anti-Aging-Gene aus der Gruppe der Sirtuine zu arbeiten. Diese Substanzen sind wie kleine Reparaturarbeiter, die im Körper ausschwärmen und die Fähigkeit haben, bis in die Zellkerne hinein Reparaturen durchzuführen. Aber wie gesagt, passiert das alles nur, wenn der Magen leer ist.[137, 138]

Fasten wird quasi zum Frühjahrsputz. Müll wird entfernt, Schäden werden repariert, dabei wird der Zellmüll und anderer Abfall in seine Bestandteile zerlegt, um wieder neu verwertet werden zu können. Ist es nicht unglaublich genial, wie unser Körper für uns sorgt? Wir müssen ihn nur entsprechend unterstützen, den Rest erledigt er von allein.

Intervallfasten ist zudem »entzündungshemmend«, da in der Fastenphase Reparaturvorgänge abgeschlossen werden können. Deswegen klingen die Entzündungen ab. Besonders interessant: Gerade in Fastenphasen können Krebszellen besser als sonst vernichtet werden, also beim Intervallfasten täglich. Sogar die Nebenwirkungen der Chemotherapie werden durch die Fasteneffekte deutlich reduziert.[139-142]

Diejenigen von Ihnen, die Angst vor einem Eiweißmangel haben, wenn sie sich bevorzugt pflanzlich ernähren, können wir absolut beruhigen. Ebenso wie der Körper im Fastenmodus den Zellmüll recycelt, tut er das auch mit den wiedergewonnenen Eiweißmolekülen. Deswegen stellt ein Eiweißmangel der Muskeln und Organe überhaupt kein Problem dar. Viel wichtiger ist, darauf zu achten, dass Sie Ihre Muskeln regelmäßig fordern — was leider viele nicht ernst nehmen. Schon mit den Übungen in diesem Buch erledigen Sie einen großen Teil des notwendigen Trainings für den Rumpf.

Das Intervallfasten umsetzen

Haben Sie Lust bekommen, unseren Vorschlägen zu folgen? Vielleicht möchten Sie es zunächst für eine begrenzte Zeit ausprobieren? Auf jeden Fall sollten Sie sich sehr leckere pflanzliche Rezepte zubereiten. Denn wenn Sie schon nur in einem begrenzten Zeitraum essen, dann sollte es Ihnen natürlich schmecken. Sie finden einige Beispielrezepte ab Seite 314, viel mehr Rezepte in Petras Buch »Intervallfasten«, außerdem viele Informationen über diese Art von Ernährung in Petras You-Tube-Kanal.

Auch können Sie beim Intervallfasten täglich neu entscheiden, ob Sie einen weiteren Intervallfastentag durchführen oder einen Tag aussetzen. Ein Intervallfastentag pro Woche ist besser als keiner. Zwei, drei oder vier sind natürlich um Klassen besser für Ihre Gesundheit. Längere Phasen über Wochen oder Monate lassen Sie einfach nur jünger und gesünder werden. Wir sind immer wieder davon angetan, wenn Patienten kommen, die das Intervallfasten über mehrere Wochen durchgeführt haben. Sie sehen nach solch einer Umstellung in der Regel deutlich entspannter und deswegen auch um Jahre jünger aus.

Sollten Sie nicht ganz auf tierische Produkte verzichten wollen, wählen Sie bitte möglichst Bioqualität und gleichen Sie den Anteil mit Pflanzenkost aus.

Das Intervallfasten kann eigentlich jeder durchführen. Sollten Sie unsicher sein, fragen Sie bitte Ihren Arzt. Auch bei Kindern, schwangeren und stillenden Frauen und bei Untergewicht sollten Sie Rücksprache mit einem Arzt halten, der viel Erfahrung mit Fasten hat. Diese Hinweise gelten aber besonders für längere Fastenperioden. Beim Intervallfasten können Sie das völlig entspannt sehen.

Es geht bei diesem Ernährungsmodell nicht darum, auf vieles zu verzichten, sondern darum, dass Sie vieles zusätzlich geschenkt bekommen. Denn Sie wissen am besten, was es be-

Ein neues Körpergefühl wird entstehen.

deutet, endlich wieder frei von Rückenschmerzen zu sein und sich wieder frei bewegen zu können. Ganz abgesehen davon, dass Sie nebenbei ein paar Kilos loswerden und nicht nur schöner und jünger aussehen, sondern sich auch so fühlen. Das ist doch einen Versuch wert. Eines können wir Ihnen schon jetzt verraten: Die meisten, die dieses Ernährungsprogramm zwei Wochen konsequent umgesetzt haben, bleiben dabei. Denn es bietet viel Flexibilität und Freiheit und sie möchten auf ihr neues Körpergefühl nicht mehr verzichten.

Hochwertige Vitalstoffpräparate – brauchen wir sie?

Bevor wir nun an die Umsetzung gehen, möchten wir Ihnen noch einige Informationen zu dem viel diskutierten Thema der Nahrungsergänzungsmittel geben. Brauchen wir sie? Viele Kritiker sagen Nein. Wir können ihre Argumente nachvollziehen, denn früher dachten wir ähnlich. Denn stellt uns die Natur nicht alles zur Verfügung, was der Mensch für eine gesunde Ernährung benötigt? Heute sagen wir: Ja natürlich, aber nur, wenn wir auch entsprechend leben. Das bedeutet: immer frische Nahrung zu sich nehmen, biologisch angebaut, in der Sonne gereift, von der Ernte direkt in den Mund, ein Leben ohne Stress und Druck, ausreichend Sonnenkontakt und dadurch genügend Vitamin D, viele, abwechslungsreiche und bis ins hohe Alter täglich natürliche Bewegungsabläufe. Und das alles in einer gesunden Natur.

Doch davon sind wir heute leider weit entfernt. Und deshalb beobachtet Petra schon seit über 30 Jahren, also solange sie auf dem Gebiet der Vitalstoffe – der Orthomolekularmedizin – arbeitet, dass die meisten ihrer Patienten gleich an mehreren Vitalstoffmängeln leiden. Aber unser Stoffwechsel kann nur optimal funktionieren, wenn alle Vitalstoffe in ausreichenden Mengen in unserem Körper vorhanden sind: Vitamine, Mineralien, Spurenelemente und sekundäre Pflanzenstoffe. Deshalb empfehlen wir Nahrungsergänzungsmittel. Petra hat sie ganz zu Beginn nur für unsere Familie entwickelt, später für ihre Patienten und heute speziell für alle Schmerzpatienten. Sie sind dazu geeignet, eine Grundversorgung der Vitalstoffe sicherzu-stellen. Aber je mehr Sie sie mit guter Ernährung – frisch, ein hoher pflanzlicher Anteil, wenig oder kein Zucker – kombinie-ren, desto mehr entfaltet sich ein zusätzlicher Gesundheits-turbo, der Ihnen spürbar dabei helfen kann, im Verbund mit unseren Übungen Ihre Schmerzfreiheit noch leichter dauerhaft zu halten.

Die von Petra entwickelte 3er-Kombination für Schmerzpatienten

Petra hat drei Premium-Nahrungsergänzungen ent-wickelt, die ihren hohen Ansprüchen als Ernährungs-medizinerin gerecht werden und die unsere ganze Fami-lie natürlich auch selbst nimmt. Alle Inhaltsstoffe sind vegan, glutenfrei, beinhalten keine Füllmaterialien und sind reich an sekundären Pflanzenstoffen, um die Auf-nahmefähigkeit zu verbessern. Für die Mineralien im »Basen Plus« hat Petra die Citratform gewählt, die von den Zellen am besten aufgenommen werden kann. Das Präparat »Gelenk Plus« enthält keinerlei tierische Be-standteile, dafür aber alles, was für Wirbelsäule und Ge-lenke wichtig ist. Das Herzstück der Dreierkombination »Vital Plus« stellt die tägliche Basisversorgung zur Ver-fügung. Besonderes Augenmerk hat sie auf die Formen der verwendeten Vitamine gelegt. Hier wurden nur die qualitativ hochwertigsten, nämlich die aktiven Formen verwendet, die dem Stoffwechsel sofort zur Verfügung stehen und nicht vom Körper erst noch unter Energieauf-wand umgebaut werden müssen.

Nahrungsergänzungsmittel – auch unsere – sind kein Muss

Aufgrund unserer – vor allen Dingen Petras – langjähriger Erfahrung und den Messergebnissen unzähliger Patienten, empfehlen wir Ihnen aber, sie für sich zu nutzen. Wir legen allen Schmerzpatienten nahe, sie zumindest für sechs Monate zu testen. Je nach individueller Situation werden die Effekte nach etwa drei Monaten deutlich spürbar. Manchmal – wenn drastische Lücken bei einigen Stoffen vorhanden sind – geht es auch viel schneller. Vitalstoffe wirken nicht wie Medikamente. Sondern sie fügen sich in unseren Metabolismus ein und regulieren ihn jeden Tag. Nach sechs Monaten können Sie auf der Grundlage der bis dahin gemachten Erfahrungen eine fundierte Entscheidung treffen, ob Sie sich weiter damit versorgen wollen. Falls Sie viele Arzneimittel nehmen, können Sie unsere Nahrungsergänzungen meist problemlos mit diesen kombinieren. Dann profitieren Sie zusätzlich davon, indem Nebenwirkungen dieser Arzneimittel gemindert werden können. Vielleicht können Sie sogar deswegen einige Arzneimittel reduzieren. Falls Sie andere Vitamine oder Ähnliches nehmen, lassen Sie diese für die sechs Monate weg. Anschließend können Sie die Wirkung vergleichen und auf dieser Basis Ihren Körper entscheiden lassen.

Unsere Empfehlung: Probieren geht über Studieren.

Eins steht fest: Eine gute Versorgung mit den lebensnotwendigen Vitalstoffen wird Ihren Weg in die Schmerzfreiheit auf ganz natürliche Weise zusätzlich unterstützen. Das haben wir schon bei vielen Patienten erleben dürfen. Vielleicht noch ein Hinweis zur Arthrose-Regeneration, die ja auch beim Rücken für die Facettengelenke eine große Rolle spielen kann. Lassen Sie sich nicht erzählen, das sei nicht möglich. Der Körper kann – von zu weit fortgeschrittenen und dadurch unumkehrbaren Endstufen einmal abgesehen – fast alles im Körper reparieren und regenerieren. Im Fall der Arthrose sogar die am weitesten fortgeschrittene vierten Grades, bei der große Teile der Gelenkflächen bereits bis auf den Knochen abgearbeitet sind. In solchen Fällen raten wir den Patienten, die Regeneration neben den Übungen und der Faszien-Rollmasssage für einen Zeitraum von mindestens ein bis zwei Jahren mit unserer 3er-Nährstoffkombination zu unterstützen.

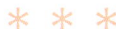

Zum Schluss dieses Abschnitts möchten wir Ihnen noch eine sehr schöne Information mit auf den Weg geben: Die Ernährung, die Ihre Schmerzen mindert oder Ihnen hilft, sich ganz davon zu befreien, hat hervorragende »Nebenwirkungen«: Sie hilft dabei, die Entstehung diverser Krankheiten zu verhindern und Ihre gesamte – wirklich Ihre gesamte! – Gesundheit zu verbessern. Das ist noch ein Grund mehr, für sich herauszufinden, welche Ernährung am meisten dazu beiträgt, Ihre Rückenschmerzen zum Abklingen zu bringen.

Resümee

Im folgenden Abschnitt bekommen Sie konkrete Vorschläge, wie Sie unsere Ernährungsempfehlungen umsetzen können. Das Gleiche haben wir für Sie in Form von Maßnahmen auf der Ebene der Psyche und des Umfelds zusammengestellt.

Wählen Sie in Ruhe aus. Beginnen Sie, die Dinge zu reduzieren, die ohnehin keine größere Bedeutung für Sie haben, und stattdessen jene in ihr Leben zu integrieren, die Ihnen leichterfallen.

Alles zählt – nutzen Sie die indirekten Alltagseinflüsse

Wir haben bereits die Einflüsse der Lebensführung beschrieben, die Schmerzen verstärken oder mindern können. Hier haben wir alle Zusammenhänge noch einmal übersichtlich und in Listen für Sie zusammengestellt, sodass Sie wählen können, welche schmerzverstärkenden Einflüsse Sie minimieren möchten und welche schmerzmindernden Sie nutzen möchten. Gleichzeitig können Sie durch das Verstehen dieser Zusammenhänge erkennen, warum Sie wieder Schmerzen bekommen haben oder warum diese stärker geworden sind. Damit haben Sie alle Informationen, die Sie benötigen, um Ihre Schmerzen über die Übungen hinaus positiv zu beeinflussen.

Hilfreiches Wissen um die Zusammenhänge

Unsere Lebensführung hat eine große Wirkung auf unsere Schmerzen.

Das Schöne an unserer Schmerztherapie ist, dass Sie immer besser nachvollziehen können, was in Ihrem Körper passiert. Stellen Sie sich vor, Sie wachen eines Morgens mit Rückenschmerzen auf und Sie wissen nicht, weshalb Sie diese Schmerzen haben, haben verschiedene Befürchtungen, überlegen, ob Sie zum Arzt oder in die Röhre müssen – kurzum: Sie sind Ihren Schmerzen ausgeliefert. *Oder* Sie wachen mit Rückenschmerzen auf und fangen direkt an, darüber nachzudenken, welche der Übungen Ihres Programms Sie in letzter Zeit vernachlässigt haben oder welche Ihrer Aktivitäten am Vortag sich wohl so ausgewirkt haben könnte. Und Sie machen sofort die entsprechenden Übungen, um diesen Alarmschmerz wieder abzustellen. Im ersteren Fall sind Sie der Situation ausgeliefert und ohne fremde Hilfe hilflos. Im zweiten Fall sind Sie selbstbestimmt und beherrschen die Situation.

Die Körperübungen sind das wichtigste Element für Ihre Schmerzfreiheit. Mit den nachfolgenden Listen bekommen Sie noch mehr Möglichkeiten an die Hand, sich selbst zu helfen: über den gezielten Einsatz der indirekten Faktoren. Falls Sie selbst Arzt oder Therapeut sind, können Sie diese Listen natürlich für sich selbst nutzen, aber auch Ihre Patienten noch einmal ganz anders beraten. Oft liefern die indirekten Faktoren Erklärungen für Rückfälle oder dafür, warum Schmerzen zeitweise wieder häufiger auftreten. Sie als Profi haben damit noch einmal ganz andere Erklärungsmöglichkeiten, auf die man herkömmlich niemals kommen würde.

Wie Sie mit den Listen umgehen

Jeder Mensch lebt in einem Umfeld, das er gewählt hat und in dem er sich hoffentlich am wohlsten fühlt. Trifft das bei Ihnen nicht zu, dann sollten Sie es ändern. Denn wir leben dieses Leben in diesem Körper nur einmal. Das sollte Grund genug sein, anzustreben, sich in diesem Leben möglichst wohlzufühlen. Natürlich gibt es Sachzwänge. Aber viele von ihnen erlegen wir uns selbst auf. Also können wir sie auch wieder selbst ablegen. Sie treffen die Entscheidung. Machen Sie sich bewusst, dass Sie selbst über Ihr Leben bestimmen dürfen. Wenn Sie zulassen, dass andere über Ihr Leben bestimmen, dann ist auch das – von wenigen Ausnahmen abgesehen – Ihre Entscheidung.

Manche Einflüsse können wir nicht kontrollieren, aus manchen Zwängen können wir uns nur schwer lösen. Dennoch gibt es viele Verbesserungsmöglichkeiten, die uns nicht viel abverlangen, außer dass wir vielleicht unsere Gewohnheiten ändern müssen. Auf den folgenden Seiten haben wir die Einflüsse aus den Bereichen Ernährung, Umfeld und Psyche aufgelistet und machen Ihnen Vorschläge, wie Sie negative Einflüsse abstellen und positive nutzen können. Suchen Sie sich diejenigen heraus, bei denen Sie sich vorstellen können, etwas zu ändern. Machen Sie aber langsam, Sie sollten nicht sofort alles umkrempeln. Weniger ist mehr. Setzen Sie lieber einige wenige Punkte dauerhaft um, als dass Sie sich mehr vornehmen und dann nach kurzer Zeit wieder aufgeben, weil Sie überfordert

Untersuchen Sie alle Einflüsse in Ihrem Alltag.

sind. Einige Faktoren können Sie auch gezielt für begrenzte Zeit umsetzen, wenn Sie zum Beispiel Ausnahmezustände überstehen müssen. All das können Sie frei entscheiden.

Rückenschmerzen lindern und die gesamte Gesundheit verbessern

Überfordern Sie sich nicht. Nehmen Sie sich zunächst nur wenige Punkte vor, die Sie ändern möchten.

Wir haben es bereits erläutert, möchten es hier aber noch einmal ganz deutlich sagen. In diesem Buch geht es um Rückenschmerzen und wie Sie diese schnell und vor allem auf Dauer loswerden. Wenn Sie unseren Vorschlägen folgen, wird sich das positiv auf Ihre gesamte Gesundheit auswirken. Und zwar schon, wenn Sie unsere Übungen machen, denn Schmerzen und Bewegungseinschränkungen gehen mit einem stark reduzierten Stoffwechsel einher, der zur Minderversorgung der Zellen und zum verringerten Abtransport der Stoffwechselabfälle führt. Unsere Übungen öffnen genau die Engpässe im Körpergewebe, in denen diese krankhaften Veränderungen stattfanden. Diese negativen Entwicklungen werden in eine Positivspirale umgedreht.

Je mehr nun die indirekten Faktoren zur Schmerzreduzierung genutzt werden, desto intensiver wird sich diese Positivspirale entwickeln. Denn warum werden die Schmerzen reduziert? Weil der Körper sich wohlfühlt und deswegen entspannt. Alles, was ihm guttut, ist gesund für ihn. Deswegen ist die Beseitigung Ihrer Rückenschmerzen eng mit der Verbesserung Ihrer gesamten Gesundheit verknüpft. Wir sagen Ihnen das deswegen so deutlich, um Ihre Motivation, möglichst viele dieser indirekten Faktoren positiv zu nutzen, so weit wie möglich zu steigern.

Mit der richtigen Ernährung Schmerzen lindern

Die Informationen in diesem Abschnitt basieren auf Petras 30-jähriger Erfahrung und Beobachtung unzähliger Patienten und deren Krankheits- und auch Heilungsverläufe.

Pulstest nach Coca in der Praxis

Über Petras Einteilungen hinaus gibt es immer individuelle Unterschiede. Ihre persönliche, spezielle Verträglichkeit bestimmter Lebensmittel können Sie mit Hilfe des Pulstests nach Coca (siehe Seite 146f.) exakt bestimmen. Vor allem bei Nahrungsmitteln, die Ihnen wichtig sind und die Sie gerne und deswegen häufig essen, empfehlen wir Ihnen folgende Vorgehensweise: Beobachten Sie eine Woche lang Ihren Ruhepuls, und zwar immer, wenn Sie sitzen. Erstellen Sie in dieser Woche auch eine Liste mit allen Nahrungsmitteln, die Sie testen möchten. Als Vorlage können Sie die folgende Liste verwenden. Zum Austesten benötigen Sie dann ein paar Tage, am besten Tage, die Sie sowieso am Schreibtisch verbringen, also im Sitzen. An diesen Tagen messen Sie jede halbe Stunde Ihren Puls und essen zu jeder vollen Stunde direkt nach dem Essen eine Portion eines der Nahrungsmittel von Ihrer Liste. Beobachten Sie, *ob* und *wie* sich der Ruhepuls nach dem Essen, also 30 Minuten später, verändert. Eine Pulserhöhung ist eine Abwehrreaktion des Körpers. Je höher diese ausfällt, umso mehr reagiert Ihr Körper allergisch auf das entsprechende Nahrungsmittel und umso mehr trägt es bei Ihnen zur Schmerzerhöhung bei. Essen Sie künftig weniger von diesem Nahrungsmittel oder lassen Sie es ganz weg.

Empfehlenswerte Lebensmittel

Obst
Ananas
Äpfel – alte Sorten
Beeren aller Art
Birnen – alte
 Sorten
Mangos
Melonen
Nektarinen
Papayas
Pfirsiche

Pflaumen
Trauben
Zitrusfrüchte

Salat
Chicorée
Eichblattsalat
Eisbergsalat
Endivie
Feldsalat
Kopfsalat

Radicchio
Römersalat
Rucola
Schnittsalat

Gemüse
Artischocken
Auberginen
Avocados
Bärlauch
Blumenkohl

Essen Sie diese pflanzlichen Lebensmittel, sie sorgen für entspannte Muskeln.

311

Brokkoli
Chinakohl
Gurken
Kartoffeln
Knoblauch
Kohl (Grünkohl,
  Rotkohl, Rosen-
  kohl, Schwarz-
  kohl, Weißkohl)
Kohlrabi
Kürbisse
Meerrettich
Möhren
Paprika
Pastinaken
Porree
Radieschen
Rote Bete
Schwarzwurzel
Sellerie
Spinat
Steckrüben
Süßkartoffeln
Tomaten
Topinambur
Wasabi
Wirsing
Zucchini
Zwiebeln

Hülsenfrüchte
Bohnen (Feuerboh-
  nen, grüne, weiße
  und schwarze
  Bohnen, Sauboh-
  nen)
Erbsen
Erdnüsse

Kichererbsen
Linsen
Lupinen
Sojabohnen
Zuckerschoten

Kräuter
Basilikum
Dill
Estragon
Majoran
Minze
Oregano
Petersilie
Rosmarin
Schnittlauch
Thymian
Zitronenmelisse

Wildkräuter
Beinwell
Brennnessel
Gänseblümchen
Giersch
Löwenzahn
Spitzwegerich
Vogelmiere

Gewürze
Anis
Cayennepfeffer
Chili
Fenchel
Gewürznelke
Ingwer
Kardamom
Kümmel
Kurkuma

Muskatnuss
Pfeffer
Safran
Vanille
Zimt

Getreide
nur in Vollkorn-
  qualität
eher alte
  Getreidesorten
Amaranth
Buchweizen
Emmer
Hafer
Hirse
Kamut
Quinoa
Roggen
Urkorn
Vollkornreis

Nüsse
Cashewnüsse
Haselnüsse
Macadamianüsse
Mandeln
Paranüsse
Pekannüsse
Pistazien
Walnüsse

Samen
Chiasamen
Granatapfelsamen
Hanfsamen
Kürbiskerne
Leinsamen

Sesam
Sonnenblumen-
  kerne

Öle
Öle nur kalt
  gepresst, dunkel
  und kühl auf-
  bewahren

Chiasamenöl
Hanföl
Kokosfett zum
  Braten
Leinsamenöl
Olivenöl
Rapsöl
Walnussöl

Getränke
Fruchtsäfte, frisch
  gepresst, mit
  Wasser verdünnt
grüner Tee, Kräu-
  tertees
reines Wasser ohne
  Kohlensäure

Das richtige Essverhalten für einen schmerzfreien Rücken

- Intervallfasten gemäß der Petra-Bracht-Methode
- nicht oder so spät wie möglich frühstücken
- so früh wie möglich zu Abend essen
- Industrienahrung meiden
- alle Produkte so frisch wie möglich
- kontrolliert biologische Produkte

Weniger empfehlenswerte Nahrungsmittel

Tierische Produkte
Buttermilch
Dickmilch
Eier
Fisch in jeder
  Form
Fleisch, alle Sorten
Joghurt
Käse, alle Sorten

Milch (Frischmilch,
  H-Milch, laktose-
  freie Milch,
  Magermilch,
  Rohmilch, Vor-
  zugsmilch)
Molke
Quark
Wurst, alle Sorten

Getränke
Alkohol
Früchtetees
koffeinhaltige
  Getränke
zuckerhaltige
  Getränke (fast
  alle Softdrinks,
  Limonaden usw.)

*Diese tieri-
schen Nah-
rungsmittel
wirken in
Maßen nicht
schmerzver-
stärkend:
Butter, saure
Sahne, süße
Sahne,
Schmand.*

Sonstiges
Zucker
Weißmehl

Backwaren
Weizen

313

Entspannende und schmerzlindernde Rezepte

Beerensmoothie

Für 2 Portionen

- 500 g gemischte Beeren
- frische Minze nach Belieben
- 1 Dattel nach Belieben
- 1 Stück Avocado nach Belieben

- 1 kleine Banane nach Belieben
- 1 Handvoll gehackte Nüsse
- 1 EL Kokosraspel
- Kakaobohnen

Die Beeren in den Mixer geben und nach Geschmack weitere Zutaten hinzufügen.

Alles pürieren, in eine Schale füllen und mit gehackten Nüssen, Kokosraspeln und zerstoßenen Kakaobohnen bestreuen. Genießen und im beerigen Feinschmeckerhimmel schweben.

Obstsalat

Für 2 Portionen

- 500 g gemischtes Obst
- etwas Zitronen-, Orangen- oder Grapefruitsaft

Nach Belieben
- Zimt

- Vanille
- Ingwer
- Kardamom
- frische Minze
- Zitronenmelisse
- Basilikum

Das Obst in mundgerechte Stücke zerkleinern und sofort Zitrussaft darüberträufeln. Dies verhindert die Oxidation und bewahrt die wertvollen Vitamine.

Dann das Obst je nach Lust und auch Jahreszeit mit Zimt, Vanille, Ingwer, Kardamom oder frischer Minze, Zitronenmelisse oder Basilikum würzen. Das bringt Abwechslung und jedes Gewürz und jedes Kraut wirkt auf seine Weise gegen die Schmerzen.

Essen Sie den Obstsalat als Vorspeise.

Zwiebel-Knoblauch-Brot
mit Brokkoli-Blumenkohl-Salat

Für 2 Portionen

Für das Zwiebel-Knoblauch-Brot
- 1–2 rote Zwiebeln
- 2–3 Knoblauchzehen
- 1 TL Kokosöl
- Senf
- Meerrettich
- Pfeffer
- Salz
- 4 Scheiben vom Haferflockenbrot
- Kresse

Für den Brokkoli-Blumenkohl-Salat
- 800 g Brokkoli und Blumenkohl
- Zitronensaft
- Leinöl
- süßer Senf
- Pfeffer
- Kurkuma
- 1 kleine rote Zwiebel
- frische Kräuter, z. B. Minze, Basilikum, Koriander, Petersilie

Rote Zwiebeln würfeln und mit viel Knoblauch im heißen Kokosöl dünsten. Senf und etwas Meerrettich unterrühren, leicht pfeffern und salzen.

Brokkoli und Blumenkohl in mundgerechte Stücke schneiden und bissfest dämpfen.

Für das Dressing Zitronensaft mit Leinöl, süßem Senf, Pfeffer und Kurkuma verrühren. Die rote Zwiebel in kleine Würfel schneiden und unterrühren.

Blumenkohl und Brokkoli mit dem Dressing mischen und den Salat nach Belieben mit frischer Minze, Basilikum, Koriander und Petersilie bestreuen.

Das Brot in Scheiben schneiden und toasten. Die gedünsteten Zwiebeln auf den Brotscheiben verteilen und mit Kresse bestreuen.

Wildkräutersmoothie

Für 2 Portionen

- ca. 75 g Babyspinat
- 1 kleiner Apfel
- 2 Orangen
- 1/2 Mango
- 1/2 Avocado
- 1/2 Banane
- etwas Wasser oder grüner Tee nach Belieben
- 2 Handvoll Wildkräuter nach Saison

Alles in einem Mixer pürieren und sofort genießen.

Variieren Sie mit verschiedenen Salatblättern, einigen Blättern von Möhre, Roter Bete oder Kohlrabi. Auch unterschiedliche Obstsorten sind möglich, ebenso verschiedene Gewürze wie Vanille, Zimt oder Kardamom. So lassen sich die unterschiedlichsten »süßen« grünen Smoothies zubereiten. Einen besonderen Geschmack gibt frische Minze.

Haferflockenbrot mit Flohsamen

Für 1 Brot

- 150 g Haferflocken
- 135 g Sonnenblumen- oder Kürbiskerne
- 90 g geschroteter Leinsamen
- 65 g Nüsse nach Wahl
- 2 EL Chiasamen
- 4 EL Flohsamenschalenpulver
- 1 TL Meersalz
- 1 EL Agavensirup oder Kokosblütenzucker

Alle Zutaten in eine Schüssel geben und vermischen. 350–400 ml Wasser hinzufügen und alles etwa 5 Minuten zu einem glatten Teig verkneten.

Eine Backform mit Backpapier auskleiden und den Teig hineingeben. Mit einem Tuch abdecken und über Nacht stehen lassen.

Am nächsten Tag den Backofen auf 180°C vorheizen.

Die Brotoberfläche mit etwas Wasser einpinseln und das Brot auf der mittleren Schiene 30 Minuten backen.

Das Brot aus der Form nehmen, nochmals mit Wasser einpinseln und auf dem Rost weitere 30 Minuten backen.

Dieses schmackhafte und zudem noch gesunde Brot mit Flohsamen ist leicht herzustellen.

Linsensuppe

Für 2 Portionen

- 250 g Tellerlinsen
- 1 rote Zwiebel
- 1 Stange Staudensellerie
- 1 Stange Lauch
- 2 Möhren
- 1 TL Kokosfett

- 2 Lorbeerblätter
- 1 TL Kurkuma
- Pfeffer
- 1 TL Salz
- frischer Koriander

Tellerlinsen etwa zwei Stunden in Wasser einweichen.

Die Zwiebel fein würfeln. Staudensellerie, Lauch und Möhren putzen und klein schneiden. Das Kokosfett in einem Topf erhitzen und die gewürfelte Zwiebel darin leicht andünsten.

Die Linsen abgießen, unter fließendem Wasser kurz abspülen, anschließend in den Topf geben.

Staudensellerie, Lauch, Möhren und Lorbeerblätter zu den Linsen geben, mit Kurkuma, Pfeffer und Salz würzen.

Mit etwa 750 ml Wasser auffüllen und die Linsen auf kleinster Flamme so lange garen lassen, bis sie die gewünschte Bissfestigkeit erreicht haben.Mit frischem Koriander bestreuen und servieren.

Umwelteinflüsse auf Schmerzen

Positive Umfeldeinflüsse

Nutzen Sie diese positiven Umfeldeinflüsse – sie helfen Rückenschmerzen zu lindern.

- Wärme
- heißes Wannenbad
- Sonne
- Infrarotstrahlung
- ruhige und gemütliche Umgebungen
- frische Luft
- bei offenem Fenster schlafen
- bau-biologisch untersuchter, elektrosmogfreier Schlaf- und Arbeitsplatz
- mobil nur über strahlungsreduzierte Headsets oder Freisprechanlagen telefonieren
- Internetanschluss über Kabel
- Netzfreischalter nutzen oder Sicherungen ausschalten
- Betten, Möbel, Böden, Vorhänge, Farben in möglichst biologisch-natürlicher Qualität
- kontrolliert biologische Kosmetika, Seifen, Shampoos, Deodorants usw. benutzen

Elektrosmog – ein wichtiges Thema

Bevor wir Ihnen unsere Liste der negativen Umfeldeinflüsse präsentieren, möchten wir noch unsere ganz persönlichen Erkenntnisse schildern. Wir haben seit fast 30 Jahren Erfahrung mit diesem Thema und kennen den Baubiologen Wolfgang Maes aus unserer Anfangszeit, als noch kaum jemand die Einflüsse des Elektrosmogs ernst nahm. Inzwischen ist das anders, und es mehren sich die Hinweise, dass magnetische Wechselfelder Krebserkrankungen fördern könnten, indem sie Einfluss auf das Immunsystem oder die Zellteilungsgeschwindigkeit nehmen.[143] In einigen Studien konnte bereits ein direkter Zusammenhang zwischen Handystrahlung und einem erhöhten Risiko für Hirntumore nachgewiesen werden.[144, 145, 146]

Daher unser Rat: Nehmen Sie das Thema Elektrosmog und Umwelteinflüsse auf Ihre Gesundheit ernst. Vielen ist leider immer noch nicht bewusst, wie viele Erkrankungen hierdurch zumindest begünstigt werden. Bleiben Sie auf der sicheren Seite. Dies ist schon mit verhältnismäßig geringem Aufwand möglich. Und wenn in Zukunft immer klarer wird, wie gefährlich diese Einflüsse sind, haben Sie bestens vorgesorgt.

Negative Umfeldeinflüsse

- Kälte (außer absichtlich herbeigeführte, zeitlich begrenzte Gesundheitsreize)
- Feuchtigkeit
- Schlafen bei geschlossenen Fenstern
- Luftbelastung
- Lärmbelastung
- nicht geerdete Lampen, Heizkissen, elektrisch verstellbare Betten
- Radiowecker 220 V
- eingeschaltetes Mobiltelefon auf dem Nachttisch
- mobil am Ohr telefonieren
- Aufenthalt im WLAN-Feld
- zu starke Strahlung von Mobilfunkanlagen
- zu wenig Abstand zu Transformatoren oder Trafo-Häuschen
- Wohngifte in Betten, Möbeln, Böden, Vorhängen, Farben, Holzschutzmitteln
- mit schädigenden Stoffen belastete Kosmetika, Seifen, Shampoos, Achselsprays usw.
- das Wohnen in Häusern oder Wohnungen, in denen Sie sich unwohl fühlen

Meiden Sie diese negativen Umfeldeinflüsse – sie verstärken Rückenschmerzen.

Einfluss der Psyche auf Schmerzen

Positive psychische Einflüsse

- erfülltes Leben
- erfüllender Beruf

- Eustress, also erfüllender, beschwingender, anregender Stress
- glückliche Partner- und Familienbeziehungen
- angenehmer Freundeskreis
- angenehmes soziales Umfeld
- eine entspannte, heitere Gelassenheit in allen Lebenslagen

Negative psychische Einflüsse

- belastende Lebensumstände
- ein ungeliebter Beruf
- negativer, zerstörender Disstress
- Lebenspartner, die mehr belasten, als dass sie Freude bereiten
- »Freunde«, die man in Wirklichkeit nicht mag
- ein soziales Umfeld, das man nicht mag
- ständige Anspannung, dauerhaft negative Gemütsverfassung und schlechte Laune

Die indirekten Faktoren nutzen

Fühlen Sie sich von all den Listen überfordert und haben Angst, das nicht zu schaffen? Keine Panik! Erstens wäre es ein großer Fehler, alle oder auch nur viele Punkte davon gleich umsetzen zu wollen. Gehen Sie die Punkte in Ruhe und nach reiflichem Überlegen an. Zweitens vergessen Sie bitte nicht, dass Sie allein durch die Übungen, vor allem wenn Sie noch die Light-Osteopressur und die Faszien-Rollmassage hinzunehmen, eine sehr große Chance haben, Ihre Rückenschmerzen deutlich zu reduzieren oder sogar zum Verschwinden zu bringen. Sie müssen sich mit diesen indirekten Faktoren also überhaupt keinen Stress machen. Sie helfen einfach dabei, alle Gelenkkugeln nach unten sinken zu lassen, sodass Sie sich rundum entspannter fühlen.

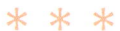

Damit ist die Basis für Ihre Rückenschmerzfreiheit gelegt. Geben Sie Ihrem Körper die richtige Bewegung, essen Sie geeignete Lebensmittel, leben Sie in einem unbelasteten Umfeld und erfreuen Sie sich einer gesunden Psyche – dann ist alles für Ihre Schmerzfreiheit getan.

Resümee

Wir freuen uns aber sehr, Ihnen darüber hinaus im folgenden Bonusteil zwei weitere Selbsthilfetechniken vorstellen zu können: die Light-Osteopressur und die Faszien-Rollmassage. Sie beschleunigen und vereinfachen Ihren Weg in ein Leben ohne Rückenschmerzen noch einmal beträchtlich.

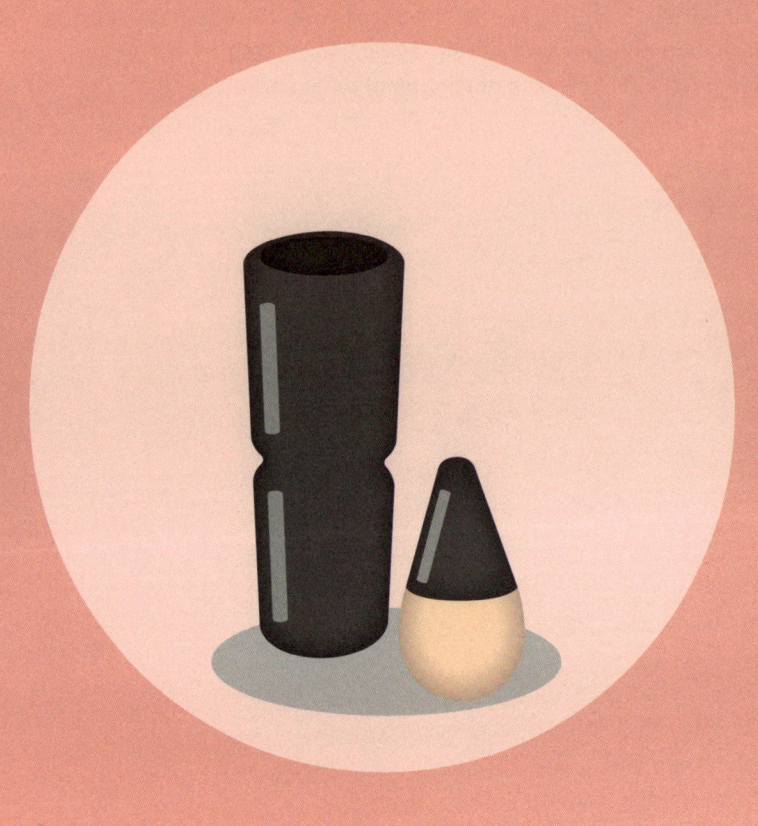

Kapitel 9

Unser Bonuskapitel

—

drücken und rollen Sie sich schmerzfrei

Die Light-Osteopressur gegen Rückenschmerzen

Mit diesem Buch möchten wir Ihnen alles Wissen zur Verfügung stellen, das Sie brauchen, um sich bei Rückenschmerzen selbst helfen zu können. Diesen Anspruch erfüllen unsere sechs Körperübungen, die Sie schon kennengelernt haben. Die Light-Osteopressur und die Faszien-Rollmassage erweitern Ihre Möglichkeiten zur Selbsthilfe noch einmal beträchtlich. Allerdings benötigen Sie für diese Techniken Hilfsmittel (Drücker und Faszien-Rollen), die wir speziell für diese Anwendungen entwickelt haben, um beste Ergebnisse erreichen zu können. Daher haben wir sie hier in diesem Bonusteil untergebracht. Alternativ können Sie auch Gegenstände aus dem Haushalt verwenden oder Kinder- bzw. Hundespielzeug.

Wie auch die Übungen finden Sie beide Techniken exklusiv als Mitmach-Videos unter *www.liebscher-bracht.com/dhr*. Bitte nutzen Sie diesen extra für Sie eingerichteten Online-Übungsbereich, damit Sie alle Übungen so korrekt wie möglich lernen können.

Drücken Sie Ihren Rücken schmerzfrei

Die Technik der Light-Osteopressur ist unsere neueste Entwicklung.

Mit der Light-Osteopressur erweitern wir unser Angebot an Selbsthilfemaßnahmen, mit denen Sie sich von Ihren Rückenschmerzen befreien können. Diese Technik ist unsere neueste Entwicklung. Sie ist Resultat unserer Vision, dass es für jeden Menschen möglich sein soll, ein schmerzfreies Leben zu führen.

Für die ideale Umsetzung der Light-Osteopressur haben wir ein spezielles Werkzeug entwickelt, die Liebscher-&-Bracht-

Drücker. Sie ermöglichen Ihnen, die Stellen, an denen Sie sich selbst therapieren können, bestmöglich mit Druck zu versehen. Wenn Sie unser Drücker-Set nicht haben, können Sie sich mit Alltagsgegenständen behelfen. Welche dafür geeignet sind, erfahren Sie weiter unten.

Mit der Light-Osteopressur Alarmschmerzrezeptoren deaktivieren

Wie Sie bereits wissen, sind die zu hohen Spannungen, die Sie sich selbst antrainiert haben, Hauptgrund für die Entgleisungen in Ihrem Bewegungsapparat. Sie führen einerseits zu Rückenschmerzen und andererseits zum Verschleiß und den Schädigungen Ihrer Wirbelsäule. Diese Spannungen gehen von den Faszien aus und von den Muskelfasern selbst, alles zusammen ergibt die Gesamtspannung. Wir haben herausgefunden, dass es 72 Stellen an den Knochen des menschlichen Körpers gibt, an denen im Fall von Schmerzen bestimmte – sogenannte interstitielle – Rezeptoren als Alarmschmerzrezeptoren geschaltet sind. Wir sagen dazu, dass sie aktiviert sind. Aus der Gehirnforschung wissen wir mittlerweile, dass wir dazu in der Lage sind, an diesen vor allem in der Knochenhaut vorkommenden Rezeptoren die zu hohen Spannungen der Muskelfasern zu »resetten«. Wir können an diesen Rezeptoren sozusagen die Spannungsprogramme im Gehirn auf die Werkseinstellung zurücksetzen. Das kennen Sie bestimmt von elektronischen Geräten. Wenn man zu viele verschiedene Einstellungen vorgenommen hat und zur ursprünglichen Einstellung zurück möchte, dann kann man mit einer bestimmten Tastenkombi alles zurücksetzen und den Ausgangszustand wiederherstellen.

Die Light-Osteopressur ist der »Schmerzabschalter« im Gehirn.

Light-Osteopressur – die vereinfachte Version der Osteopressur

Bei der Light-Osteopressur machen wir etwas Ähnliches wie bei der Osteopressur, unserer Profi-Variante zum Deaktivieren der Alarmschmerzrezeptoren. Ärzte, Heilpraktiker und Physio- so-

Bei zu stark gespannten Muskeln sind die Osteopressurpunkte sehr schmerzempfindlich.

wie andere Therapeuten lernen die Osteopressur in unseren Ausbildungen zur Schmerztherapie nach Liebscher & Bracht. Jedem Schmerz sind an den Knochen des Menschen bestimmte Punkte, Linien oder Flächen zugeordnet, an denen diese Alarmschmerzrezeptoren geschaltet sind. Versehen Sie diese Punkte mit einem bestimmten Druck, dann schalten sich die Spannungen im Gehirn auf das Normalmaß herunter. Meist – in geschätzten 90 Prozent der Fälle – wird die Spannung abgesenkt. Teilweise – in geschätzten 10 Prozent – wird die Spannung erhöht. Letzteres ist dann der Fall, wenn der Körper in seinen Bemühungen, sich selbst vor zu großem Schaden zu bewahren, Muskelfasern deaktiviert hat.

Die Bereiche, die den Rückenschmerzen zugeordnet werden, und die entsprechenden Punkte, an denen Sie sich selbst behandeln können, besprechen wir in diesem Kapitel.

Um Ihnen ein Gefühl dafür zu geben, was es mit diesen Stellen an den Knochen auf sich hat, drücken Sie bitte mit der Fingerbeere des Mittelfingers, also der gewölbten Innenfläche des vordersten Fingergliedes, auf die Mitte Ihrer Stirn. Sie fühlen dort einen mehr oder weniger deutlichen Druck, aber keinen Schmerz, richtig? Jetzt wandern Sie mit demselben Finger entlang der Oberkante Ihres Schlüsselbeins immer weiter nach innen Richtung Kehlkopf. Ganz innen, wo das Schlüsselbein endet, fühlen Sie meist eine kleine Knochenspitze oder einen Knubbel. Wenn Sie dort ein wenig drücken, merken Sie meist eine deutlich höhere Empfindlichkeit als auf der Stirn. Drücken Sie etwas fester, wird es schmerzhaft.

Sobald die Spannungen sich auflösen, lässt die Empfindlichkeit der Osteopressurpunkte nach.

Was ist der Unterschied zwischen diesen beiden Stellen? Bei beiden handelt es sich um Knochen mit wenigen Millimetern Haut darüber. Warum tut die Stirn nicht weh, während das Schlüsselbein an dieser Stelle schmerzt? Weil sich die Knochen unterscheiden: An einem Knochen – Ihrer Stirn – sind keine Rezeptoren als Alarmschmerzrezeptoren geschaltet, während an dem anderen Knochen – am oberen Ende des Schlüsselbeins – diese Rezeptoren geschaltet, also aktiviert sind. Warum ist das so? Weil die meisten Menschen einen verspannten Nacken haben. Und daran ist auch die zu hohe Spannung des Muskels schuld, dessen Ursprung am Schlüsselbein so empfindlich ist.

326

So funktioniert die Light-Osteopressur

Wenn Sie bei der Light-Osteopressur auf diese von uns systematisierten Knochenbereiche drücken, nutzen Sie einen direkten Zugang ins Gehirn, schalten die meist zu hohen Spannungen der damit zusammenhängenden Muskelpartien ab und einige wenige wieder an. Dieses Wiederherstellen der normalen Muskelfunktion, wie sie der Körper haben möchte, führt dazu, dass die vom Körper gemessene Bedrohung der Wirbelsäule oder der Bandscheiben abnimmt oder nicht mehr vorhanden ist. Da nun seine Struktur nicht mehr bedroht ist und keine Muskeln mehr völlig überlastet werden, schaltet der Körper – das Gehirn – den Alarmschmerz wieder ab. Oder reduziert ihn auf das Maß, bei dem nur noch eine kleine Restbedrohung vorhanden ist. Für Sie bedeutet das, dass Ihr Rückenschmerz völlig verschwindet oder nur noch ein kleiner Teil davon zu spüren ist.

Natürlich müssen wir dafür sorgen, dass diese Situation zum Dauerzustand wird. Die Light-Osteopressur kann dabei helfen, dass Sie besser in die Übungspositionen kommen, dass Sie sehr schnell wissen, dass Ihre Rückenschmerzen tatsächlich die muskulär-faszialen Spannungen als Ursache haben, und nicht zuletzt, dass Sie sich bei akuten Rückenschmerzen selbst helfen können.

Sie trauen sich das nicht zu? Sie haben Bedenken, etwas falsch zu machen? Dann gehen Sie zu einem der nach unserer Methode ausgebildeten Ärzte oder Therapeuten und lassen sich zumindest einmal mit der Osteopressur behandeln. Dann fühlen Sie, wie es sein sollte, wo die Stellen sind, und bekommen mehr Sicherheit, diese Technik selbst durchzuführen. Auch die von uns ausgebildeten Ärzte und Therapeuten zeigen Ihnen gerne, wo Sie die richtigen Stellen selbst finden.

Lassen Sie sich bei Unsicherheit von einem unserer Therapeuten anleiten.

Die Technik der Light-Osteopressur

Nehmen Sie das entsprechende Teil unseres Drücker-Sets und drücken Sie zunächst vorsichtig auf die beschriebene Stelle. Drücken Sie langsam steigernd so fest darauf, dass Sie einen

Schmerz erzeugen, der sich gerade noch als Wohlfühlschmerz beschreiben lässt. Bleiben Sie auf dieser Stelle und lassen Sie den Druck seine Wirkung tun, die darin besteht, dass der Körper jetzt im Gehirn die Normalisierung der Spannungen der Muskeln einleitet, die durch ihre zu hohe Spannung Mitverursacher Ihrer Rückenschmerzen sind. Sobald das Gehirn reagiert, lässt die Empfindlichkeit des gedrückten Punktes nach. Ihre Schmerzstufe 9 reduziert sich vielleicht auf 7. Sobald Sie unter 8 sind, drücken Sie fester oder verändern den Winkel ein bisschen, damit Sie wieder auf eine 9 kommen. Das wiederholen Sie so lange, bis Sie keine 9 mehr auslösen können. Dann ändern Sie ein bisschen die Druckrichtung, obwohl Sie auf dem Punkt bleiben. Erhöhen Sie den Druckschmerz auf 9 und warten Sie, bis er nachlässt. Wenn die Stelle, an der Sie sich therapieren, eine Fläche oder eine Linie ist, wandern Sie weiter und »suchen das Gebiet ab«. Immer wenn Sie eine 9 auslösen können, verharren Sie und warten, bis der Schmerz an dieser Stelle unter 8 geht.

Wichtiger HInweis   Bei der Behandlung von Linien oder Flächen verschaffen Sie sich vorher einen Überblick, wo die empfindlichsten Stellen sind. Nur dort behandeln Sie sich dann ausgiebig. Manchmal sind bestimmte Punkte empfindlich, und Sie können dort gut eine 9 auslösen. Doch aus irgendeinem Grund schalten sie nicht herunter. Bleiben Sie in diesem Fall trotzdem 1 bis 2 Minuten drauf und gehen Sie dann zum nächsten Punkt. Wahrscheinlich hängt die Faszie in diesem Fall irgendwie fest. Wenn Sie anschließend die in diesem Buch beschriebenen Übungen machen, löst sie sich und gleitet in ihre neue Position, die ja durch die normalisierte Spannung bestimmt wird. Obwohl manchmal Punkte nicht herunterschalten, wirkt die Light-Osteopressur. Da brauchen Sie sich keine Sorgen zu machen. Sie nutzen bei dieser Technik fest im Körper verdrahtete biologische Bahnen – Ihr Gehirn muss darauf reagieren, es kann nicht anders.

Können Sie an einem Punkt keine 9 auslösen, ist er entweder nicht empfindlich oder Sie drücken an der falschen Stelle. Variieren Sie Winkel und Stellung auf dem beschriebenen Punkt ein bisschen. So lässt sich oft die richtige Stelle finden.

Das macht die Osteopressur nach Liebscher & Bracht einzigartig

Es gibt am gesamten Körper 72 Bereiche an den Knochenoberflächen, an denen sich über 95 Prozent der häufigsten Schmerzen in kurzer Zeit »abschalten« lassen. Diese Punkte hat Roland in zwanzigjähriger Arbeit systematisiert, sodass es für jeden Schmerz am Körper eine genaue »Bedienungsanleitung« gibt. Es ist also klar erkenntlich, welche Punkte gedrückt werden müssen, um einen bestimmten Schmerz für eine bestimmte Zeit stark reduzieren oder ganz beseitigen zu können. Bevor er wiederkommen kann, sorgen die Übungen dafür, dass die Schmerzursachen zunehmend beseitigt werden. Das funktioniert bis auf wenige Ausnahmen auch dann, wenn die Schmerzen »chronisch« sind, wenn Schäden wie Bandscheibenvorfälle oder Gleitwirbel vorliegen oder wenn sich Entzündungen im Bereich der Schmerzen befinden. Eine Auswahl der für Rückenschmerzen wichtigen Punkte, die Sie als Laie selbst bei sich drücken können, lernen Sie hier als Light-Osteopressur kennen.

Entscheidend für den Erfolg: die richtige Intensität beim Drücken.

Die richtige Intensität bei der Light-Osteopressur

Über unsere Schmerzskala haben wir bei den Übungen schon gesprochen (siehe Seite 233 f.). Die Beurteilung der Intensitäten ist hier dieselbe.

Intensität 1: Ein leichtes Druckgefühl beim Berühren des Punktes.

Intensität 2: Ein leichtes Belastungsgefühl, weit entfernt von einem Schmerz.

Intensität 3: Das Belastungsgefühl ist gut fühlbar, aber noch kein Schmerz.

Intensität 4: Das Belastungsgefühl wird deutlich, aber immer noch kein Schmerz.

Intensität 5: Das Belastungsgefühl wird noch größer, ein beginnender Druckschmerz wird fühlbar.

Intensität 6: Das Belastungsgefühl wandelt sich in einen leichten Druckschmerz.

Intensität 7: Der Druckschmerz wird gut fühlbar, lässt sich aber leicht ertragen.

Intensität 8: Der Druckschmerz wird deutlich, ist aber erträglich. Sie können gut loslassen und entspannt atmen.

Die Intensität größer als 8, kleiner als 10 sichert Ihnen die besten Ergebnisse.

Intensität 9: Der Druckschmerz wird sehr deutlich, lässt sich aber gerade noch positiv ertragen. Sie können gerade noch entspannt weiteratmen.

Intensität 10: Der Druckschmerz wird zu einem belastenden Schmerz. Er ist nur auszuhalten, wenn Sie beginnen, sich mental oder körperlich dagegen anzuspannen. Sie möchten ihn stoppen, können nicht mehr entspannt durchatmen.

Intensität 11 und höher: Sie müssen immer mehr dagegen anspannen, um den Schmerz auszuhalten. Sie beginnen die Luft anzuhalten, möchten sich wehren, der Kampf-oder-Flucht-Reflex setzt ein.

Manchmal steigert sich das Druckgefühl nicht so gleichmäßig, sondern es springt zum Beispiel von 4 direkt auf 10. Erschrecken Sie dann nicht, reduzieren Sie den Druck, bis der Schmerz nachlässt.

Die Light-Osteopressur wirkt am besten, wenn der Druckschmerz größer als 8 ist und kleiner als 10. In diesem Bereich erzielen Sie die besten Ergebnisse in der kürzesten Zeit.

Sicher üben

Probieren Sie es aus!

Wenn Sie Übungen wie unsere noch nie gemacht haben, sich noch nie selbst massiert haben, auch mit der Faszien-Rollmassage noch keine Erfahrung haben, tasten Sie sich Stück für Stück an diese Technik heran. Um sicherzugehen, dass Sie nichts falsch machen, gehen Sie so vor, wie wir es bei den Übungen beschrieben haben. Drücken Sie langsam und bewusst und führen Sie die Light-Osteopressur nur aus, wenn Sie ein gutes Gefühl dabei haben. Dann können Sie sicher sein:

Wenn Sie sich an unsere Anleitungen halten, kann nichts Schlimmes passieren. Bei Krankheiten oder Schädigungen, die ein Risiko darstellen könnten, sprechen Sie bitte unbedingt mit Ihrem Arzt.

Falls Sie einen Arzt in der Nähe haben, der unsere Ausbildung absolviert hat, hat das den Vorteil, dass er besser einschätzen kann, ob Sie die Light-Osteopressur bei sich durchführen können. Insbesondere wenn der Zustand Ihrer Gefäße sehr schlecht ist, Sie Ablagerungen haben und Blutverdünnungsmittel nehmen müssen, sichern Sie sich ab, bevor Sie mit der Light-Osteopressur beginnen.

Hören Sie auf Ihren Körper und achten Sie auf seine Reaktion zur Light-Osteopressur.

Prinzipiell sind Sie bestens dadurch abgesichert, dass Ihr Körper in Bereichen, in denen er anfällig ist, viel schmerzempfindlicher ist. Wenn Sie also wie beschrieben langsam vorgehen und der 10 fernbleiben, sind Sie mit hoher Wahrscheinlichkeit auf der sicheren Seite. Außerdem bieten unsere »Drücker« zusätzlich Schutz, weil die Aufsätze aus nachgiebigem Material sind. Und wenn Sie bei bestimmten Stellen das Gefühl haben, dort lieber nicht drücken zu wollen, dann lassen Sie es bitte unbedingt bleiben. Sie haben durch die Übungen, die anderen Punkte bei der Light-Osteopressur und der Faszien-Rollmassage so viele andere Möglichkeiten, dass es überhaupt kein Nachteil ist, wenn Sie den einen oder anderen Punkt weglassen.

Speziell entwickelt für die Light-Osteopressur: die Liebscher-&-Bracht-Drücker

Es gibt viele Geräte für manuelle Behandlungen aus allen möglichen Materialien, aber sie sind meist viel zu hart, nicht auf unsere Technik abgestimmt und vor allem nicht für die Selbsttherapie geeignet. Daher haben wir perfekt auf unsere Therapie abgestimmte Drücker entwickelt. Durch ihre Form und den Grad ihrer Weichheit/Härte können Sie mit ihnen beste Ergebnisse erzielen. Damit Sie schon aufgrund des Materials Spaß daran haben, mit den Drückern umzugehen, haben wir bei Griffstück und Halter Holz als Material verwendet und es so bearbeitet, dass es sehr angenehm in der Hand liegt.

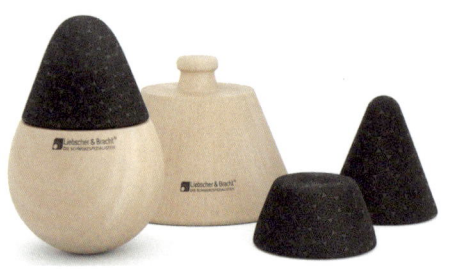

Unser Drücker-Set

Im Drücker-Set finden Sie zwei Halter, auf die Sie die weicheren Aufsätze einfach aufstecken können: ein rundes Griffstück für Ihre Hand und ein kegelförmiges Haltestück zum Abstützen am Boden oder der Wand. Die Punkte, die Sie mit den Händen nicht gut erreichen können, drücken Sie, während Sie am Boden oder auf einem Stuhl sitzen oder sich gegen eine Wand lehnen. So erreichen Sie alle für unsere Selbsttherapie wichtigen Punkte.

Die Aufsätze gibt es in drei Ausführungen. Die Spitze eignet sich für Stellen, die wir eher punktuell erreichen wollen. Die Rundspitze verteilt den Druck auf eine größere Fläche, sodass wir zeitsparend eine deutlich größere Anzahl der Rezeptoren schalten können. Die Flachspitze eignet sich für Linien und noch größere Flächen. Jede Spitze gibt es in verschiedenen Graden an Härte/Weichheit. Da selbst unsere härtesten Aufsätze immer noch nachgeben, ist es praktisch unmöglich, dass Sie sich versehentlich zu sehr beanspruchen.

Alternative Gegenstände für die Light-Osteopressur

Wenn Sie unsere speziellen Drücker noch nicht haben, gibt es verschiedene Alternativen. Der Ersatzgegenstand darf auf keinen Fall hart sein, daher scheiden Holz, Metall, Plastik oder Glas aus. Abgesehen davon, dass die Wirkung nicht eintritt, besteht bei harten, unnachgiebigen Materialien Verletzungsgefahr. Sie ist umso höher, je extremer die Spitze geformt ist. Daher ist die Nachgiebigkeit des Materials extrem wichtig. Durchforsten Sie eventuell das Kinderzimmer nach kleinen und weichen Gummibällen oder suchen Sie beim Hundespielzeug. Zum Beispiel gibt es nachgiebige Knochenattrappen oder Ähnliches für Hunde. Achten Sie gleichzeitig darauf, dass das Griffende gut im Handballen liegt, damit Sie Ihre Finger beim Halten nicht überfordern. Sie merken schon: Mit konkreten Tipps tun wir uns hier etwas schwer. Das ist letztlich auch der Grund, warum wir für unsere Selbst-Therapie spezielle Drücker entwickelt haben.

Das Besondere an unserem Drücker-Set

Es gibt für unterschiedlichste manualtherapeutische Anwendungen eine große Auswahl an Druck- und Massagehilfen. Für unsere Light-Osteopressur mussten wir spezielle Drücker entwickeln, da wir im Unterschied zu den meisten anderen Manualtherapien den Druck direkt oder nah am Knochen einwirken lassen. Deswegen benötigen wir bei großem Druck gleichzeitig eine leichte und fingerschonende Handhabung. Der Griff muss sehr gut in der vollen Hand liegen, und gleichzeitig müssen die für unsere Bereiche geeigneten Formen und Weich-hart-Abstufungen zur Verfügung stehen. Holz, das der Hand schmeichelt, und das bewährte neutrale Material der Rollen waren die perfekte Lösung. Die Oberfläche der Aufsätze ist mit dem bewährten Energiemuster »Blume des Lebens« veredelt.

Wann und wie lange sollten Sie sich drücken?

Sie können sich immer drücken, wenn Sie die Gelegenheit haben. Es gibt keine Beschränkungen. Naturgemäß eignet sich die Light-Osteopressur besonders gut als *Akutmaßnahme*, da sie die Schmerzen schnell reduziert. Sie werden sich vermutlich immer mehr angewöhnen, sobald Sie Schmerzen oder Verspannungen wahrnehmen, zu Ihrem Drücker-Set zu greifen und direkt die Punkte zu drücken, die Ihnen besonders schnelle Linderung bringen. Ihr Umgang mit Schmerzzuständen wird sich drastisch verändern. Sie werden bei Schmerzen nicht mehr panisch werden, sondern sie zunehmend zum Anlass nehmen, zu überlegen, bei welcher Gelegenheit Sie sich zu hohe Muskelspannungen zugezogen haben könnten. Sie werden sich

Wenn Sie die Light-Osteopressur beherrschen, wird sich Ihr Umgang mit Schmerzzuständen deutlich verändern.

die jeweiligen Körperbereiche bewusst machen, die Light-Osteopressur anwenden und wenn Sie merken, dass Sie richtiglagen, die entsprechenden Übungen wieder regelmäßiger machen. Natürlich können Sie das Drücken auch wunderbar mit den Übungen kombinieren, indem Sie gezielt genau in dem Muskelstrang die Spannung senken, von dem Sie wissen, dass er Sie bei der nachfolgenden Übung daran hindert, gut und weit in die Position zu kommen.

Auch die Light-Osteopressur ist Training

Es ist nicht möglich, gleich die volle Sicherheit zu haben, doch Sie werden im Laufe der Zeit Ihren Körper und die Stellen, die Ihnen schnell Erleichterung verschaffen, immer besser kennenlernen. Das geht Schritt für Schritt, wird mit jedem Üben besser, und Sie werden immer sicherer. Nutzen Sie auch die Videoanleitungen, die Roland für Sie aufgenommen hat. Am bewegten Bild können Sie noch einmal viel besser nachvollziehen, wie Sie die richtigen Stellen finden, welche Körperpositionen sich eignen und worauf Sie sonst noch zu achten haben. Im Zweifel konsultieren Sie einen in unserer Schmerztherapie ausgebildeten Arzt oder Therapeuten, der Ihnen die Punkte individuell an Ihrem Körper zeigen kann.

So kombinieren Sie die Punkte der Light-Osteopressur

Rückenschmerzen im unteren Rücken: 1 (untere Hälfte der Wirbelsäule), 2, 3, 4

Beginnen Sie an den Punkten 2, 3 und 4. Dadurch senken Sie die Spannungen an der Vorderseite Ihres Körpers, die die grundlegende Ursache Ihrer Rückenschmerzen sind. Wenn sie beseitigt sind, kann Ihr Körper im wahrsten Sinne des Wortes aufatmen. Anschließend drücken Sie die Punkte des Bereiches 1, aber nur auf der unteren Hälfte der Wirbelsäule. Damit mindern Sie die »reaktiven« Anspannungen an der Rückseite Ihres Körpers.

Rückenschmerzen im unteren Rücken, die in das ISG, Gesäß oder Bein ausstrahlen: 1 (untere Hälfte der Wirbelsäule), 2, 3, 4, 5
Hier gehen Sie genauso vor wie bei Rückenschmerzen im unteren Rücken, nehmen jedoch ganz zum Schluss den Bereich 5 hinzu.

Rückenschmerzen im oberen Rücken: 1 (obere drei Viertel der Wirbelsäule), 3, 6
Beginnen Sie mit dem Bereich 3. Dadurch sinkt die reaktive Spannung entlang der gesamten Wirbelsäule. Anschließend normalisieren Sie die Spannungen vorne an der Brust (6). Als Folge kann sich der obere Rücken, der die ganze Zeit Haltearbeit gegen die zu hohen Zugkräfte von vorne leisten musste, entspannen. Zum Schluss gehen Sie entlang der oberen drei Viertel der Wirbelsäule und lösen auch dort alle zu hohen Anspannungen auf.

Rückenschmerzen im oberen und unteren Rücken: 1, 2, 3, 4, 6
Hier gehen Sie vor wie bei den Rückenschmerzen im oberen bzw. unteren Rücken beschrieben. Starten Sie mit den Bereichen 2, 3, 4, 6 an der Körpervorderseite und drücken Sie zum Schluss die gesamte Wirbelsäule, also 1, an den druckempfindlichen Stellen.

Rückenschmerzen im oberen und unteren Rücken, in das ISG, Gesäß oder Bein ausstrahlend: 1, 2, 3, 4, 5, 6
Auch hier starten Sie wieder mit allen Bereichen an der Vorderseite, also mit 2, 3, 4 und 6. Anschließend bearbeiten Sie Ihre Wirbelsäule, also 1, und ganz zum Schluss das Gesäß, also 5.

Lerntipp: Nutzen Sie zum exakten Finden der Bereiche, angeleitet von Roland, den exklusiven Online-Übungsbereich unter: *www.liebscher-bracht.com/dhr.*

Drückbereich 1

Drückbereich 1 verläuft entlang der Brustwirbelsäule und der Lendenwirbelsäule bis hinunter zum Kreuzbein. In diesem Bereich sind Sie mit unserer Selbstbehandlungstechnik dazu in der Lage, in sehr kurzer Zeit einen Großteil der dort eintrainierten Spannungen herauszunehmen – nahezu egal, wie lange diese dort schon vorhanden sind.

Die passenden Drücker

* Spitze oder Rundspitze oder Flachspitze; weich, mittel oder hart
* Haltestück für das Drücken an einer Wand oder am Boden

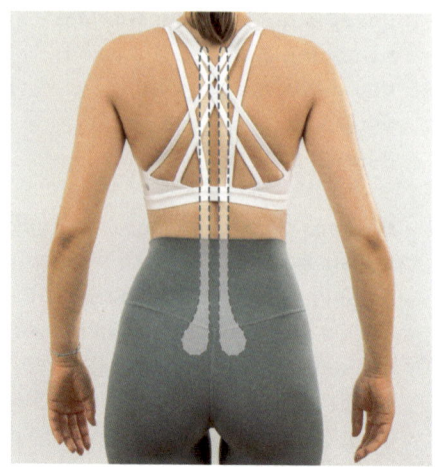

Drückbereich 1

* Immer mit der weichen Flachspitze beginnen

Die Light-Osteopressur

Tasten Sie dort, wo Sie an der Wirbelsäule mit den Händen hinkommen, die Knochenspitzen, die meist dicht unter der Oberfläche liegen. Die empfindlichen Stellen suchen Sie direkt neben diesen Knochen bis etwa 2 Zentimeter (an der Brustwirbelsäule) oder 3 Zentimeter (an der Lendenwirbelsäule) links oder rechts daneben. Suchen Sie mit der Spitze oder der Rundspitze direkt neben diesen Knochenspitzen und dann mit der Flachspitze mehr nach außen. Drücken Sie im Bereich der Lendenwirbelsäule auch von hinten seitlich gegen die äußere Linie des Bereiches.

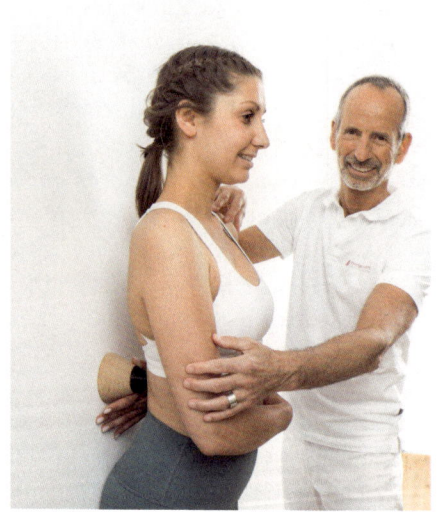

Mit Rundspitze an der Wand

Am unteren Ende der Linien, wo die Flächen sich tropfenförmig ausweiten, probieren Sie das Drücken mit der Rundspitze, im oberen Bereich des Kreuzbeins auch mit der Flachspitze.

Light-Osteopressur 1
Mit der Rundspitze auf dem Kegel an der Wand Lehnen Sie sich vorsichtig so gegen die Wand, dass Sie die Druckintensität jederzeit unter Kontrolle haben. Beginnen Sie ganz vorsichtig mit dem weichen Aufsatz. Ist dieser zu schmerzhaft, obwohl Sie sich erst leicht dagegenlehnen, fangen Sie mit der Flachspitze und dem weichen Aufsatz an und steigern den Druck dann immer weiter, so wie die Empfindlichkeit abnimmt. Drücken Sie von hinten, aber auch von der Seite, vor allem wenn Sie die Lendenwirbelsäule unterhalb des Rippenbogens als Ziel haben. Dort sind meist extrem hohe Empfindlichkeiten, die dringend darauf warten, gesenkt zu werden. Daher kommt das blockierte Gefühl eines festgezurrten breiten Gürtels rund um Ihre Taille, das durch den Druck von von der Seite gut gemindert oder ganz beseitigt werden kann.

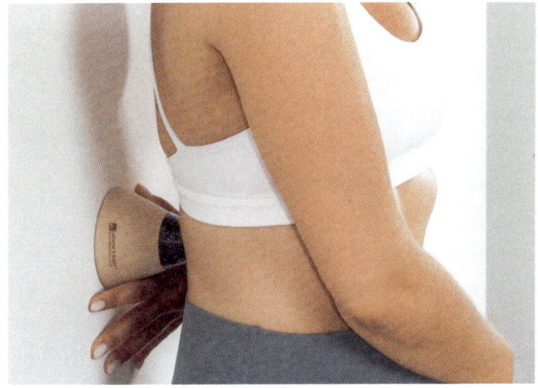
Rundspitze in Nahaufnahme

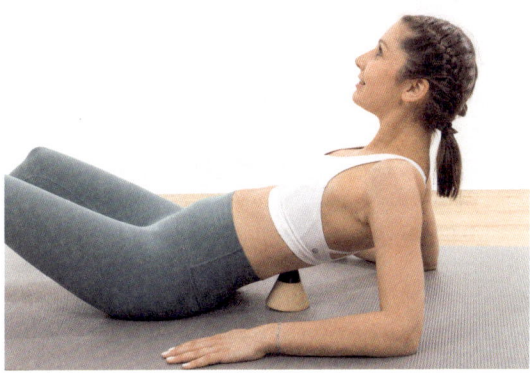
Flachspitze auf dem Boden

Halten Sie das Griffstück und setzen Sie es so oft an, bis Sie im richtigen Bereich sind und ein gutes Gefühl haben.

**Light-Osteopressur 2
Mit der Flachspitze auf dem
Kegel in der Rückenlage am
Boden** Stellen Sie am Boden
sicher, dass Sie sich gut ab-
stützen können. Am besten
suchen Sie zunächst an der
Wand die richtigen Stellen.
Sie sollten nicht mit der
Schwerkraft arbeiten, bevor
Sie Ihren Körper in diesem
Bereich beim Drücken ken-
nengelernt haben.

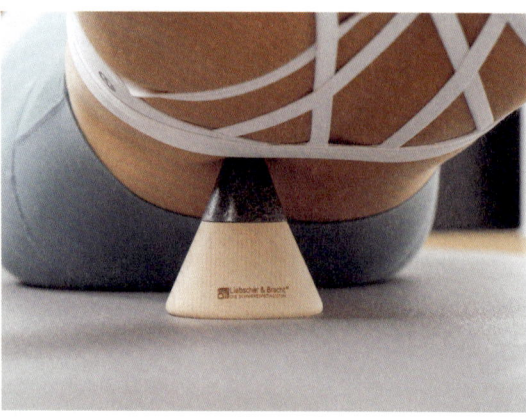

Flachspitze in Nahaufnahme

Probieren Sie die Stellen
entlang der Wirbelsäule auf der gan-
zen Linie und drehen Sie Ihren Körper in verschiedene Winkel, um den besten Effekt herauszufinden.

Drückbereich 2

In diesem Bereich können Sie die
Spannung Ihres Hüftbeugers, also
des – wenn er fehltrainiert ist – »Zer-
störers Ihrer Lendenwirbelsäule«, so
gut normalisieren, dass der Rücken
meist sofort sehr leicht wird. Er befindet sich an der Innenseite der
Oberschenkel. In Höhe des Schrittes
rechtwinklig zur Längsachse des
Körpers nach außen bis zu einer Lücke zwischen den deutlich fühlbaren
Muskeln an der Vorderseite und der
Innenseite des Oberschenkels. Diese
Lücke können Sie tasten, wenn Sie
sich auf den Rücken legen, das Knie
um 90 Grad anwinkeln und das Bein
nach außen fallen lassen. Da der Muskelstrang an der Innenseite des Oberschenkels irgendwann anspannen
muss, um das Bein zu halten, wird er
deutlich dicker, und Sie können fühlen, wo er in Richtung Vorderseite endet. Genau in diese Lücke hinein müssen Sie sich vorsichtig vortasten.

An diesem Punkt müssen Sie erhöhte Vorsicht walten lassen. Oft
kommt man ohne Probleme an den
Knochen oder zumindest in seine
Nähe, doch manchmal liegt die
Schlagader ungünstig, und Sie können das Pochen spüren, so wie Sie
Ihren Puls am Handgelenk fühlen können. Tasten Sie sich dann unbedingt
so lange von verschiedenen Winkeln
heran, bis das Pochen nicht mehr zu
spüren ist. Erst dann setzen Sie die
Rundspitze an und versuchen an den
Punkt zu gelangen, den Sie mit den

Fingern vorher ertastet haben. Seien Sie aber vorsichtig und prüfen Sie immer wieder, ob Sie an der richtigen Stelle sind. Wenn es Ihnen nicht gelingt, in diesem Bereich eine Stelle zu finden, an der es nicht pocht, dann lassen Sie diesen Punkt aus. Die restlichen Punkte werden Ihre Schmerzen immer noch ausreichend reduzieren. Wenn Sie möchten, gehen Sie zu einem der bei uns ausgebildeten Ärzte oder Therapeuten und lassen sich einweisen.

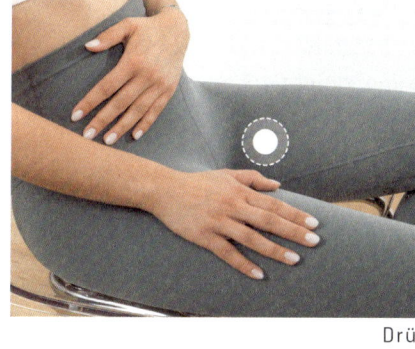

Drückbereich 2

Die passenden Drücker
- Spitze oder Rundspitze; weich, mittel oder hart
- Griffstück
- Mit weicher Rundspitze beginnen

Die Light-Osteopressur

Suchen Sie die Lücke zwischen dem großen Muskel vorne am Oberschenkel und dem großen Muskel an der Innenseite des Oberschenkels mit den Fingern. Wenn Sie diese Lücke fühlen können, setzen Sie vorsichtig zunächst die weiche Rundspitze in diese Lücke und suchen einen trockenen Schmerz, der also nicht brennt. Dies bedeutet, dass Sie Druck auf den Knochen geben, in dessen Oberfläche die geschalteten Alarmschmerzrezeptoren sitzen, deren Druckempfindlichkeit wir reduzieren möchten. Probieren Sie auch andere Spitzen und Härtegrade aus und wählen Sie die Spitze, bei der Sie sich am wohlsten fühlen.

Achten Sie unbedingt darauf, nicht auf eine 10 zu kommen. Wenn Sie in die Nähe der Schlagader kommen, was Sie am Pochen merken, müssen Sie besonders vorsichtig sein. Von diesem Pochen müssen Sie sich beim Drücken auf jeden Fall fernhalten. Im Zweifel lassen Sie den Punkt einfach aus.

Light-Osteopressur 1
Mit der Rundspitze auf dem
Griff sitzend auf dem Stuhl
Setzen Sie die Rundspitze vorsichtig auf und gehen Sie hin und her, bis Sie die Lücke gefunden haben. Dann drücken Sie aus verschiedenen Winkeln vorsichtig hinein, bis Sie einen »trockenen« Druckschmerz spüren, der nachlässt, wenn Sie mit gleichbleibendem Druck darauf verharren.

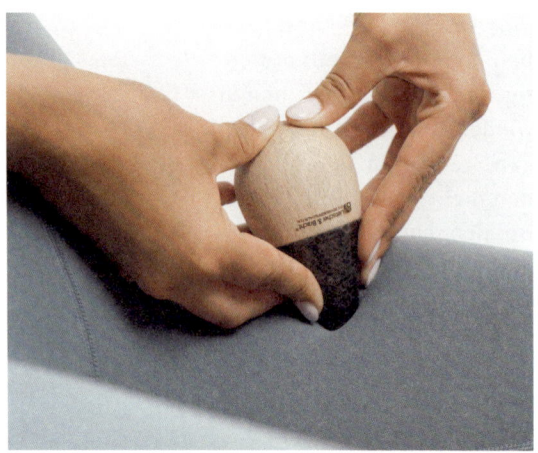

Rundspitze im Sitzen

Drückbereich 3

Dieser Bereich am Unterbauch reduziert die meisten Rückenschmerzen bereits, wenn nur er alleine gedrückt wird, da er den geraden Bauchmuskel entspannt. Er besteht aus einer Linie. Wenn Sie vom Bauchnabel ausgehend nach unten tasten, stoßen Sie irgendwann auf einen Knochen, Ihr Schambein. Tasten Sie nun vorsichtig mit Ihren Fingern nach rechts und links, um seine Abmessungen zu fühlen. Diese Knochenkante ist der Drückbereich 3.

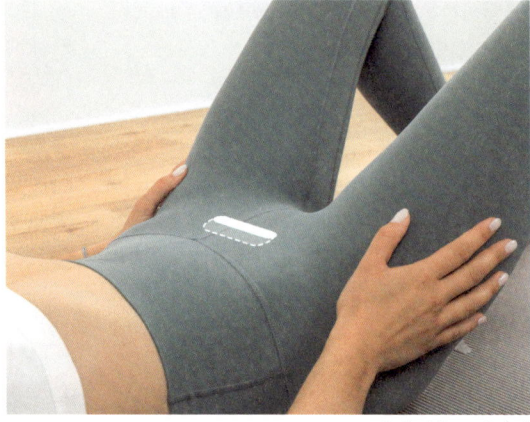

Drückbereich 3

Nur ein kleiner Bereich in der Mitte wird ausgelassen.

Die passenden Drücker
- Flachspitze; weich, mittel oder hart
- Griffstück

Die Light-Osteopressur

Ertasten Sie mit den Fingern der linken Hand die Schambeinkante und suchen Sie deren Mitte. Legen Sie Ihren Zeigefinger auf die Mitte und setzen Sie mit der rechten Hand vorsichtig nacheinander die Flachspitzen verschiedener Härten auf der Knochenkante auf, und zwar halbschräg von vorne oben. Entscheiden Sie sich für die Härte, bei der Sie sich am wohlsten fühlen. Greifen Sie dann das Griffstück mit den Fingern beider Hände und bauen Sie langsam Druck auf. Wenn

die Empfindlichkeit heruntergeschaltet ist, können Sie zur Verstärkung den Winkel etwas flacher oder steiler stellen und dann die jeweils hinzukommenden Empfindlichkeiten herunterschalten.

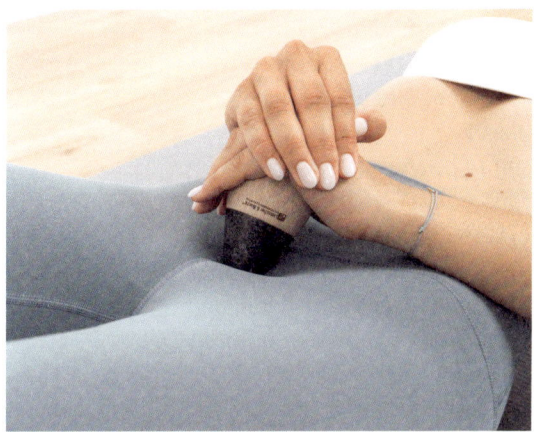

Flachspitze im Liegen

Light-Osteopressur 1
Mit der Flachspitze auf dem
Griffstück

Drückbereich 4

Dieser Bereich entspannt den – wenn fehltrainiert – äußerst »giftigen«, Schmerzen und Zerstörung bringenden langen Anteil des großen Oberschenkelmuskels. Er liegt etwas schräg unter dem Hüftstachel und besteht aus einem Punkt von etwa 1 Zentimeter Durchmesser. Der Hüftstachel ist zumindest rechts ziemlich spitz dort zu füh-

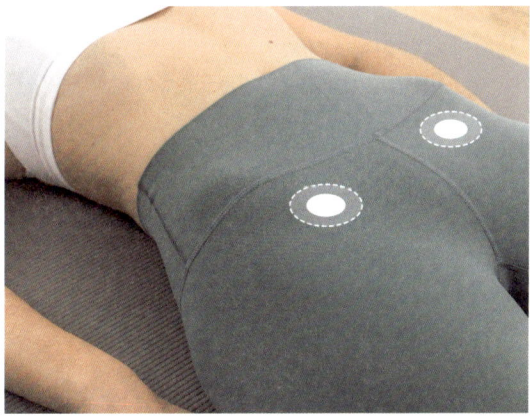

Drückbereich 4

len, wo bei einer traditionellen Jeans das Geldtäschchen sitzt. Wenn Sie vom Hüftstachel ausgehend nach unten (meist etwa 2–3 cm) und etwas zur Körpermitte (meist etwa 1–2 cm) tasten, können Sie eine Erhöhung fühlen, die meist sehr empfindlich ist. Das ist der Drückbereich 4. Auch hier gilt wieder, dass Ihr Finger kein Pochen spüren darf. Wenn es beim Ertasten des richtigen Punktes unter Ihren Fingern pocht, suchen Sie in diesem Bereich so lange, bis es nicht mehr zu spüren ist. Normalerweise sind Sie am richtigen Punkt weit genug entfernt von einem Blutgefäß.

Die passenden Drücker
- Rundspitze oder Flachspitze; weich, mittel oder hart
- Griffstück; wenn Sie sehr sicher sind, das Haltestück

Die Light-Osteopressur

Tasten Sie mit den Fingern der linken Hand die Region unter dem Hüftstachel ab und suchen Sie die empfindliche Erhöhung. Legen Sie Ihren Zeigefinger auf die Mitte dieser Erhöhung und setzen Sie mit der rechten Hand vorsichtig nacheinander zunächst die Flachspitzen verschiedener Härten auf der Erhöhung auf und dann die Rundspitzen. Entscheiden Sie sich für die Härte und die Form, bei der Sie sich am wohlsten fühlen.

Greifen Sie dann das Griffstück mit den Fingern beider Hände und bauen Sie langsam Druck auf. Wenn die Empfindlichkeit bei gleichbleibendem Druck abnimmt, können Sie zur Verstärkung den Winkel etwas verändern oder vorsichtig den Druck erhöhen.

Light-Osteopressur 1
Mit der Rundspitze oder der Flachspitze auf dem Griff in Rückenlage am Boden

Light-Osteopressur 2
Mit der Rundspitze oder der Flachspitze auf dem Haltestück in Bauchlage am Boden Wenn Sie genau wissen, wohin der Druck gerichtet sein muss, und wenn Sie

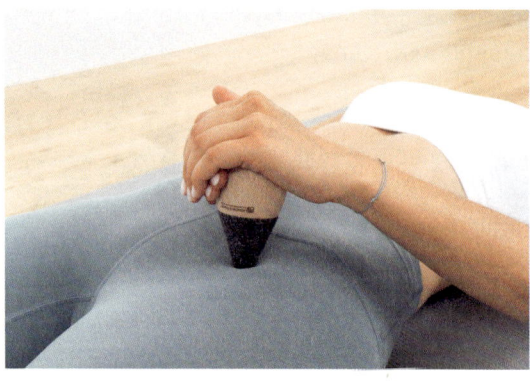

Rund- oder Flachspitze im Liegen

sich sehr sicher abstützen können, drücken Sie den Punkt in dieser Position. Alternativ können Sie sich gegen eine Wand lehnen.

Drückbereich 5

Dieser Bereich ist sehr groß, denn es handelt sich um das ganze Gesäß. Dadurch, dass das Gesäß bei den meisten Menschen sehr verspannt ist, können Sie ihn täglich drücken, Sie werden immer Spannungen finden. Hinten wird der Bereich jeweils vom Rand des Kreuzbeins und der Kante des Beckens – des Darmbeins – begrenzt. Nach vorne verläuft die Verbindungslinie zwischen dem Hüftstachel und dem Knochenvorsprung des Oberschenkels, der seitlich etwa 10 Zentimeter unter dem Hüftstachel zu fühlen ist. Nach unten reicht der Bereich bis zum Sitzbein. Das ist der Knochen, auf dem Sie sitzen.

In diesem gesamten Bereich wimmelt es bei vielen Menschen von Anspannungen, die es zu lösen gilt. Denn durch die immer mehr verfilzten und nach vorne ziehenden Faszien der Hüft-

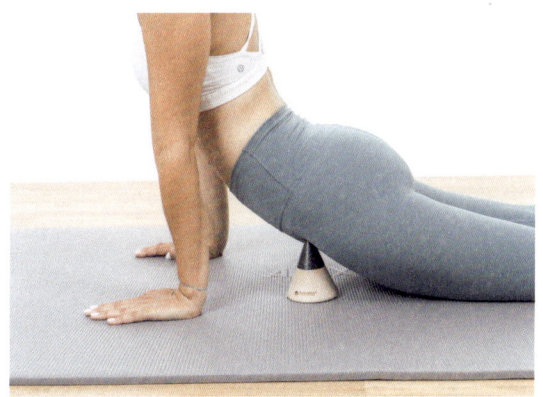

Rundspitze in Bauchlage

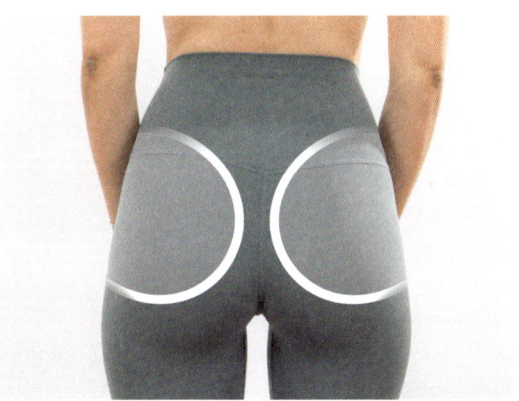

Drückbereich 5 hinten

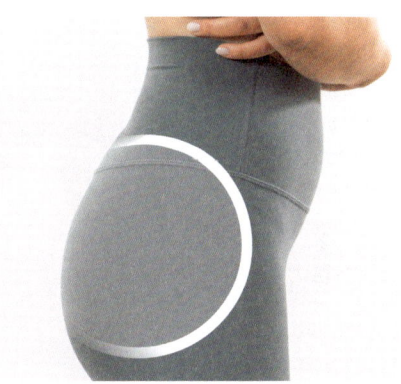

Drückbereich 5 seitlich

343

beuger müssen die Gesäßmuskeln immer mehr gegenziehen und kommen so in eine Daueranspannung. Diese Anspannung behindert den Blutfluss in die Beine, drückt Nerven wie den Ischias ab, bis er brennt, und führt zu solchen Effekten wie der Fußheberschwäche oder Kribbeln in Füßen und Beinen. Jede Minute, die Sie darauf verwenden, die Anspannungen im Bereich des Gesäßes zu lösen, ist kostbar.

Die passenden Drücker
- Spitze, Rundspitze oder Flachspitze; weich, mittel oder hart
- Haltestück, an gut erreichbaren Stellen auch das Griffstück

Light-Osteopressur 1
Mit der Rundspitze auf dem Kegel gegen die Wand gelehnt Stellen Sie sich an eine Wand und beginnen Sie zunächst mit der weichsten Flachspitze. Erkunden Sie diesen ganzen Bereich. Drücken Sie sich dabei nicht nur von hinten, sondern auch von der Seite, also von außen. Wenn Sie fühlen, dass Sie kräftiger drücken möchten und stärkeres Gegenlehnen nicht ausreicht,

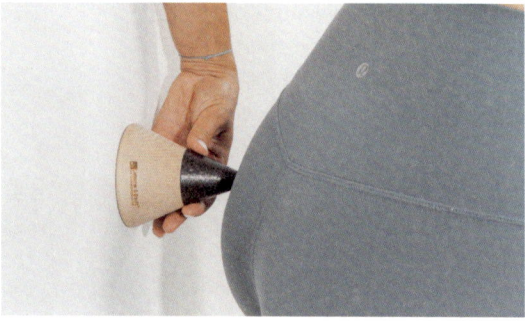

Rundspitze an der Wand

wählen Sie einen härteren Aufsatz oder wechseln zu den spitzeren Formen.

Light-Osteopressur 2
Mit der Flachspitze auf dem Kegel in Rückenlage Ist der Druck an der Wand zu niedrig, wechseln Sie zu der Position am Boden. Beginnen Sie mit der weichsten Flachspitze und nehmen Sie die Füße nah ans Gesäß. Je mehr Druck Sie wollen, desto weiter entfernt vom Gesäß können Sie die Füße aufstellen.

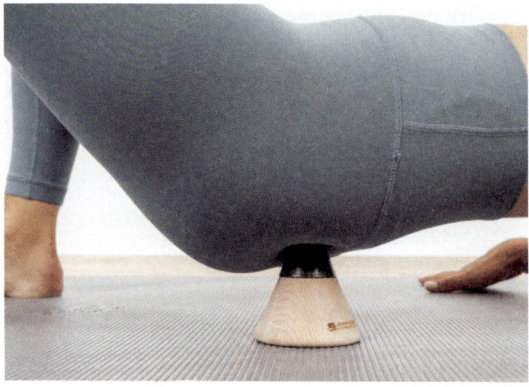

Flachspitze im Liegen

Drückbereich 6

Dieser Bereich ist leicht aufzuspüren. Dort können Sie Ihren großen Brustmuskel so entspannen, dass das Brennen zwischen den Schulterblättern meist direkt verschwindet. Er beginnt an der Oberkante des Brustbeins unterhalb der Kehle und geht bis zum sogenannten Schwertfortsatz. Das ist die Spitze, die unten am Brustbein mehr oder weniger gut fühlbar ein Stückchen Richtung Bauch ragt. Wenn Sie die Mitte Ihres Brustbeins tasten und von dort nach rechts oder links außen, dann fühlen Sie, wo die Wölbungen der Rippen beginnen. Dort etwa befinden sich die beiden Außenkanten Ihres Brustbeins. Entlang dieser Außenseiten suchen Sie druckempfindliche Stellen, ebenso in den meist sehr

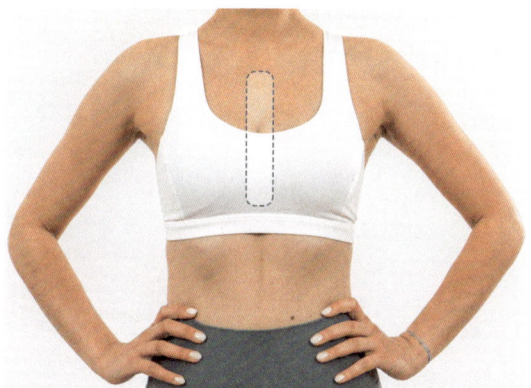

Drückbereich 6

empfindlichen Winkeln am unteren Ende des Brustbeins. Auf diesem Streifen und entlang dieser Winkel erreichen Sie die Schaltstellen für Ihren großen Brustmuskel und Ihren Atemmuskel. Beide sind Hauptverursacher der Rückenschmerzen entlang der Brustwirbelsäule und vor allem des brennenden Schmerzes zwischen den Schulterblättern.

Die passenden Drücker

- Spitze oder Rundspitze, bei extremer Druckempfindlichkeit anfangs auch die Flachspitze; weich, mittel oder hart
- Haltestück oder Griffstück

Light-Osteopressur 1
Mit der Spitze auf dem Griff auf dem Boden liegend oder auf einem Stuhl sitzend Tasten Sie zunächst mit den Fingern einer Hand den Rand Ihres Brustbeins ab und setzen Sie dann vorsichtig die Rundspitze des weichen Aufsatzes entlang des Brustbeinrandes auf. Je mehr Sie merken, dass die Stellen mehr Druck vertragen können, desto härter darf der Aufsatz sein und desto spitzer. Ist Ihr Brustbein so empfindlich, dass Sie mit den spitzen Aufsätzen nur sehr

leicht drücken können, dann benutzen Sie die Flachspitze. So können Sie mehr Fläche auf einmal bearbeiten und sparen Zeit bei Ihrer Selbstbehandlung.

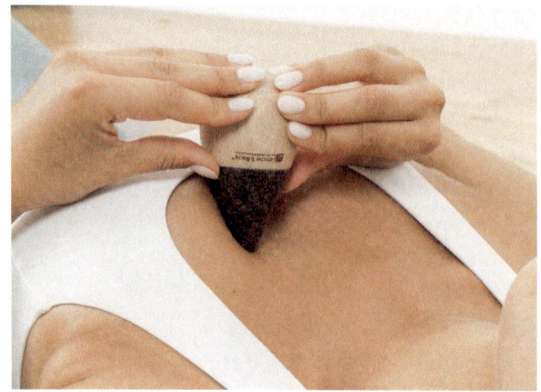

Spitze auf dem Boden liegend

Light-Osteopressur 2
Mit der Spitze auf dem Handstück frontal gegen die Wand lehnend Nutzen Sie den Druck der Wand und gehen Sie so vor wie oben beschrieben. Sie dürfen sich aber nur vorsichtig bewegen und immer erst mit der Flachspitze in der weichsten Härte beginnen. Steigern Sie die Intensität langsam.

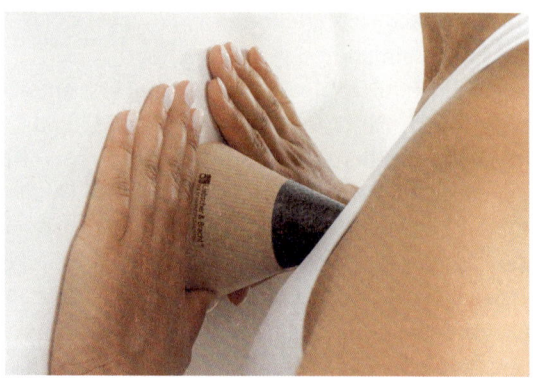

Spitze gegen die Wand

Eine relativ kleine Anschaffung für eine große schmerzfreie Zukunft

Für die Basis Ihrer Schmerzfreiheit, die Übungen und die Nutzung der drei indirekten Faktoren benötigen Sie keine zusätzlichen Hilfsmittel. Sie kommen also ohne Zusatzkosten aus. Viele kostenfreie Übungsvideos für Schmerzen am ganzen Körper finden Sie zudem im Mitgliederbereich auf unserer Internetseite *www.liebscher-bracht.com* sowie auf YouTube unter »Liebscher & Bracht«.

Die zusätzlichen Selbstbehandlungstechniken der beiden Bonusteile, die Light-Osteopressur und die Faszien-Rollmassage, sind auf die Benutzung der von uns speziell zu diesem Zweck entwickelten Hilfsmittel abgestimmt. Mit unseren Faszienrollen und dem Drücker-Set können Sie die besten Ergebnisse erreichen. Diese Hilfsmittel und ihre Anwendung werden bei der Light-Osteopressur und der Faszien-Rollmassage ausführlich beschrieben. Sie können sie in unserem Onlineshop *www.liebscher-bracht.com/shop* bestellen und erhalten sie etwa zwei Tage später. Wir empfehlen Ihnen diese überschaubare einmalige Investition, um sich über viele Jahre damit besser bei Rückenschmerzen und darüber hinaus Schmerzen am ganzen Körper selbst helfen zu können.

Die Faszien-Rollmassage
gegen Rückenschmerzen

Eine weitere Selbsthilfemaßnahme, mit der Sie unabhängig von fremder Hilfe gegen Ihre Rückenschmerzen angehen können, ist unsere Faszien-Rollmassage. Das Liebscher-&-Bracht-Faszienrollen unterscheidet sich stark von herkömmlichen Faszien-Rollmassagen. Wir verwenden dafür ganz spezielle Rollen, die wir eigens für diesen Zweck entwickelt haben. Mit diesen Rollen erzielen Sie die bestmöglichen Ergebnisse, Sie können stattdessen aber auch andere Rollen, Bälle oder geeignete Haushaltsgegenstände verwenden. Dazu geben wir Ihnen weiter unten konkrete Tipps. Wie bei den Körperübungen und der Light-Osteopressur finden Sie auch zur Faszien-Rollmassage angeleitete Videos im Online-Übungsbereich exklusiv für Sie unter: *www.liebscher-bracht.com/dhr*.

Warum wir rollen

Alles, was unser Körper benötigt, um schmerzfrei und ohne Verschleiß an der Wirbelsäule oder anderen Bereichen des Rückens funktionieren zu können, ist in uns »eingebaut«. Wenn wir unsere Bewegungswinkel ein Leben lang vollständig nutzen und uns bewusst ernähren, brauchen wir keine Rollen oder andere Hilfsmittel. Da wir unsere Bewegungsmöglichkeiten aber nur zu 5 bis 10 Prozent nutzen, wie Sie weiter vorne gelesen haben, sammeln sich im Zwischenzellraum Stoffwechselrückstände an, aus denen zu hohe Spannungen entstehen. Diese Fehlentwicklungen werden durch das regelmäßige Trainieren unserer Übungen nach und nach beseitigt. Mit den Rollen können Sie diese Prozesse beschleunigen. Stellen Sie sich vor, ein Raum ist besonders verdreckt, über Jahrzehnte hinweg haben sich Rückstände angesammelt. Dann dauert es eine Weile, bis man mit dem normalen Haushaltsbesen durchkommt, weil der Dreck klebt und sich verfestigt hat. Hätte man regelmäßig gefegt, wäre das nicht passiert. Aber so kann es durchaus sinnvoll sein, zunächst mit einer Industriekehrmaschine durchzugehen, damit so schnell wie möglich eine neue Grundsauberkeit hergestellt wird. So etwa können Sie sich die Funktion der Rollen vorstellen.

Mit der Faszien-Roll-massage unterstützen Sie die Effekte unserer Übungen.

Mit dem Rollen Ablagerungen in Bewegung bringen

Die Ablagerungen im Zwischenzellraum werden durch das Rollen in Bewegung gebracht – das ist der erste von zwei Effekten, die Ihrem Körper den Weg in die Schmerzfreiheit erleichtern. Stellen Sie sich das Fasziengewebe vor wie einen schmutzigen Schwamm. Durch das Rollen wollen wir ihn ausdrücken, damit im Zuge dessen frisches Wasser aus den Kapillaren – den Haargefäßen – nachfließen kann. Wir versuchen dadurch, in den Gewebeschichten hängen gebliebene Ablagerungen zu lösen, damit sie wieder in Stoffwechselvorgänge eingebunden werden und den Körper über die Ausscheidungsorgane verlassen können. Genauso gut ist es aber möglich, dass Nährstoffe, die stecken geblieben sind und die Zellen noch gar nicht erreichen konnten, frei werden und in die Zellen gelangen. Darüber hinaus sollen auch die Strömungskanäle im Fasziengeflecht wieder frei werden. Ein weiterer Effekt des Rollens besteht darin, dass übersäuerte Zwischenzellflüssigkeit wieder basischer wird, was die Wasserbindungsfähigkeit der Faszie erhöht. Dadurch gleiten die Schichten wieder besser, und Verklebungen werden aufgelöst.

Mit der Faszien-Rollmassage können Sie Stoffwechselprozesse beschleunigen

Sie können sich bestimmt gut vorstellen, welche Synergien entstehen, wenn unsere Übungen mit der Light-Osteopressur und der Faszien-Rollmassage kombiniert werden. Da wird gründlich aufgeräumt, und die normalen Funktionen können sich wieder entfalten.

Mit dem Rollen auf Entspannung schalten

Gleichzeitig hat das Rollen aber auch Einfluss auf den Spannungszustand der Muskeln und Faszien. Strömt frisches Wasser durch die Faszienstruktur, können Anhäufungen von Stresshormonen so verteilt werden, dass die Faszien, die mit Anspannung darauf reagiert haben, wieder entspannen. Gleichzeitig werden die Rezeptoren in den Muskeln, den Faszien und am Knochen so beeinflusst, dass die Muskelspannung nachlässt. Das Faszienrollen nach unserer Technik kann sogar ähnliche Effekte auslösen wie die, die durch die Osteopressur oder die Light-Osteopressur in speziellen Bereichen der Knochen erzielt werden. Dabei werden Anspannungsprogramme im Gehirn, die für unsere Schmerzen verantwortlich sind, gelöscht.

Die Rolltechnik nach Liebscher & Bracht

Um die beschriebenen Effekte zu erzielen, haben wir eine spezielle Technik des Rollens entwickelt. Wir rollen sehr langsam und sehr intensiv und meist nur in eine Richtung. In Kombination mit unseren eigens dafür entwickelten Rollen, deren Form und Nachgiebigkeit entscheidend für beste Ergebnisse sind, werden Sie schon nach einem Durchgang spüren, wie Ihr Körper reagiert.

Unsere spezielle Rolltechnik: Wir rollen sehr langsam und sehr intensiv und meist nur in eine Richtung.

Wir rollen sehr langsam, damit es überhaupt erst möglich wird, die Zwischenzellflüssigkeit durch die extrem kleinen Zwischenräume zu drücken. Bei schnellem Rollen würden wir einfach nur darüber hinwegrollen. Natürlich müssen wir gleichzeitig so fest wie möglich aufdrücken. Schaffen wir es nun, kleinste Bewegungen der Zwischenzellflüssigkeit zu erzeugen, werden diese sehr langsam sein, da wir ja sehr langsam rollen. Dieses langsame Rollen löst einen weiteren Effekt aus, den wir bewusst generieren möchten: flexibleres Bindegewebe. Die Fibroblasten, also die kleinen Spinnentierchen, die permanent die Faszien umbauen, haben winzige Flimmerhärchen. Diese Flimmerhärchen werden je nach der Geschwindigkeit der um sie herum strömenden Flüssigkeit bewegt. Werden sie durch das Rollen nur leicht bewegt, bauen sie Kollagen ab. So kann unser sehr langsames und intensives Rollen dazu führen, dass die Fibroblasten Verfilzungen abbauen. Dies unterstützt die Wiederherstellung der Scherengitterstruktur und stellt dadurch größere Flexibilität im Bindegewebe her.

Geschwindigkeit, Druck und Grifftechnik

Aus Erfahrung mit vielen Patienten wissen wir, dass Sie selbst von alleine die optimale Rollgeschwindigkeit und den richtigen Druck wählen, wenn Sie sich darauf konzentrieren, dass Sie eine zähe Flüssigkeit durch sehr kleine Zwischenräume pressen möchten. Probieren Sie es also einfach aus. Was die Intensität angeht, gilt hier das Gleiche, was wir bei den Übungen und der Light-Osteopressur bereits besprochen haben: Die Intensität des Druckschmerzes muss unter 10 bleiben. Allerdings haben Sie beim Rollen auch dann noch eine gute Wirksamkeit, wenn Sie nur eine 7 oder 6 auslösen. In diesem Fall setzen Sie einfach so viel Kraft ein, wie Sie haben.

Auf Seite 329f. haben wir erläutert, wie Sie die Intensität des Druckschmerzes einstufen können.

Selbst die Grifftechnik ergibt sich aus dem beschriebenen Ziel, Zwischenzellflüssigkeit durch extrem kleine Zwischenräume zu drücken. Sie greifen die Rolle oder Kugel am besten mit den Fingerspitzen beider Hände, denn nur so gelingt es, den Druck mit den Fingern der einen Hand zu halten, während die Finger der anderen Hand umgreifen, um das Weiterrollen vorzubereiten. Sie sollten beim Umgreifen so weit wie möglich ein Nachlassen des Druckes vermeiden, da sonst die Flüssigkeit zurückflutet.

Wir rollen nur in eine Richtung

Gemäß unseren Zielen ist es wichtig, nur in *eine* Richtung zu rollen. Denn wir wollen ja in eine Richtung anschieben und so einen Druck erzeugen, durch den frisches Wasser aus den Kapillaren den vorher ausgedrückten Schwamm wieder auffüllt und durchsaftet, wie Faszienforscher sagen. Wir rollen also nur in eine Richtung und nicht hin und her. Letzteres würde den Effekt drastisch mindern. Wir rollen in die Rückflussrichtung des Blutes, also in die Richtung der venösen Rückströmung, die gleich-

Wir rollen in Richtung des Lymphflusses, also immer von den Händen und Füßen Richtung Brustraum.

zeitig die Richtung des Lymphflusses ist. Das bedeutet: Wir rollen immer von den Händen und Füßen und auch vom Scheitel Richtung Brustraum. Wiederholen wir das Rollen, dann beginnen wir wieder an derselben Stelle und rollen nicht zurück. Beim Rollen mit den Kugeln und je nach Bereich, in dem wir rollen, kann das anders aussehen. Dies wird später genau erklärt.

Die Eigenschaften unserer speziellen Rollen

Unsere Rollen, die Roland als Technikfreak und studierter Maschinenbauer entwickelt hat, unterscheiden sich vor allem durch ihre Größe und Materialhärte von herkömmlichen Rollen. Sie sind deutlich kleiner, weil sich so damit besser Druck aufbauen und dann verschieben lässt. Als Nebeneffekt sind sie für Patienten, die sich nicht so sicher und gut bewegen können, leichter zu handhaben.

Da es bei unserem Rollen extrem wichtig ist, sehr fest aufdrücken zu können, muss das Material so fest sein, dass es das Gewebe gut ausdrücken kann, aber gleichzeitig so nachgiebig, dass empfindliche Stellen nicht sofort so wehtun, dass man das Rollen unterbrechen oder den Druck zu stark mindern muss. Wir haben monatelang experimentiert, um die optimale Festigkeit für unsere Rollen festzulegen: Sie haben an der Oberfläche eine weichere Wirkung, und der notwendige Druck wird durch die tieferliegenden Schichten erzeugt. Zudem besitzen einzelne Teile unseres Faszienrollen-Sets unterschiedliche Härtegrade.

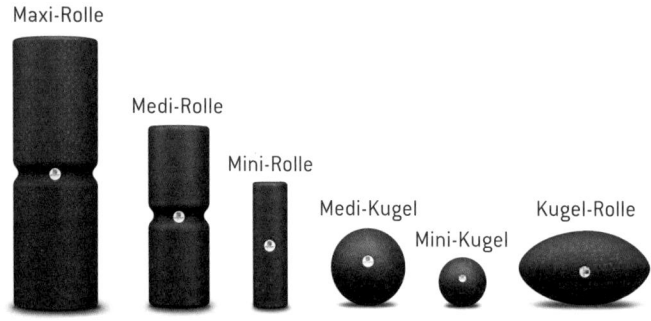

Maxi-Rolle

Medi-Rolle

Mini-Rolle

Medi-Kugel

Mini-Kugel

Kugel-Rolle

Rollen-Set

Und schließlich haben wir bei der Medi-Rolle und der Maxi-Rolle eine umlaufende Vertiefung, die so genannte Wirbelsäulenentlastung, eingebaut. Durch sie ist es möglich, die Umgebung der Wirbelsäule und empfindlicher Knochenlinien mit deutlich mehr Druck versehen zu können, bevor der Druckschmerz am Knochen zu hoch wird.

Mini-Rolle: Für die Brustmuskulatur
Mini-Kugel: Für Knochenränder am Becken, Rippenbogen und Oberschenkel
Medi-Rolle: Für die langen Linien der Wirbelsäule und des Oberschenkels
Medi-Kugel: Für Gesäß und Bauch
Maxi-Rolle: Für die langen Linien der Wirbelsäule und des Oberschenkels
Kugel-Rolle: Für Taille, Becken, Rippenbogen, Oberschenkel

Das unterscheidet unsere Faszien-Rollen

Die Rollen und Kugeln sind auf unsere therapeutischen Effekte optimiert. Sie sind geringer im Durchmesser und weicher, damit mit hohem Druck gerollt werden kann und ein bessere Tiefenwirkung gewährleistet ist. Die Wirbelsäulenentlastung schützt Knochen und andere empfindliche Strukturen. Die Größen und Formen können unsere Sebstbehandlungsbereiche gut bearbeiten. Alle Teile haben eine mit dem Energiemuster »Blume des Lebens« veredelte Oberfläche.

Alternativen zu unseren Rollen und Kugeln

Statt der **Mini-Rolle** können Sie eine etwa 5 Zentimeter dicke und 20 Zentimeter lange Holzstange verwenden. Wickeln Sie einige Lagen Küchenpapier um die Stange, bis die Oberfläche weicher wird. Anschließend fixieren Sie das Ganze mit Krepp-Klebeband.

Statt der **Mini-Kugel** suchen Sie unter den Bällen Ihrer Kinder oder Ihres Hundes einen festen, aber trotzdem leicht nachgebenden Ball, der etwas kleiner als ein Tennisball ist.

Statt der **Medi-Rolle** können Sie ein Nudelholz verwenden, das Sie ziemlich dick mit Küchenpapier umwickeln. Das Ganze fixieren Sie mit Krepp-Klebeband. Lassen Sie aber in der Mitte etwa 2 Zentimeter aus, damit die Dornfortsätze der Wirbelsäule nicht mit dem Holz kollidieren.

Statt der **Medi-Kugel** nehmen Sie einen härteren Ball mit etwa 9 Zentimeter Durchmesser.

Als Ersatz für die **Maxi-Rolle** müssen Sie im Haushalt oder im Bastelkeller irgendetwas suchen, das etwa 12 Zentimeter Durchmesser hat und das Sie dann ebenso wie die Medi-Rolle umwickeln können. Oder Sie kaufen im Baumarkt eine Styroporstange mit diesem Durchmesser und brennen mit einem Schneidedraht für Styropor möglichst gleichmäßig die umlaufende Vertiefung hinein. Falls Sie eine herkömmliche Rolle besitzen, wenn möglich eine weichere Ausführung, können Sie in dieser mit einem scharfen Messer die umlaufende Vertiefung herausarbeiten.

Für die **Kugel-Rolle** können Sie einen American Football benutzen, er darf nur nicht zu hart sein. Wenn nötig, umwickeln Sie die Spitze auch wieder mit Küchenpapier und fixieren Sie dieses mit Krepp-Klebeband.

Die speziellen Effekte unserer Kugel-Rolle

Die Kugel-Rolle vereint zunächst die Vorteile einer Kugel mit denen einer Rolle. Die Kugel verdrängt Gewebe beim Rollen mehr oder weniger in alle Richtungen, da sie kreisförmig aufliegt und in Spiralen bewegt wird. Die Rolle wirkt linienförmig und kann vor allem in eine Richtung verdrängen. Die Wirkungsfläche der Kugel-Rolle hingegen ist ein Oval und kombiniert somit beides. Wird sie jetzt noch in einer Schaukelbewegung eingesetzt, findet ein Auspressen des Gewebes statt. Zusätzlich kann mit der Spitze so intensiv und gezielt in Gewebebereiche hineingerollt werden, wie das mit einer Kugel nicht möglich ist.

So kombinieren Sie die Bereiche der Faszien-Rollmassage

Rückenschmerzen im unteren Rücken: 1, 2, 3, 5
Beginnen Sie mit den Bereichen 2 und 3, Letzteren für rechts und links. Rollen Sie dann den Bereich 5 auf beiden Seiten und zum Schluss den Bereich 1.

Rückenschmerzen im oberen Rücken: 1 (von der Mitte der Lendenwirbelsäule bis zum Beginn des Nackens), 2, 6
Beginnen Sie mit dem Bereich 2, fahren Sie fort mit 6 auf beiden Seiten und rollen Sie abschließend den Bereich 1.

Rückenschmerzen im oberen und unteren Rücken: 1, 2, 3, 5, 6
Beginnen Sie mit dem Bereich 3 auf beiden Seiten, rollen Sie anschließend Bereich 2 und dann 6 auf beiden Seiten. Fahren Sie fort mit Bereich 5 auf beiden Seiten und rollen Sie zum Schluss Bereich 1.

Rückenschmerzen im unteren Rücken, in das ISG, Gesäß oder Bein ausstrahlend: 1, 2, 3, 4, 5
Beginnen Sie mit Bereich 3 auf beiden Seiten und machen Sie weiter mit Bereich 2. Fahren Sie fort mit 4 und 5 auf beiden Seiten und rollen Sie zum Schluss Bereich 1.

Rückenschmerzen im oberen und unteren Rücken, in das ISG, Gesäß oder Bein ausstrahlend: 1, 2, 3, 4, 5, 6
Beginnen Sie mit Bereich 3 auf beiden Seiten und machen Sie weiter mit Bereich 2. Fahren Sie fort mit 4 und 5 und dann 6 jeweils auf beiden Seiten und rollen Sie zum Schluss Bereich 1.

So rollen Sie zweifelsfrei richtig
Von unseren Übungen und Techniken ist die Faszien-Rollmassage am schwersten in einem Buch zu vermitteln. Mit Fotos und Text kann sie naturgemäß nur angedeutet werden. Deswegen ist es uns so wichtig, Ihnen exklusiv den Online-Übungsbereich mit ausführlichen Videos vor allem auch zum Faszienrollen zur Verfügung zu stellen. Nutzen Sie ihn so oft, bis Sie neben den Bereichen vor allem die Intensität und die Roll-Geschwindigkeit genau nachvollzogen haben.

www.liebscher-bracht.com/dhr

Wann und wie oft sollten Sie rollen?

Es ist prinzipiell egal, wann Sie rollen. Sie können vor den Übungen rollen, dann bereiten Sie die Übungen vor. Oder Sie rollen danach, dann helfen Sie dem Körper, den Umbau schneller anzuschieben. Beides hat Vor- und Nachteile.

Idealerweise rollen Sie ein Mal pro Tag, und das an sechs Tagen in der Woche. Da das langsame und ruhige Rollen etwas Zeit braucht, empfehlen wir, abends zu rollen, zum Beispiel während Sie fernsehen. Das sind perfekte Gelegenheiten, das Rollen nebenbei zu absolvieren, vor allem wenn Sie genug Übung haben.

Rollbereich 1

Der Rollbereich 1 reicht vom Gesäß in Höhe der Steißbeinspitze bis zum Beginn der Halswirbelsäule. Hier können Sie die ganzen »reaktiven« Anspannungen und Verhärtungen regelrecht herausrollen. Machen Sie das so oft wie möglich, Sie werden es lieben.

Faszien-Rollmassage 1 Lehnen Sie sich mit der Medi-Rolle an eine Wand, die Rolle liegt etwa in der Höhe des Steißbeins. Gehen Sie in die Knie, sodass die Rolle über das Gesäß hinweg Richtung Rücken rollt. Wenn Sie die Knie nicht weiter beugen können, greifen Sie die Rolle, lösen sich von der Wand und halten die Rolle gegen Ihren Rücken gepresst. Dann richten Sie sich auf oder gehen sogar auf die Zehenspitzen, lehnen sich wieder gegen die Wand und gehen wieder in die Knie, sodass die Rolle nach oben rollt. Dies wiederholen Sie so lange,

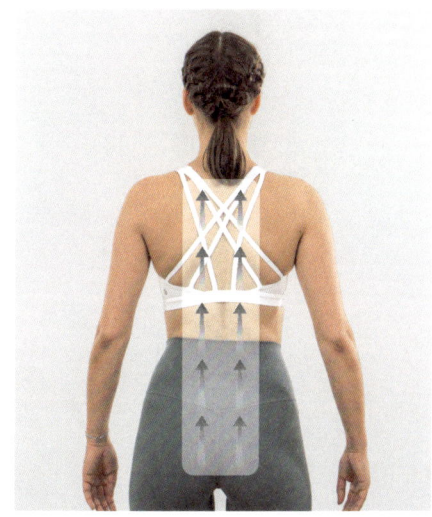

Rollbereich 1

bis die Rolle am Nacken angekommen ist.

Wiederholen Sie das Rollen noch zwei Mal: ein Mal mit dem Körper mehr nach links gedreht und ein Mal mehr nach rechts gedreht.

Faszien-Rollmassage 2 Platzieren Sie die Maxi-Rolle auf dem Boden auf der Höhe Ihres Steißbeins. Stützen Sie sich hinten mit Ihren Händen ab und rollen Sie das Kreuzbein entlang. Lehnen Sie sich zunehmend weiter nach hinten, je mehr Sie im Bereich des unteren Rückens rollen, bis Sie sich auf den Unterarmen aufstützen. Rollen Sie die Brustwirbelsäule ent-

lang. Setzen Sie Ihr Gesäß ab oder halten Sie es mit den Füßen aufgestützt in der Luft. Beenden Sie das Rollen, kurz bevor Sie die Halswirbelsäule erreichen.

Wiederholen Sie das Rollen noch zwei Mal: ein Mal mit Ihrem Körper mehr nach links gedreht und ein Mal mehr nach rechts gedreht.

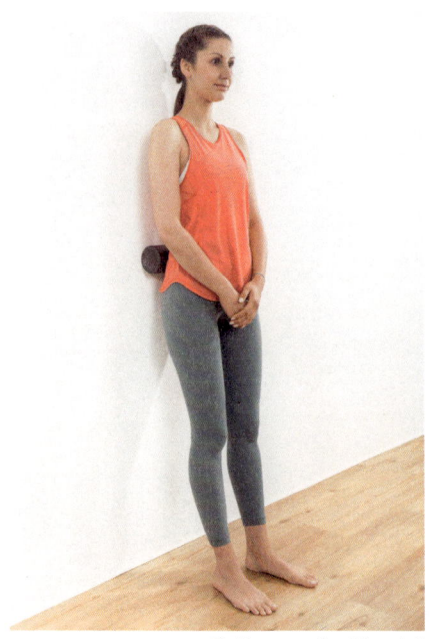 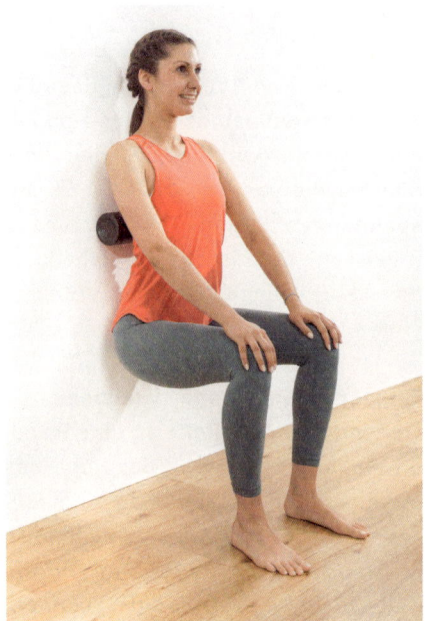

Rollen an der Wand 1   Rollen an der Wand 2

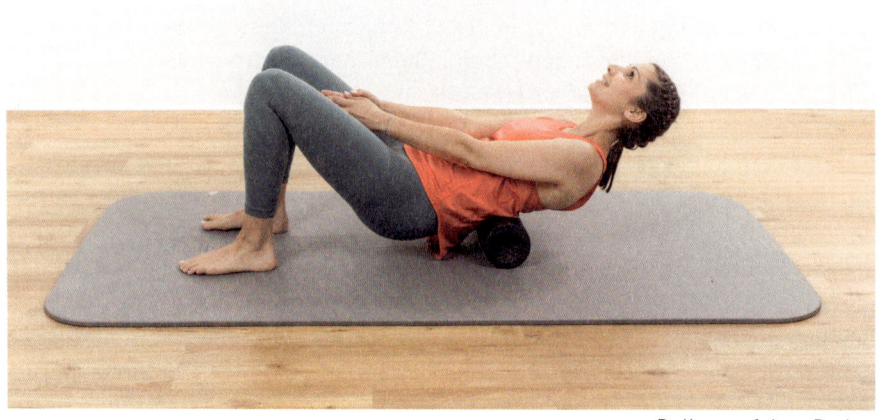

Rollen auf dem Boden

Rollbereich 2

Dieser Bereich ist ein sehr wichtiger, da dort die Anspannungen an der Vorderfront Ihres Körpers gemindert werden können. Er führt vom oberen Schambeinrand zur rechten Darmbeinspitze, von dort entlang an der rechten Darmbeinkante bis zur rechten Körperseite, dann hoch zum rechten Rippenbogen, dann dort entlang bis zur Spitze des Brustbeins und an der linken Körperseite den gleichen Weg bis zum Schambeinrand zurück. Die Fläche, die innerhalb dieser Umrandung liegt, gehört ebenso zu diesem Rollbereich.

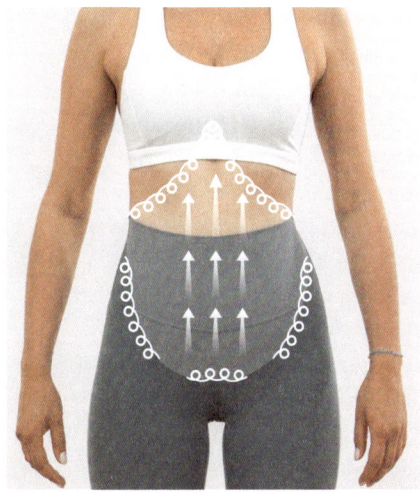

Rollbereich 2

Faszien-Rollmassage 1 Legen Sie sich in Rückenlage auf den Boden, nehmen Sie die Mini-Kugel und setzen Sie diese auf das linke Ende des oberen Schambeinrandes. Bewegen Sie sich in winzigen Spiralen entlang des Schambeinrandes, bis Sie am rechten Ende angekommen sind. Gehen Sie nun mit etwas größeren Spiralen am Innenbereich der Leiste entlang Richtung Hüftstachel. Im Bereich unterhalb dieses Hüftstachels etwas nach innen werden Sie einen deutlich druckempfindlichen Bereich spüren. Rollen Sie diesen in kleinen Spiralen sorgfältig frei. Gehen Sie dann hoch zum Hüftstachel und von diesem aus in sehr

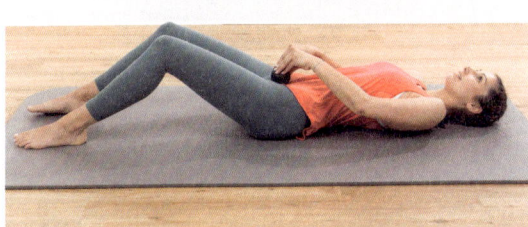

Rollen auf dem Boden mit Mini-Kugel

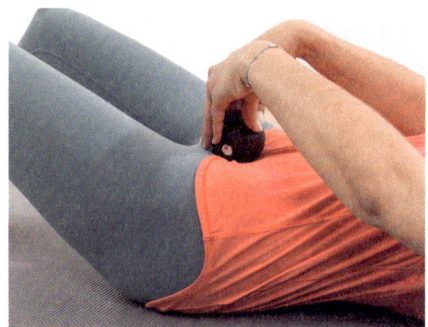

Mit Mini-Kugel in Nahaufnahme

kleinen Spiralen am Rand des Darmbeins entlang, bis Sie an dessen seitlichstem Punkt rechts angekommen sind. Versuchen Sie den Druck mit der Mini-Kugel möglichst nicht von vorne, sondern von oben auf die Kante auszuüben. Nun wechseln Sie zur Kante des Rippenbogens. Meist ist der Abstand zwischen dem Rand des Darmbeins und dem des Rippenbogens genau so groß, dass die Mini-Kugel gerade so hineinpasst. Bewegen Sie die Mini-Kugel in kleinen Schlaufen entlang des Rippenbogens, bis Sie am Schwertfortsatz, also am unteren Ende Ihres Brustbeins, angekommen sind. In diesem »Bermuda-

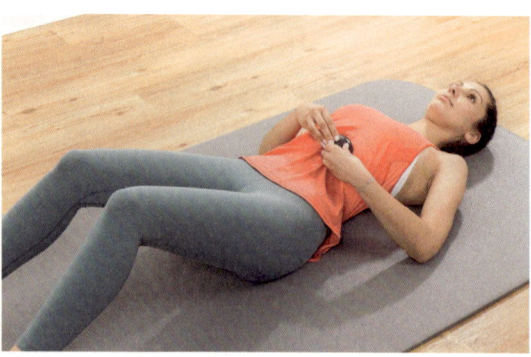

Mit Mini-Kugel zum Rippenansatz

dreieck der Angespanntheit« – so nennen wir es – lohnt es sich immer, etwas zu verweilen und die Überspannung zunehmend abzuarbeiten. Anschließend rollen Sie den Weg links so herunter, wie Sie ihn rechts hochgegangen sind.

Faszien-Rollmassage 2 Legen Sie sich in Rückenlage auf den Boden, nehmen Sie die Kugel-Rolle und setzen Sie diese mittig am Schambeinrand auf. Rollen Sie nun Richtung Brustbein, bis Sie an diesem angekommen sind. Rollen Sie anschließend noch eine Linie etwas seitlich zur Mitte links und eine Linie etwas seitlich zur Mitte rechts. Verwenden Sie neben dem gleichmäßigen Rollen auch das »Schaukelrollen«, eine spezielle Technik, die nur mit der Kugel-Rolle möglich ist. Dabei kippen Sie die Ku-

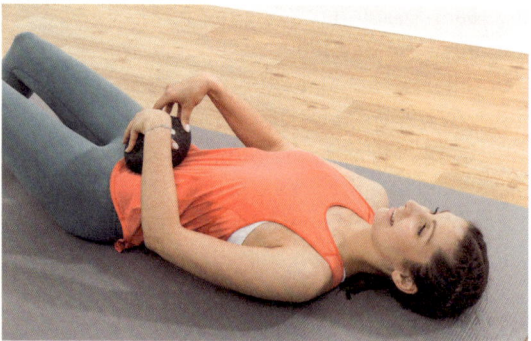

Mit Medi-Kugel auf dem Boden

gel-Rolle mit der Längsachse von links nach rechts und umgekehrt, während Sie immer höher Richtung Brustbein rollen.

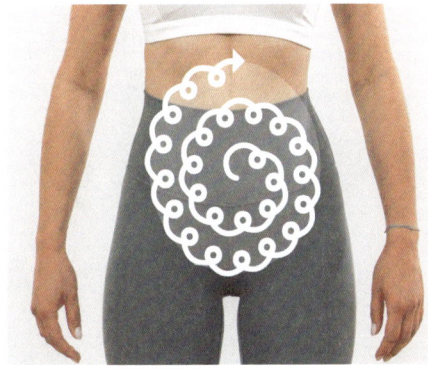

Spiralen mit Medi-Kugel 1

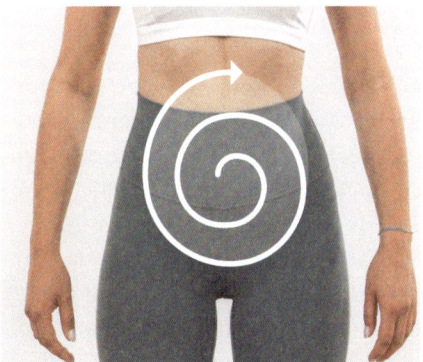

Spiralen mit Medi-Kugel 2

Faszien-Rollmassage 3 Legen Sie sich auf den Rücken, nehmen Sie die Medi-Kugel und positionieren Sie diese auf Ihrem Bauchnabel. Gehen Sie nun mit der Kugel in kleinen Spiralen immer weiter nach außen, bis Sie an den äußeren Begrenzungen dieses Bereiches – Schambein, Hüftstachel, Rippenbogen, Brustbein – angekommen sind. Alle Spiralen sind »rechtsdrehend«. Wenn Sie außen angekommen sind, bewegen Sie sich wieder zurück

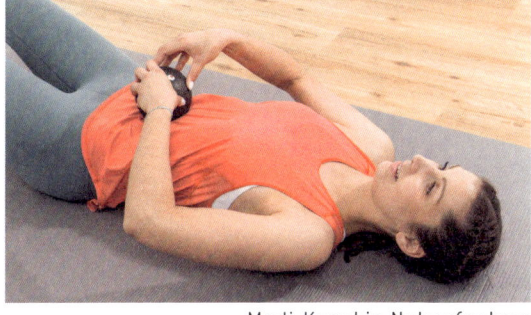

Medi-Kugel in Nahaufnahme

zur Mitte. Bitte beachten Sie, dass beim Nach-innen-Gehen die große Schlaufe genau umgedreht verläuft wie beim Nach-außen-Gehen.

Faszien-Rollmassage 4 Bei diesem Rollen verfahren Sie genauso wie bei der letzten Variante mit der Medi-Kugel. Der Unterschied besteht darin, dass die große Schlaufe nun mehr »Umdrehungen« beinhaltet, da die Mini-Kugel viel kleiner ist.

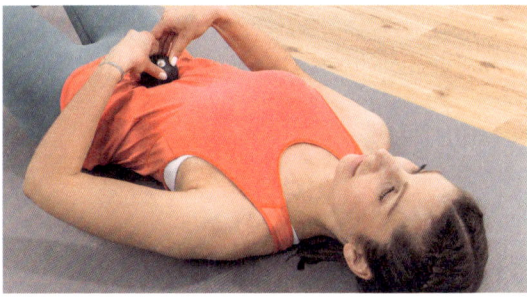

Rollen mit Mini-Kugel

Rollbereich 3

An diesem Bereich können Sie wunderbar Ihre »schweren Beine« leichter machen. Rollen Sie bitte bis richtig hoch unter den Hüftstachel, damit Sie den langen Anteil des großen Oberschenkelmuskels gut erfassen. Dieser Bereich verläuft nämlich vom Knie unterhalb der Kniescheibe auf der Vorderseite des Oberschenkels hoch bis zum Hüftstachel.

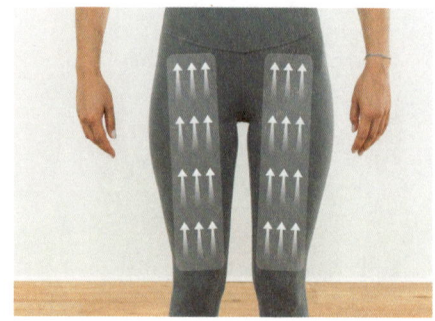

Rollbereich 3

Faszien-Rollmassage 1 Setzen Sie sich mit ausgestreckten Beinen auf den Boden, nehmen Sie die Medi-Rolle mit den Händen und setzen Sie diese unterhalb der Kniescheibe auf. Rollen Sie nun in Richtung Hüftstachel. Zunächst vorsichtig über die Kniescheibe und dann den Oberschenkel entlang. Sobald Sie in die Nähe der Leiste kommen, lehnen Sie sich mit dem Rumpf zurück, sodass Sie schließlich – in der Rückenlage angekommen – bis an den Hüftstachel rollen können.

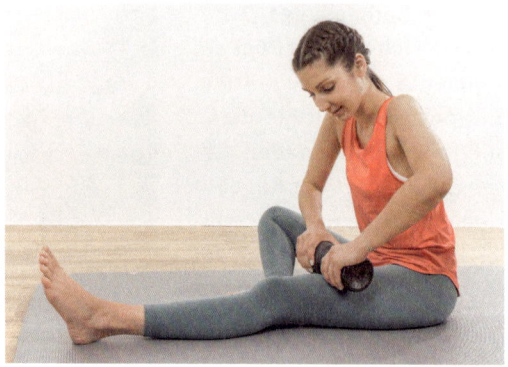

Rollen mit Medi-Rolle von Knie bis Hüfte

Wiederholen Sie das Rollen dieses Bereiches noch zwei Mal: ein Mal, während Sie die Längsachse der Rolle etwas nach links kippen, und noch ein Mal, während Sie die Längsachse etwas nach rechts kippen.

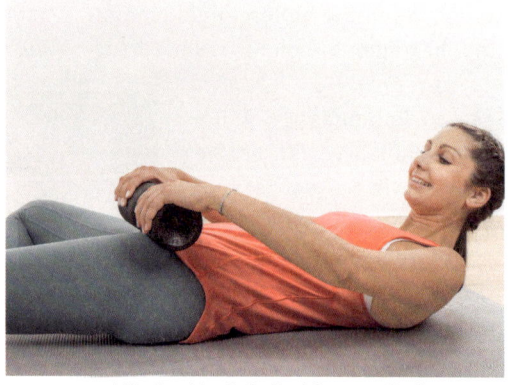

Mit der Medi-Rolle bis zum Hüftstachel

Faszien-Rollmassage 2 Legen Sie sich in Bauchlage auf den Boden und legen Sie beide Beine auf die Maxi-Rolle, sodass sich deren höchster Punkt direkt am oberen Rand der Kniescheibe befindet. Stellen Sie Ihre Beine so ein, dass die Fußrücken senkrecht nach unten zeigen, und rollen Sie dann bis hoch zum Hüftstachel.

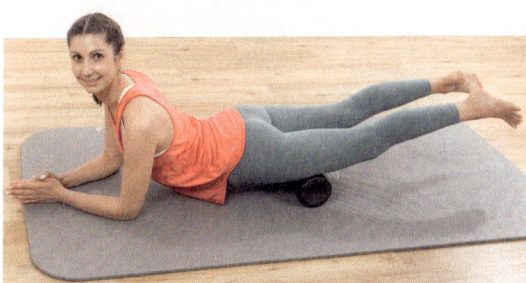

Mit der Maxi-Rolle in Bauchlage

Drehen Sie in einem zweiten Durchgang die Füße so weit wie möglich nach innen und in einem dritten Durchgang um etwa 30 Grad nach außen.

Rollbereich 4

Dieser wichtige Rollbereich umfasst das komplette Gesäß: vom Übergang des Oberschenkels über das Gesäß nach oben bis hin zum oberen Rand des Beckens.

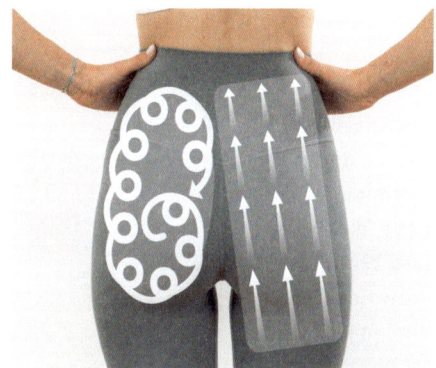

Rollbereich 4

Faszien-Rollmassage 1 Lehnen Sie sich an der Wand mit dem Gesäß gegen die Medi-Kugel und finden Sie zunächst die empfindlichen Stellen, indem Sie den ganzen Bereich in Spiralen absuchen. Wenn Sie entsprechende Stellen finden, dann verharren Sie spiralförmig bewegend darauf und rollen sich frei von den Spannungen.

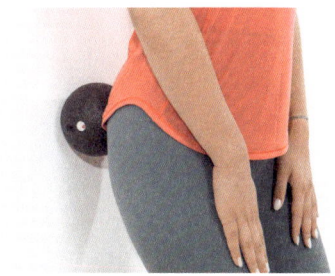

Mit der Medi-Kugel an der Wand

Faszien-Rollmassage 2 Setzen Sie sich auf den Boden und rollen Sie nun mit der Schwerkraft Ihr Gesäß ebenso wie an der Wand mit der Medi-Kugel in Spiralen ab. Beginnen Sie im Sitzen und machen Sie im oberen Teil des Bereiches im Liegen weiter.

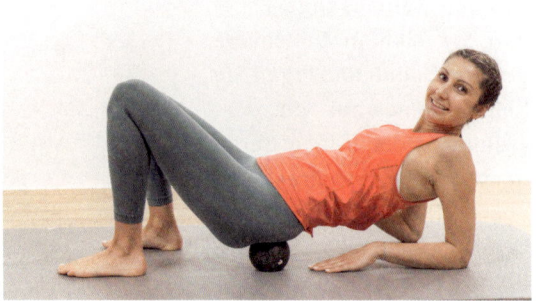

Mit der Medi-Kugel im Liegen

Faszien-Rollmassage 3 Legen Sie auf dem Boden die Medi-Rolle auf einer Seite des Gesäßes so unter, dass deren inneres Ende nur bis zur Körpermitte reicht. Rollen Sie dann bis hoch ans obere Ende des Beckens. Im nächsten Durchgang drehen Sie sich ein bisschen, sodass die Rolle mehr außen ihre Wirkung entfaltet. Wiederholen Sie das so lange, bis Sie fast ganz auf der Seite liegen.

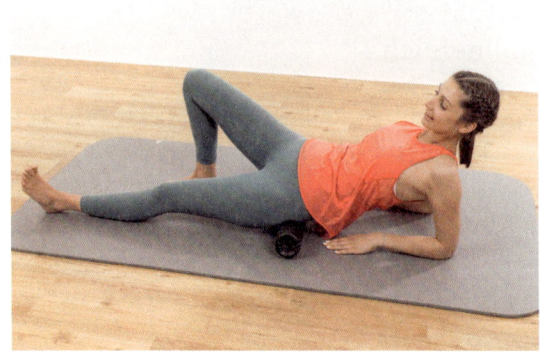

Mit der Medi-Rolle bis zum oberen Ende des Beckens

Faszien-Rollmassage 4 Setzen Sie sich auf die Maxi-Rolle, sodass diese am unteren Ende des Gesäßes positioniert ist. Rollen Sie nun über das Gesäß, bis Sie am oberen Rand des Beckens angekommen sind. Durch das Abstützen mit Ihren Händen können Sie für jeden Winkel die optimale Druckkraft einstellen.

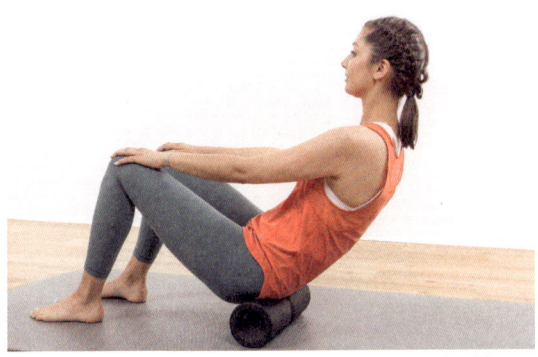

Mit der Maxi-Rolle im Sitzen

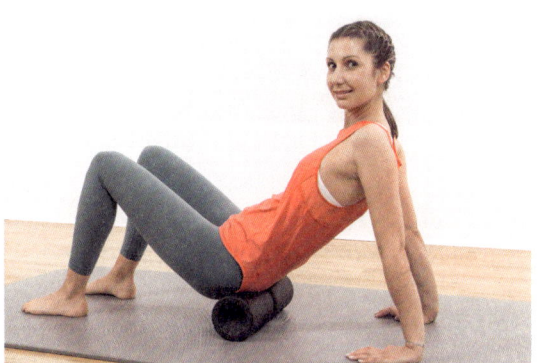

Maxi-Rolle mit abgestützten Händen

Rollbereich 5

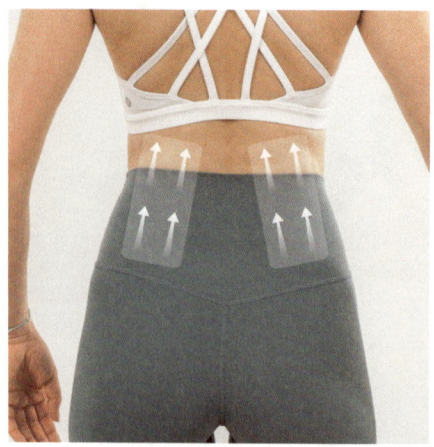

Rollbereich 5 hinten

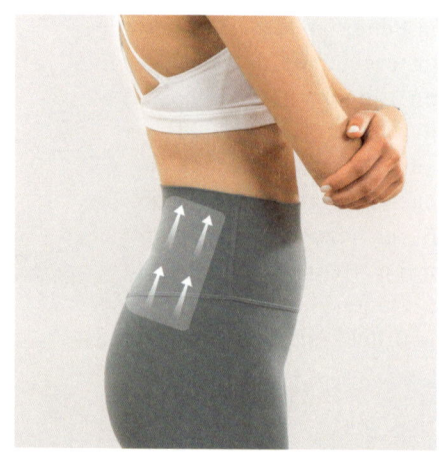

Rollbereich 5 seitlich

Dieser Bereich ist wichtig, um das blockierende »Gürtelgefühl« loszuwerden. Er umfasst die Lende, also vor allem das Stück zwischen Becken und Rippenbogen. Hier lohnt es sich, viel Zeit zu investieren, um ihn gut und systematisch abzuarbeiten.

Faszien-Rollmassage 1 Legen Sie auf dem Boden die Kugel-Rolle mit einer Spitze seitlich gegen die Lendenwirbelsäule, sodass Sie so weit wie möglich in diesen Bereich hineinrollen können. Drehen und positionieren Sie sich so, dass Sie auch die meist sehr empfindlichen Stellen seitlich an der Lendenwirbelsäule vorsichtig, aber ausgiebig mit rollendem Druck versehen können.

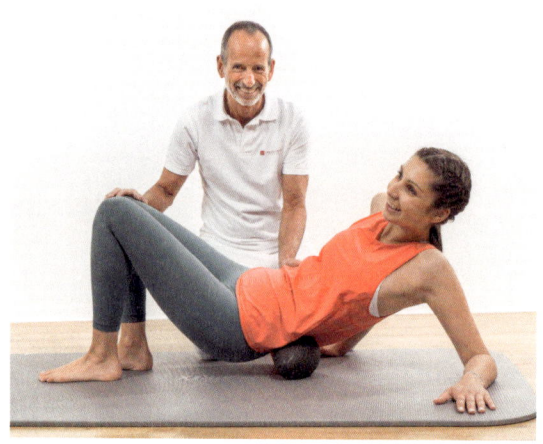

Mit der Kugel-Rolle an der Lendenwirbelsäule

Rollbereich 6

Dieser Bereich verschafft Ihnen Erleichterung im Bereich des Brustraums. Er öffnet ihn und lässt Sie direkt aufrechter stehen. Er umfasst das Brustbein, den unteren Rand des Schlüsselbeins bis außen zur Schulter und die gesamte Brust bis zur Achselhöhle. Meiden Sie als Frau das Rollen Ihrer Brust.

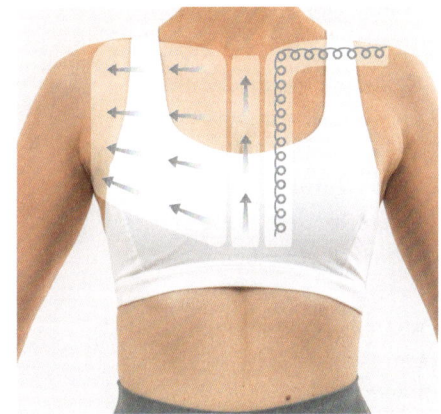

Rollbereich 6

Faszien-Rollmassage 1 Legen Sie sich in Rückenlage auf den Boden, rollen Sie vom unteren Rand des Brustbeins auf dessen einer Seite in kleinen Spiralen gerade hoch bis zum Schlüsselbein und dann an der Unterkante des Schlüsselbeins entlang nach außen zur Schulter.

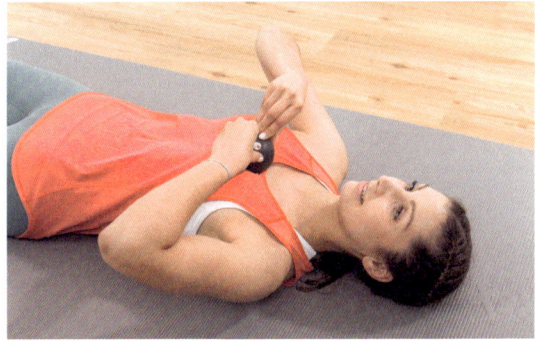

Mini-Kugel in Rückenlage

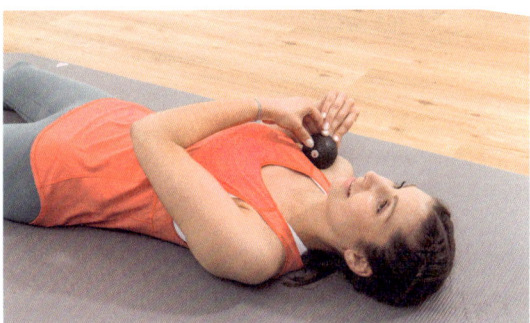

Mini-Kugel vom Brust-
übers Schlüsselbein zur Schulter

367

Faszien-Rollmassage 2 Legen Sie sich in Rückenlage auf den Boden und rollen Sie mit der Kugel-Rolle vom unteren Ende am Brustbein gerade hoch bis ans obere Ende. Nehmen Sie den Kopf etwas zurück, wenn das Kinn verhindert, dass Sie bis ganz nach oben kommen.

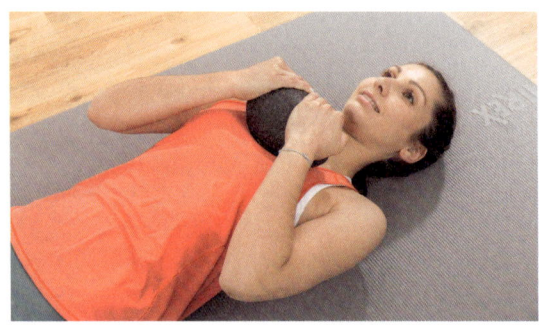

Kugel-Rolle in Rückenlage

Faszien-Rollmassage 3 Alternativ nehmen Sie die Medi-Kugel mit den Fingern beider Hände. Oder Sie lehnen sich gegen eine Wand und bearbeiten mit der Medi-Kugel das Brustbein über dessen ganze Fläche mit kleinen Spiralen.

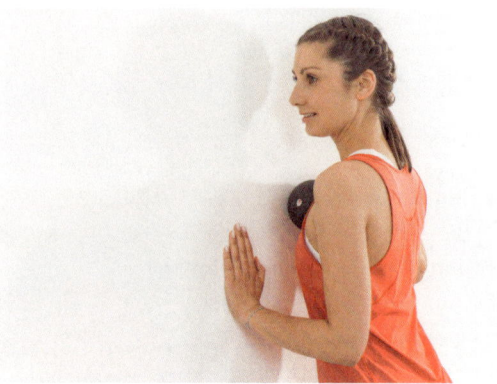

Medi-Kugel am Brustbein

Faszien-Rollmassage 4 Legen Sie sich in Rückenlage auf den Boden und rollen Sie mit der Mini-Rolle vom Brustbein beginnend bis zur Achsel. Beginnen Sie parallel zur Brustbeinkante und ändern Sie den Winkel während des Rollens so, dass Sie mit der Mitte der Rolle an der Achsel ankommen. Meiden Sie als Frau das Rollen Ihrer Brust.

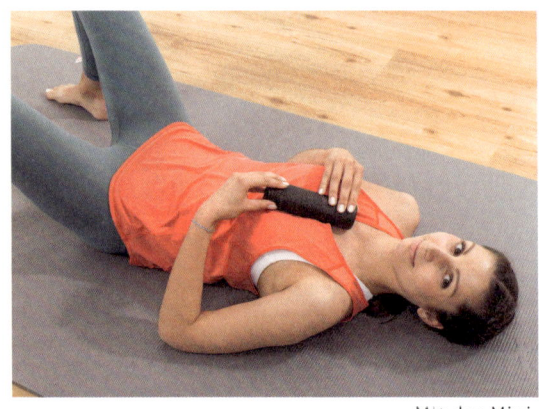

Mit der Mini-Rolle über das Brustbein

So geht es weiter – beginnen Sie noch heute

Mit diesem Buch haben wir Ihnen das Wissen an die Hand gegeben, mit dem Sie unabhängig und selbstbestimmt Ihre Rückenschmerzen vertreiben und diese Schmerzfreiheit dauerhaft erhalten können. Alles, was Sie brauchen, um sich selbst helfen zu können, ist darin enthalten, und Sie können jederzeit und immer wieder darauf zurückgreifen. An dieser Stelle fassen wir noch einmal zusammen, wie Sie vorgehen können, um dieses Wissen bestmöglich für sich zu nutzen – und wir geben Ihnen wichtige Tipps, worauf Sie bei der Umsetzung besonders achten sollten. Bitte denken Sie daran, von Beginn an die kostenfreien Mitmach-Videos von den Übungen, der Light-Osteopressur und der Faszien-Rollmassage zu nutzen, die Sie auf der Internetseite *www.liebscher-bracht.com/dhr* finden, welche wir exklusiv für die Leser dieses Buches eingerichtet haben.

Wie Sie unser Wissen bestmöglich für sich nutzen können

Sie können das Buch wie eine Gebrauchsanweisung nutzen. Immer wenn Sie mehr Motivation brauchen, wenn Ihnen Zusammenhänge wieder entfallen sind, wenn Sie andere Varianten Ihres Übungsprogrammes nutzen möchten, dann greifen Sie zu diesem Buch und holen sich, was Ihnen fehlt. Arbeiten Sie damit, machen Sie sich am Rand Notizen mit eigenen Ideen oder vertiefenden Fragen und dringen Sie immer weiter vor zu der dauerhaften Lösung für Ihre Rückenschmerzen. Werden Sie durch die Umsetzung der theoretischen Hintergründe und der praktischen Anwendungen Ihr eigener Schmerzspezialist – die Gebrauchsanweisung dafür halten Sie in Ihren Händen.

Sie wissen jetzt, wie es geht. So können Sie sich ab sofort eigenverantwortlich helfen.

Übungen, Light-Osteopressur, Faszien-Rollmassage – fangen Sie heute an

Fühlen Sie in sich hinein: Was entspricht Ihnen am meisten?

Aber am allerwichtigsten ist, dass Sie damit anfangen, das, was Sie gelesen haben, umzusetzen – falls Sie es nicht sowieso schon längst getan haben. Starten Sie innerhalb der kommenden 72 Stunden. Kennen Sie diese Regel? Wenn man länger als drei Tage damit wartet, etwas Neues umzusetzen, sinken die Chancen drastisch, dass man es jemals tut. Lassen Sie es nicht so weit kommen.

Entscheidend ist, eine Routine aufzubauen. Nach zwei bis vier Wochen werden neue Verhaltensweisen zur Gewohnheit.

Planen Sie: Wie könnte ein kleines Anfangsprogramm aussehen? Die Betonung liegt auf *klein*. Denn statt alles auf einmal zu tun, ist es viel wichtiger, mit einem kleinen Programm anzufangen und das regelmäßig an sechs Tagen die Woche durchzuführen. Der Sonntag ist frei. Entscheidend ist, eine Routine aufzubauen. Dadurch fällt es Ihnen immer leichter, sich regelmäßig und mit Spaß um sich selbst zu kümmern. Es dauert etwa zwei bis vier Wochen, bis sich neue Verhaltensweisen so festgesetzt haben, dass es leichter fällt, dranzubleiben, und sie sich als neue Gewohnheiten etablieren.

Unsere Übungen – die Grundlage Ihrer Rückengesundheit

Wenn Sie mit den Übungen beginnen möchten, planen Sie zunächst nicht mehr als zwei am Tag. Am besten wäre es, wenn Sie alle Grundübungen und sämtliche Varianten einfach mal ausprobieren. Entscheiden Sie dann körperlich, nicht nur mental, weil Sie denken: »Das kann ich sowieso nicht!« Machen Sie sich Notizen im Buch, damit Sie rasch einen Überblick bekommen.

Die Light-Osteopressur

Die Light-Osteopressur – das Drücken – können Sie unabhängig von den Übungen machen, Sie können sie aber auch mit den Übungen oder mit der Faszien-Rollmassage kombinieren. Falsch gibt es dabei nicht, egal wie Sie Ihr Programm zusammenstellen. Auch die Light-Osteopressur sollten Sie zunächst in allen Varianten probieren, um die geeigneten für sich herauszufinden.

Die Faszien-Rollmassage

Die Faszien-Rollmassage ist der Begleiter der Übungen, sie entspannt, räumt immer wieder im Gewebe auf und eignet sich hervorragend für den Abend. Wir empfehlen unseren Patienten, nach dem Abendessen auf die Matte oder den Teppich zu gehen und dort beim Gespräch oder Fernsehen in aller Ruhe ausgiebig zu rollen. Machen Sie auch hier zunächst alle Varianten, um sich einen Überblick zu verschaffen.

Legen Sie eine Mindestzeit fest

Bitte planen Sie ab sofort einen festen Zeitraum für Ihr Programm ein, den Sie in den ersten zwei Wochen mit all Ihrer Willenskraft einhalten müssen. Mit welchen unserer Inhalte Sie diese Zeit füllen, ist zunächst zweitrangig. Das Wichtigste ist, dass Sie den Plan konsequent durchführen. Das absolute Minimum sind 15 Minuten an sechs Tagen in der Woche. Wir empfehlen Ihnen dringend, diese 15 Minuten direkt nach dem Aufstehen zu absolvieren. Stehen Sie dafür einfach 15 Minuten früher auf.

Morgens 15 Minuten üben und abends nebenbei rollen und drücken – diese Aufteilung hat sich bewährt.

Wir wissen nicht, was Sie am Abend machen, aber wenn Sie zu Hause sind, unterhalten Sie sich vielleicht in Ihrer Familie oder schauen einen Film. In beiden Fällen können Sie die Light-Osteopressur und die Faszien-Rollmassage parallel dazu machen, ohne zusätzliche Zeit dafür aufwenden zu müssen. Warum nicht 90 Minuten oder wie lange auch immer der Film läuft, rollen oder drücken?

Machen Sie morgens die Übungen und abends die Light-Osteopressur und die Faszien-Rollmassage – diese Aufteilung hat sich über die Jahre bewährt.

Diese Bereiche sollten Sie bei einer Übung drücken oder rollen

So kombi-
nieren Sie
Übungen,
Light-Osteo-
pressur und
Faszien-Roll-
massage

Falls Sie sich Ihren Tag einteilen können und insgesamt genügend Zeit haben, gibt es natürlich viele andere Möglichkeiten, die drei Techniken zu kombinieren. Sie können zum Beispiel die einzelnen Übungen direkt mit der Light-Osteopressur und der Faszien-Rollmassage verbinden.

Welche Möglichkeiten es hierfür gibt, zeigen wir Ihnen in der folgenden Aufstellung. Am besten drücken Sie zuerst, machen dann die Übung und rollen anschließend. Wenn Sie mehrere Übungen mit dem jeweils angegebenen Rollen und Drücken machen, lassen Sie die, die sich wiederholen, einfach weg.

Hängende Leiste	Drücken: 2, 3	Rollen: 2, 3
Fuß am Gesäß	Drücken: 4	Rollen: 3
Ausrichtung Wirbelsäule	Drücken: 1	Rollen: 1
Gedrehte Wirbelsäule	Drücken: 1, 2, 3	Rollen: 1, 2, 5
Befreiung von Gesäß		
* und Lende*	Drücken: 2, 5	Rollen: 4, 5
Befreiung des Brustkorbes	Drücken: 6	Rollen: 6

Weitere Hilfen zur Selbsthilfe bei Schmerzen

Die wichtigste kostenfreie Erweiterung der in diesem Buch beschriebenen Vorgehensweisen ist der exklusiv für Sie als Leser eingerichtete Video-Übungsbereich für die Übungen, die Light-Osteopressur und die Faszien-Rollmassage auf *www. liebscher-bracht.com/dhr.*

Unsere kostenfreien YouTube-Übungsvideos und Vorträge

Damit so viele Menschen wie möglich von unseren Erkenntnissen erfahren, stellen wir all unser Wissen (Übungen gegen Schmerzen, neue medizinische Erkenntnisse unserer Therapie, Vorträge, Hintergrundinformationen, Tipps und vieles mehr) völlig kostenfrei auf unserem YouTube-Kanal »Liebscher &

Bracht« zur Verfügung. Dieser YouTube-Kanal ist neben den Büchern das Herzstück unserer Kommunikation, da jeder Mensch von überall auf der Welt völlig kostenfrei auf die Inhalte Zugriff hat. Auf ihm finden Sie über 500 Videos, und es kommen regelmäßig neue hinzu.

Möchten Sie an einem der kostenfreien Live-Vorträge von Roland teilnehmen, bei dem Sie nach dem Hauptvortrag mit Übungen zum Mitmachen alle Fragen rund ums Thema Schmerz stellen können? Dann finden Sie auf *www.liebscher-bracht.com* die jeweils aktuellen Termine und können sich Ihren Platz sichern.

Liebscher & Bracht im Internet

Unsere Schmerzspezialisten

Haben Sie als Patient akute Schmerzen, einen Bandscheibenvorfall oder einen Gleitwirbel und wollen erst einmal den Rat eines in unserer Schmerztherapie ausgebildeten Arztes, Heilpraktikers oder Therapeuten?

Dann gehen Sie in die Schmerzspezialisten-Liste auf unserer Internetseite *www.liebscher-bracht.com* und vereinbaren einen Termin. Sie können sich während der Behandlung auch die Übungen, die Light-Osteopressur und die Faszien-Rollmassage zeigen lassen.

Sind Sie Arzt, Physiotherapeut, Heilpraktiker, Gesundheits-Coach?

Möchten Sie Menschen, die Schmerzen haben, auf natürliche und hochwirksame Art helfen können? Möchten Sie Menschen, die nach herkömmlicher Einschätzung als austherapiert gelten, trotzdem in die Schmerzfreiheit begleiten? Dann erlernen Sie unsere Therapie in der viertägigen Intensivausbildung: Sie können dann unsere 72 Osteopressur-

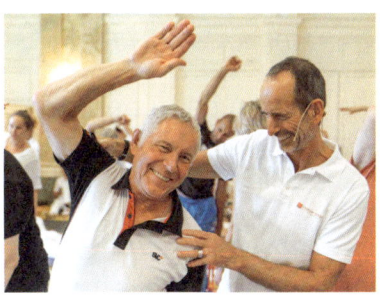

Unsere Ausbildung

373

punkte einsetzen und unsere speziellen 27 Liebscher-&-Bracht-Übungen anleiten – denn sie bilden die Grundlage für dauerhafte Schmerzfreiheit.

Wir arbeiten mit unseren Patienten immer auf Augenhöhe zusammen, um gemeinsam zu erleben wie Schmerzfreiheit auch nach vielen leidvollen Jahren wieder möglich sein kann. Es gibt nichts Schöneres, als regelmäßig zu erleben, wie glücklich Menschen sind, die sich endlich wieder schmerzfrei bewegen können.

Ausbildungstermine finden Sie unter *www.liebscher-bracht. com/aus-und-fortbildung*. Weitere Informationen erhalten Sie von unserem Serviceteam unter der Telefonnummer (06172) 1 39 59 89.

Hilfsmittel zur Selbsthilfe – Antworten auf Ihre Fragen

Unsere Hilfsmittel bekommen Sie im Onlineshop

Bei Fragen zu unseren Hilfsmitteln (Übungs-DVD mit den 27 therapeutischen 3-Schritt-Übungen für Schmerzen am ganzen Körper, Faszienrollen, Übungsschlaufe, Premium-Nahrungsergänzungsmittel, Online-Schmerzcoach) besuchen Sie bitte unseren Onlineshop unter *www.liebscher-bracht.com* oder rufen Sie unser Serviceteam an unter (06172) 1 39 59 89.

Unsere Mitgliedschaft

Als Mitglied bei Liebscher & Bracht haben Sie vollen Zugriff auf unsere jeweils aktuellen Unterstützungsprogramme für Ihre Schmerzfreiheit. Die Mitgliedschaft enthält fast 1.000 Übungsvideos mit 4-Wochen-Programmen für die häufigsten Schmerzzustände, Langzeit-Übungsprogramme mit individuell wechselnden Übungen für alle Schmerzbereiche oder den ganzen Körper, ein Schmerztagebuch – alles, was Sie benötigen, um ein schmerzfreies Leben zu führen.

Wollen Sie dazu beitragen, die Volkskrankheit Rückenschmerzen abzuschaffen?

Unsere Vision

Wir laden Sie ein, dabei zu sein: Werden Sie Teil unserer Vision, jedem Menschen die Chance auf ein schmerzfreies Leben zu ermöglichen.

Unser Ziel ist, dass alle Menschen frei von Rückenschmerzen aber auch den anderen heute am häufigsten auftretenden Schmerzen leben können. Dass sie die Macht über sich erhalten, selbst ihre Schmerzen beseitigen zu können und ein Leben lang frei davon zu bleiben. Dass das fast immer – von nur wenigen Ausnahmen abgesehen – möglich ist, steht für uns nach 30 Jahren Forschung und Erfahrung fest. Wir haben eine feste Vorgehensweise ausgearbeitet – quasi ein Rezeptbuch geschrieben –, wie welcher Schmerz dauerhaft beseitigt werden kann. Jetzt müssen nur noch alle Menschen davon erfahren. Das ist seit Jahren unsere wichtigste Aufgabe. Wir nutzen dafür sehr intensiv die sozialen Medien, halten Vorträge, schreiben Bücher, Artikel für Zeitungen, geben Interviews, treten im Fernsehen und im Rundfunk auf und bauen unseren Betreuungsservice immer weiter aus.

Damit wollen wir die herkömmlichen medizinisch-therapeutischen Vorgehensweisen mit unserer neuen, auf natürliche Weise wirkenden ergänzen. Eine – davon sind wir von ganzem Herzen überzeugt –, die Hoffnung gibt und die Lösungen bereithält für das Ende der Rückenschmerzen. Und die darüber hinaus auch die meisten der anderen – herkömmlich für unausweichlich und schicksalhaft gehaltenen – Schmerzzustände abzuschaffen in der Lage ist.

Helfen Sie uns, dieses große Ziel so schnell wie möglich zu erreichen. Wenn Sie begeistert sind von dem Gedanken, an diesem Jahrhundert-Gesundheitsprojekt mitzuwirken, dann lesen Sie bitte weiter und setzen Sie unsere Vorschläge in Ihrem Bereich um. Denn nichts unterstützt uns mehr dabei, dieses Wissen zu verbreiten, als ein begeisterter Patient, dem wir helfen konnten.

Heilendes Wissen verbreiten

Erzählen Sie, was Sie über unsere Schmerztherapie gelesen und was Sie dabei erlebt haben

Sehr viele Menschen leiden völlig umsonst. Ob an Rücken- oder anderen Schmerzen, sie wissen einfach noch nichts von den

Möglichkeiten, sich mit einfachen Übungen und Techniken selbst helfen zu können. Und sie wissen noch nichts über unsere Schmerztherapie. Deswegen können Sie die Verwirklichung unserer Vision »Ein schmerzfreies Leben für jeden Menschen« am besten dadurch unterstützen, dass Sie allen Menschen von uns und unseren Selbsthilfe-Übungen erzählen. So kann sich jeder Mensch selbst von der Wirksamkeit überzeugen.

Unsere Vision: ein schmerzfreies Leben für jeden, ohne Medikamente und Operationen

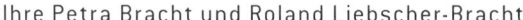

Damit ist dieses Buch zu Ende. Aber wir lassen Sie nicht allein. Sie nicht und auch nicht die Millionen Menschen, die nach wie vor völlig unnötig an Rückenschmerzen leiden. Wann immer Sie Probleme haben, nicht weiterwissen, als austherapiert gelten, kurz vor einer Operation stehen, weil es keine Lösung mehr zu geben scheint – melden Sie sich bei uns, nehmen Sie Kontakt mit uns auf. Fast immer gibt es eine überraschende Lösung.

Und damit wünschen wir Ihnen alles erdenklich Gute und Schöne und vor allem lebenslange Schmerzfreiheit.

Ihre Petra Bracht und Roland Liebscher-Bracht

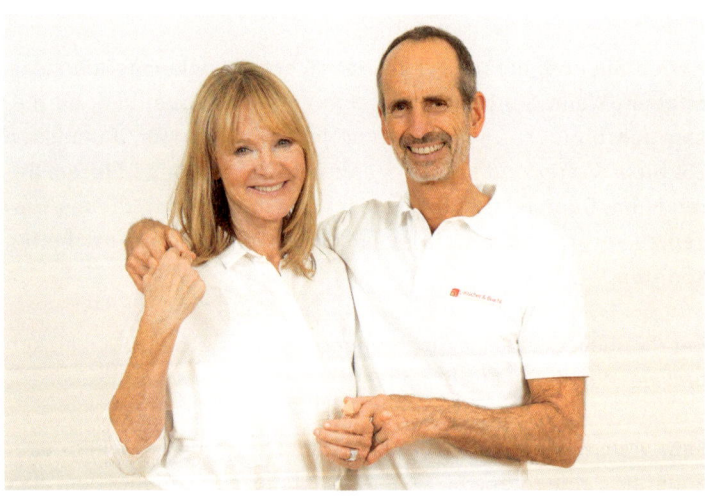

Weitere Angebote zu Ihrer Unterstützung

Weitere Bücher der Autoren

BioTuning: Leichter leben (Paperback)
BioTuning: Coaching für ein leichteres Leben (Taschenbuch)
Der SchmerzCode: Die Schmerzsprache des Körpers ist
    entschlüsselt
Rolle dich schmerzfrei: Das Faszien-Rollen nach Liebscher &
    Bracht
FaYo – das Faszien-Yoga: Die enorme Heilkraft des Binde-
    gewebes nutzen
Intervallfasten: Für ein langes Leben – schlank und gesund
Die Arthrose-Lüge: Warum die meisten Menschen völlig
    umsonst leiden und was Sie dagegen tun können

DVDs

Schmerzfrei – Die neue Liebscher-&-Bracht-DVD mit
    27 Übungen für den ganzen Körper

YouTube-Kanäle

YouTube-Kanal: Die Schmerzspezialisten – rund ums Thema
    Schmerzen
YouTube-Kanal: Dr. Petra Bracht – rund ums Thema Gesundheit
YouTube-Kanal: FaYo – Das Faszien-Yoga

Schmerzfrei-Produkte und Übungshilfen
von Liebscher & Bracht

Alle Produkte erhalten Sie in unserem Internetshop:
www.liebscher-bracht.com

Schmerzfrei-Drücker: 11-teiliges Selbstbehandlungs-Set für
die Light-Osteopressur

(Griff und Standkegel aus Holz; Spitze – Rundspitze –
Flachspitze in jeweils weich, mittel und hart)

4er-Set für die Faszien-Rollmassage
(Medi-Rolle, Medi-Kugel, Mini-Rolle, Mini-Kugel, Übungs-DVD)

2er-Set für die Rollmassage
(Maxi-Rolle, Kugel-Rolle, Übungs-DVD)

Übungsschlaufe
(Dreiteilige Übungsschlaufe zur leichteren Durchführung der
Übungen)

Vitalstoffe Spezial:
Basen-Plus: Das Kombipräparat zum Entsäuern und Entgiften
Vital-Plus: Rundumversorgung mit hochwertigen Vitaminen,
    Mineralstoffen und Spurenelementen
Gelenk-Plus: Nährstoffe für Ihre Faszien, Gelenke, Knorpel und
    Bandscheiben

Ihr direkter Kontakt zu uns

Liebscher-&-Bracht-Büro in Bad Homburg
Kaiser-Friedrich-Promenade 111
61348 Bad Homburg
Telefon: 0049 (0)6172 – 1 39 59 89
E-Mail: info@liebscher-bracht.com
Internet: www.liebscher-bracht.com

Schmerzfrei- und Gesundheitszentrum Liebscher & Bracht
Dr. med. Petra Bracht
Kaiser-Friedrich-Promenade 83 / Kisseleffstraße 10
61348 Bad Homburg
Telefon: 0049 (0)6172 – 17 10 50
E-Mail: info@drpetrabracht.de
Internet: www.drpetrabracht.de

Autoren und Experten, die Sie weiterbringen

Die Zeiten ändern sich. Statt Ihnen eine lange Titelliste vorzulegen, nennen wir Ihnen einfach die Autoren und Experten auf ihrem Gebiet, deren Bücher oder Wissen wir Ihnen empfehlen können. Gehen Sie bitte ins Internet oder den Buchhandel und schauen Sie, was diese Autoren veröffentlicht haben. Sie sind teilweise für Meilensteine unserer Erkenntnisse mitverantwortlich.

Prof. Dr. Robert. O. Becker – Körperelektrizität
Prof. Dr. Colin Campbell – Geeignete Ernährung
Prof. Dr. Gerald Hüther – Neurobiologie und Gehirnforschung
Prof. Dr. Keith Ronald Kernspecht – Philosophie,
    Psychologie und Technik der Kampfkunst
Prof. Dr. Claus Leitzmann – Ernährungswissenschaften,
    Ernährungsökologie
Prof. Dr. Vladimir Nazarow – Kapillardurchflutung
Prof. Dr. Alfred Pischinger – Zwischenzellraum
Prof. Gerald Pollack – Wasser, sein vierter Aggregatzustand
Prof. Dr. Lothar Wendt – Eiweißspeicherkrankheit
Prof. Dr. Ulrich Warnke – Menschliche Felder
Dr. Max Bircher-Benner – Rohkosternährung
Dr. Johanna Budwig – Budwig-Therapie, Lein-Öl
Dr. Norman Doidge – Gehirn und Neuroplastizität
Dr. Max Gerson – Krebs mit Ernährung heilen
Dr. Michael Greger – Krankheiten und Ernährung
Dr. Caldwell B. Esselstyn – Herzgesundheit und Ernährung
Dr. Robert Schleip – Faszienforschung
Dr. Arthur Fernandez Coca – Pulstest
Dr. Werner Kollath – Vorreiter pflanzliche Ernährung
Mag. Norbert Fuchs – Nährstoffmedizin
Christian Blank – Baubiologe unseres Vertrauens
Harvey und Marilyn Diamond – Fit fürs Leben
Bruce Lipton – Epigenetik
Wolfgang Maes – Elektrosmog, Baubiologie
Tom Meyers – Faszienzüge
Wilhelm Reich – Psyche und Bewegung
Swami Sivananda – Yoga

Danke von Herzen

An die vielen, nicht alle beim Namen zu nennenden Helferinnen und Helfer, ohne die dieses Buch nie hätte entstehen können und von denen wir viel lernen durften. Allen voran an unsere Patientinnen und Patienten, an unsere Fans in den sozialen Medien, an die Teilnehmerinnen und Teilnehmer an unseren Liebscher-&-Bracht-Übungsgruppen, den Schmerztherapie-Ausbildungen sowie den Trainerkursen und Übungsgruppen im Faszien-Yoga.

Danke an die Partnerinnen und Partner unseres Therapeuten-Netzwerkes, an unsere Dozentinnen und Dozenten, die mit vollem Einsatz unsere Inhalte lehren, an unsere vielen engagierten Mitarbeiterinnen und Mitarbeiter in der Liebscher-&-Bracht-Zentrale in Bad Homburg, die unsere Ideenflut immer wieder aushalten und umsetzen, sowie an unsere Dienstleiterinnen und Dienstleister aus den unterschiedlichsten Fachgebieten. Ohne sie alle und ihr Engagement für eine schmerzfreie, gesunde Welt in Bewegung, ohne ihr Spezialwissen und ihren unermüdlichen Einsatz könnten wir das alles nicht auf die Beine stellen und immer weiterentwickeln.

Danke auch an die Forscherinnen und Forscher im Bereich Faszien, Gehirn und Stammzellen für ihre nie endenden, stetig weitergehenden neuen Erkenntnisse, durch die wir immer besser verstehen, was wir tun.

Danke an unsere Lehrer und Mentoren Prof. Dr. Roland Kernspecht und Prof. Dr. Claus Leitzmann, die wegweisend für unsere Arbeit waren und sind.

Danke an Random House für die vertrauensvolle Zusammenarbeit beim mittlerweile vierten Buch und für die fürsorgliche und superkompetente Betreuung. An Monika König als Verlagsleiterin des Mosaik-Verlags und an Johannes Engelke, unseren Lektor, mit dem die Zusammenarbeit viel Spaß macht, weil alles möglich ist, sowie an Frau Gillich-Beltz, unserer Redakteurin, deren wertvolle Kürzungen unser ausuferndes Informationsbedürfnis wunderbar kanalisieren.

Größter Dank an unseren Sohn Raoul, Geschäftsführer von Liebscher & Bracht, der in seinen jungen Jahren wahre Welten bewegt, um uns in unserem Tun für die Menschen zu unterstützen. Ohne den Rücken durch ihn frei zu haben – wobei ihm unser bester Freund Peter Hoenderop tatkräftig zur Seite steht –, hätten wir keine Chance.

Und alles Danke nach oben, denn ohne diese Unterstützung könnte das alles nicht sein – nicht in der Vergangenheit, nicht heute und nicht in der Zukunft.

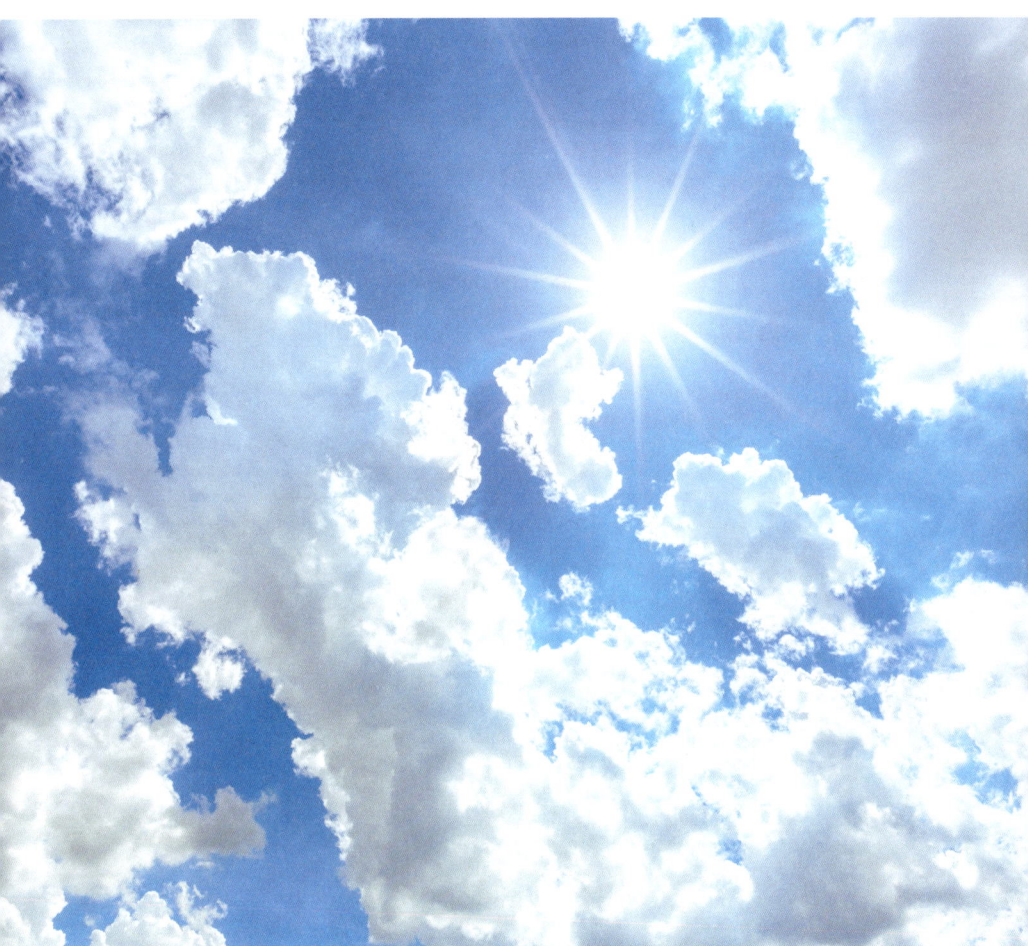

Anhang

Quellenverweise

1. Marschall, J., Hildebrandt, S., Zich, K., Tisch, T., Sörensen, J. und Nolting, H.D. (2018). Gesundheitsreport 2018. *DAK*. Zuletzt abgerufen (am 15.05.2018 um 07:44) von: *https://www.dak.de/dak/download/gesundheitsreport-1970354.pdf*
2. Raspe, H. (2012). Rückenschmerzen. Gesundheitsberichterstattung des Bundes. *Robert Koch-Institut*, Berlin. Zuletzt abgerufen (am 15.07.2018 um 15:14) von: *https://www.rki.de/DE/Content/Gesundheitsmonitoring/ Gesundheitsberichterstattung/GBEDownloadsT/rueckenschmerzen.pdf?__blob=publicationFile*
3. Wenig, C.M., Schmidt, C.O., Kohlmann, T. und Schweikert, B. (2009). Costs of back pain in Germany. *European Journal of Pain*, 13, 280–286.
4. Marschall, J., Hildebrandt, S., Zich, K., Tisch, T., Sörensen, J. und Nolting, H.D. (2018). Gesundheitsreport 2018. *DAK*. Zuletzt abgerufen (am 15.05.2018 um 07:44) von: *https://www.dak.de/dak/download/gesundheitsreport-1970354.pdf*
5. Straube, S., Harden, M., Schröder, H., Arendacka, B., Fan, X., Moore, R.A. und Friede, T. (2016). Back schools for the treatment of chronic low back pain: possibility of benefit but no convincing evidence after 47 years of research— systematic review and meta-analysis. *Pain*, 157 (10), 2160–2172.
6. Simmank, J. (2018). Haste mal 'ne Ibu? *Zeit*. Zuletzt abgerufen (am 07.07.2018 um 19:33) von: *https://www.zeit.de/wissen/gesundheit/2018-01/schmerz mittel-ibuprofen-aspirin-gesundheit*
7. Zich, K. und Tisch, T. (2017). Faktencheck Rücken. Rückenschmerzbedingte Krankenhausaufenthalte und operative Eingriffe – Mengenentwicklung und regionale Unterschiede. *Bertelsmann-Stiftung*. Zuletzt abgerufen (am 15.07.2018 um 12:23) von: *https://www.bertelsmann-stiftung.de/fileadmin/ files/BSt/Publikationen/GrauePublikationen/VV_FC_Rueckenoperationen_Studie_dt_final.pdf*
8. Ilgen, M. A., Kleinberg, F., Ignacio, R.V., Bohnert, A.S., Valenstein, M., McCarthy, J.F., Blow, F.C. und Katz, I.R. (2013). Noncancer Pain Conditions and Risk of Suicide. *JAMA Psychiatry*, 70 (7), 692–697.
9. Penttinen, J. (1995). Back pain and risk of suicide among Finnish farmers. Am J Public Health, 85 (10), 1452–1453.
10. Peikert, D. (2017). Kein Schmerzmittel sollte frei verkäuflich sein. *FAZ*. Zuletzt abgerufen (am 15.07.2018 um 09:39) von: *http://www.faz.net/aktuell/ gesellschaft/gesundheit/schmerztherapeut-ueber-die-gefahr-von-ibuprofen-15202284.html*
11. *https://www.liebscher-bracht.com/schmerztherapeuten-finden* (zuletzt abgerufen am 11.07.2018 um 09:54)
12. Henschke, N., Maher, C.G., Refshauge, K.M., Herbert, R.D., Cumming, R.G., Bleasel, J., York, J., Das, A. und McAuley, J.H. (2009). Prevalence of and screening for serious spinal pathology in patients presenting to primary

care settings with acute low back pain. *Arthritis Rheumatology.* 60 (10), 3072–3080.

13. http://euromarcom.de/2017/09/die-arthrose-luege-an-der-spitze-der-bestsellerliste (zuletzt abgerufen am 13.07.2018 um 11:24)

14. Hoy, D., Bain, C., Williams, G., March, L., Brooks, P., Blyth, F., Woolf, A., Vos, T. und Buchbinder, R. (2012). A systematic review of the global prevalence of low back pain. *Arthritis Rheum,* 64 (6), 2028–2037.

15. Carter, G.T., Duong, V., Ho, S., Ngo, K.C., Greer, C.L. und Weeks, D.L. (2014). Side effects of commonly prescribed analgesic medications. *Phys Med Rehabil Clin N Am,* 25 (7), 457–470.

16. Andrade, N.S., Flynn, J.P. und Bartanusz, V. (2013). Twenty-year perspective of randomized controlled trials for surgery of chronic nonspecific low back pain: citation bias and tangential knowledge. *Spine J,* 13 (11), 1698–1704.

17. Marschall, J., Hildebrandt, S., Zich, K., Tisch, T., Sörensen, J. und Nolting, H.D. (2018). Gesundheitsreport 2018. *DAK.* Zuletzt abgerufen (am 15.05.2018 um 07:44) von: *https://www.dak.de/dak/download/gesundheitsreport-1970354.pdf*

18. *https://www.youtube.com/channel/UCt3pGaMM9F4OMcD-SnAymOg* (zuletzt abgerufen am 28.06.2018 um 08:44)

19. https://lie-br.de/patienten-erfahrungen (zuletzt abgerufen am 19.07.2018 um 15:15)

20. Lazarou, J., Pomeranz, B.H. und Corey, P.N. (1998). Incidence of adverse drug reactions in hospitalized patients: a meta-analysis of prospective studies. *JAMA,* 279 (15), 1200–1205.

21. Starfield, B. (2000). Is US health really the best in the world? *JAMA,* 284 (4), 483–485.

22. Klevens, R.M., Edwards, J.R, Richards, C.L. Jr., Horan, T.C., Gaynes, R.P., Pollock, D.A. und Cardo, D.M. (2007). Estimating health care-associated infections and deaths in U.S. hospitals, 2002. *Public Health Rep,* 122 (2), 160–166.

23. Leape, L.L. und Berwick, D.M. (2005). Five years after To Err Is Human: what have we learned? *JAMA,* 293 (19), 2384–2390.

24. Soleimanian, A. (2007). DGCH fördert wissenschaftliche Prüfung von Wirksamkeit und Nutzen in der Chirurgie. *BNC – Berufsverband Niedergelassener Chirurgen.* Zuletzt abgerufen (am 19.06.2018 um 10:10) von: http://archiv.bncev.de/index.htm?/aktuell_07/dezember07/20001_071206_a.htm

25. Howes, N., Chagla, L., Thorpe, M. und McCulloch, P. (1997). Surgical practice is evidence based. *Br J Surg,* 84 (9), 1220–1223.

26. Meshikhes, A.W. (2015). Evidence-based surgery: The obstacles and solutions. *Int J Surg,* 18, 159–162.

27. Schiltenwolf, M., Loew, M., Roesler, H. und Rompe, G. (1994). Der Facharzt für Orthopädie als (fiktiver) Patient – Akzeptanz und Zumutbarkeit orthopädischer Operationsindikationen aus seiner Sicht. *Orthopädische Praxis,* 30, 754–758.

28. Mannion, A.F., Brox, J.I. und Fairbank, J.C. (2013). Comparison of spinal fusion and nonoperative treatment in patients with chronic low back pain: long-term follow-up of three randomized controlled trials. *Spine J,* 13 (11), 1438–1448.

29. Signorell, G. (2018). Glaubenskrieg um neue Arthrose-Therapie. *Beobachter.* Zuletzt abgerufen (am 28.06.2018 um 08:44) von: *https://www.beobachter.ch/*

gesundheit/medizin-krankheit/umstrittene-therapie-glaubenskrieg-um-neue-arthrose-therapie

30. www.liebscher-bracht.com/wp-content/uploads/2017/02/wirksamkeit_der_liebscher_und_bracht_-schmerztherapie_im_wissenschaftlichen_focus.pdf [zuletzt abgerufen am 22.07.2018 um 09:44]

31. www.youtube.com/watch?time_continue=2undv=61TbYszgBPk [zuletzt abgerufen am 14.06.2018 um 17:44]

32. Tobolski, O. (2013). Schmerztherapie nach Liebscher und Bracht. Behandlung von Schmerzsyndromen bei sportlich aktiven Patienten. *Medicalsports network*. Zuletzt abgerufen (am 21.07.2018 um 18:59) von: https://www.liebscher-bracht.com/wp-content/uploads/2017/02/medicalsports-network.pdf

33. www.liebscher-bracht.com/interwiev-tobolski [zuletzt abgerufen am 09.07.2018 um 14:19]

34. Van der Woude, A.D., Wiegant, K., Van Roermund, P.M., Intema, F., Custers, R.J.H., Eckstein, F., Van Laar, J.M., Mastbergen, S.C. und Lafeber, F.P.J.G. (2017). Five-Year Follow-up of Knee Joint Distraction: Clinical Benefit and Cartilaginous Tissue Repair in an Open Uncontrolled Prospective Study. *Cartilage*, 8 (3), 263–271.

35. Gammel, G. (2011). Dokumentation der LNB Schmerztherapie bei Ausbildungsveranstaltungen (Schmerzseminare). Zuletzt abgerufen (am 19.07.2018 um 10:42) von: https://www.liebscher-bracht.com/wp-content/uploads/2017/02/biometrischer_bericht_lnb.pdf

36. Lehman, R. und Loder, E. (2012). Missing clinical trial data. *BMJ*, 344, 8158.

37. Henschke, N., Maher, C.G., Refshauge K.M., Herbert, R.D., Cumming, R.G., Bleasel, J., York, J., Das, A. und McAuley, J.H. (2009). Prevalence of and screening for serious spinal pathology in patients presenting to primary care settings with acute low back pain. *Arthritis Rheumatology*, 60 (10), 3072–3080.

38. Rando, T.A. und Chang, H.Y. (2012). Aging, rejuvenation, and epigenetic reprogramming: resetting the aging clock. *Cell*, 148 (1–2),46–57.

39. Brunet, A. und Berger, L.S. (2014). Epigenetics of Aging and Aging-related Disease. *J Gerontol A Biol Sci Med Sci*, 69 (1), 17–20.

40. Altaf, F., Heran, M.K. und Wilson, L.F. (2014). Back pain in children and adolescents. *Bone Joint J*, 96 (6), 717–723.

41. Marschall, J., Hildebrandt, S., Zich, K., Tisch, T., Sörensen, J. und Nolting, H.D. (2018). Gesundheitsreport 2018. *DAK*. Zuletzt abgerufen (am 20.07.2018 um 08:22) von: https://www.dak.de/dak/download/gesundheitsreport-1970354.pdf

42. Jensen, M.C., Brant-Zawadzki, M.N., Obuchowski, N., Modic, M.T., Malkasian, D. und Ross, J.S. (1994). Magnetic resonance imaging of the lumbar spine in people without back pain. *N Engl J Med*, 331 (2), 69–73.

43. Deyo, R.A., Rainville, J. und Kent, D.L. (1992). What Can the History and Physical Examination Tell Us About Low Back Pain? *JAMA*, 268 (6), 760–765.

44. Hoy, D., March, L., Brooks, P., Woolf, A., Blyth, F., Vos, T. und Buchbinder R. (2010). Measuring the global burden of low back pain. *Best Pract Res Clin Rheumatol*, 24 (2), 155–165.

45. Baber, Z. und Erdek, M.A. (2016). Failed back surgery syndrome: current perspectives. *J Pain Res*, 9, 979–987.

46. Thomson, S. (2013). Failed back surgery syndrome – definition, epidemiology and demographics. *Br J Pain*, 7 (1), 56–59.

47. Inoue, S., Kamiya, M., Nishihara, M., Arai, Y.C.P., Ikemoto, T. und Ushida, T. (2017). Prevalence, characteristics, and burden of failed surgery syndrome: the influence of various residual symptoms on patient satisfaction and quality of life as assessed by a nationwide internet survey in Japan. *J Pain Res*, 10, 811–823.

48. Dvorak, J., Gauchat, M.H. und Valach, L. (1988). The outcome of surgery for lumbar disc herniation. I. A 4-17 years' follow-up with emphasis on somatic aspects. *Spine*, 13 (12), 1418–1422.

49. Chan, C.W. und Peng, P. (2011). Failed back surgery syndrome. *Pain Med*, 12 (4), 577–606.

50. Zich, K. und Tisch, T. (2017). Faktencheck Rücken. Rückenschmerzbedingte Krankenhausaufenthalte und operative Eingriffe – Mengenentwicklung und regionale Unterschiede. *Bertelsmann-Stiftung*. Zuletzt abgerufen (am 15.07.2018 um 12:23) von: *https://www.bertelsmann-stiftung.de/fileadmin/files/BSt/Publikationen/GrauePublikationen/VV_FC_Rueckenoperationen_Studie_dt_final.pdf*

51. Widder, B. (2009). Visualization of a myth – the new S3 guidelines for fibromyalgia syndrome. *Schmerz*, 23 (1), 72–74.

52. Finkenstädt, V. und Niehaus, F. (2015). Die Aussagekraft von Länderrankings im Gesundheitsbereich. Eine Analyse des Einflusses der Altersstruktur auf die OECD-Daten. *WIP*. Zuletzt abgerufen (am 09.07.2018 um 20:22) von: http://www.wip-pkv.de/fileadmin/DATEN/Veroeffentlichungen/Aussagekraft_von_Laenderrankings_im_Gesundheitsbereich.pdf

53. Turvey, M.T. und Fonseca, S.T. (2014). The medium of haptic perception: a tensegrity hypothesis. *J Mot Behav*, 46 (3), 143–187.

54. Ingber, D.E. (2008). Tensegrity and mechanotransduction. *J Bodyw Mov Ther*, 12 (3), 198–200.

55. Ingber, D.E., Wang, N. und Stamenovic, D. (2014). Tensegrity, cellular biophysics, and the mechanics of living systems. *Rep Prog Phys*, 77 (4), 046603.

56. Ofner, M., Kastner, A., Schwarzl, G., Schwameder, H., Alexander, N., Strutzenberger, G. und Walach, H. (2018). RegentK and Physiotherapy Support Knee Function after Anterior Cruciate Ligament Rupture without Surgery after 1 Year: A Randomized Controlled Trial. *Complement Med Res*, 25 (1), 30–37.

57. Tyrovola, J.B. (2015). The »Mechanostat Theory« of Frost and the OPG/RANKL/RANK System. *J Cell Biochem*, 116 (12), 2724–2729.

58. Amlacher, S. (2010). Inaktivitätsosteoporose – Liegen schafft Leiden. Österreichische Ärztezeitung. Zuletzt abgerufen (am 12.07.2018 um 09:33) von: *http://www.aerztezeitung.at/archiv/oeaez-2010/oeaez-22-25112010/inaktivitaetsosteoporose.html*

59. *www.youtube.com/watch?v=eWOlvOVKDxE* (zuletzt abgerufen am 22.07.2018 um 12:15)

60. Froböse, I. und Wallmann-Sperlich, B. (2015). Der DKV-Report »Wie gesund lebt Deutschland?« Zentrum für Gesundheit der deutschen Sporthochschule Köln. *DKV*. Zuletzt abgerufen (am 03.07.2018 um 12:52) von: *https://www.dkv.com/downloads/20150126-DKV-Report-2015-Wie-gesund-lebt-Deutschland.pdf*

61. Wilke, J., Schleip, R., Yucesoy, C.A. und Banzer, W. (1985). Not merely a protective packing organ? A review of fascia and its force transmission capacity. *J Appl Physiol*, 124 (1), 234–244.

62. Brinjikji, W., Luetmer, P.H., Comstock, B., Bresnahan, B.W., Chen, L.E., Deyo, R.A., Halabi, S., Turner, J.A., Avins, A.L., James, K., Wald, J.T., Kallmes, D.F. und Jarvik, J.G. (2015). Systematic literature review of imaging features of spinal degeneration in asymptomatic populations. *AJNR Am J Neuroradiol*, 36 (4), 811–816.

63. Michalsen, A. (2017). Heilen mit der Kraft der Natur. *Insel Verlag*, Berlin.

64. Burns, J.W., Gerhart, J.I., Bruehl, S, Post, K.M., Smith, D.A., Porter, L.S., Schuster, E., Buvanendran, A., Fras, A.M. und Keefe, F.J. (2016). Anger arousal and behavioral anger regulation in everyday life among people with chronic low back pain: Relationships with spouses responses and negative affect. *Health Psychol*, 35 (1), 29–40.

65. Ocañez, K.L., McHugh, R.K. und Otto, M.W. (2010). A meta-analytic review of the association between anxiety sensitivity and pain. *Depress Anxiety*, 27 (8), 760–767.

66. Hirsch, O., Strauch, K., Held, H., Redaelli, M., Chenot, J.F., Leonhardt, C., Keller, S., Baum, E., Pfingsten, M., Hildebrandt, J., Basler, H.D., Kochen, M.M., Donner-Banzhoff, N. und Becker, A. (2014). Low back pain patient subgroups in primary care: pain characteristics, psychosocial determinants, and health care utilization. Clin J Pain, 30 (12), 1023–1032.

67. Voerman, J.S., Vogel, I., De Waart, F., Westendorp, T., Timman, R., Busschbach, J.J., Van de Looij-Jansen, P. und De Klerk, C. (2015). Bullying, abuse and family conflict as risk factors for chronic pain among Dutch adolescents. *Eur J Pain*, 19 (10), 1544–1551.

68. Thompson, T., Keogh, E., French, C.C. und Davis R. (2008). Anxiety sensitivity and pain: generalisability across noxious stimuli. *Pain*, 134 (1–2), 187–196.

69. Pieh, C., Popp, R., Geisler, P. und Hajak G. (2011). Sleep and pain: a bi-directional relation? *Psychiatr Prax*, 38 (4), 166–170.

70. Harrison, L., Wilson, S. und Munafò, M.R. (2014). Exploring the associations between sleep problems and chronic musculoskeletal pain in adolescents: a prospective cohort study. *Pain Res Manag*, 19 (5), 139–145.

71. Coca, A. (1954). The pulse test. The secret of building your basic health. *Lyle Stuart*, New York.

72. Reinecke, H., Weber, C., Lange, K., Simon, M., Stein, C. und Sorgatz, H. (2015). Analgesic efficacy of opioids in chronic pain: recent meta-analyses. *Br J Pharmacol*, 172, (2), 324–333.

73. Heuch, I. und Foss, I.S. (2013). Acute low back usually resolves quickly but persistent low back pain often persists. *J Physiother*, 59 (2), 127.

74. Hassmen, P., Koivula, N. und Uutela. A. (2000). Physical exercise and psychological well-being: a population study in Finland. *Prev Med*, 30, 17–25.

75. Dunn, A.L., Trivedi, M.H. und O'Neil, H.A. (2001). Physical actvitiy dose-response effects on outcomes of depression and anxiety. *Med Sci Sports Exerc*, 33 (6), 587–597.

76. Ekkekakis, P., Hall, E.E., VanLanduyt, L.M. und Petruzzello, S.J. (2000). Walking in (affective) circles: can short walks enhance affect? *J Behav Med*, 23 (3), 245–275.

77. Paffenbarger, R.S., Lee, I.M. und Leung, R. (1994). Physical activity and personal characteristics associated with depression and suicide in American college men. *Acta Psychiatr Scand*, 377, 16–22.

78. Schuch, F.B., Vancampfort, D., Firth, J., Rosenbaum, S., Ward, P.B., Silva, E.S., Hallgren, M., Ponce De Leon, A., Dunn, A.L., Deslandes, A.C., Fleck, M.P., Carvalho, A.F. und Stubbs, B. (2018). Physical Activity and Incident Depression: A Meta-Analysis of Prospective Cohort Studies. *Am J Psychiatry*, 175 (7), 631–648.

79. Wilke, J., Schleip, R., Klingler, W. und Stecco, C. (2017). The Lumbodorsal Fascia as a Potential Source of Low Back Pain: A Narrative Review. *Biomed Res Int*, 2017, 5349620.

80. Schleip, R., Klingler, W. und Lehmann-Horn, F. (2005). Active fascial contractility: Fascia may be able to contract in a smooth muscle-like manner and thereby influence musculoskeletal dynamics. *Med Hypotheses*, 65 (2), 273–277.

81. Schleip, R., Naylor, I.L., Ursu, D., Melzer, W., Zorn, A., Wilke, H.J., Lehmann-Horn, F. und Klingler, W. (2006). Passive muscle stiffness may be influenced by active contractility of intramuscular connective tissue. *Med Hypotheses*, 66 (1), 66–71.

82. Straube, S., Harden, M., Schröder, H., Arendacka, B., Fan, X., Moore, R.A. und Friede, T. (2016). Back schools for the treatment of chronic low back pain: possibility of benefit but no convincing evidence after 47 years of research— systematic review and meta-analysis. *Pain*, 157 (10), 2160–2172.

83. Froböse, I. und Wallmann-Sperlich, B. (2015). Der DKV-Report »Wie gesund lebt Deutschland?« Zentrum für Gesundheit der deutschen Sporthochschule Köln. *DKV*. Zuletzt abgerufen (am 19.07.2018 um 08:35) von: *https://www.dkv.com/downloads/20150126-DKV-Report-2015-Wie-gesund-lebt-Deutschland.pdf*

84. Henschke, N., Maher, C.G., Refshauge K.M., Herbert, R.D., Cumming, R.G., Bleasel, J., York, J., Das, A. und McAuley, J.H. (2009). Prevalence of and screening for serious spinal pathology in patients presenting to primary care settings with acute low back pain. *Arthritis Rheumatology*, 60 (10), 3072–3080.

85. Jensen, M.C., Brant-Zawadzki, M.N., Obuchowski, N., Modic, M.T., Malkasian, D. und Ross, J.S. (1994). Magnetic resonance imaging of the lumbar spine in people without back pain. *N Engl J Med*, 331 (2), 69–73.

86. Raspe, H. (2012). Rückenschmerzen. Gesundheitsberichterstattung des Bundes. *Robert Koch-Institut*, Berlin. Zuletzt abgerufen (am 15.07.2018 um 14:14) von: *https://www.rki.de/DE/Content/Gesundheitsmonitoring/Gesundheitsberichterstattung/GBEDownloadsT/rueckenschmerzen.pdf?__blob=publicationFile*

87. Ellert, U., Neuhauser, H. und Roth-Isigkeit, A. (2007). Pain in children and adolescents in Germany: the prevalence and usage of medical services. Results of the German Health Interview and Examination Survey for Children and Adolescents (KiGGS). *Bundesgesundheitsblatt Gesundheitsforschung Gesundheitsschutz*, 50 (5-6), 711–717.

88. Krause, L. und Mauz, E. (2018). Headache, abdominal pain, and back pain in children and adolescents in Thuringia: Representative results of a regional module study in KiGGS wave 1. *Schmerz*, 32 (2), 105–114.

89. Intema, F., Van Roermund, P.M., Marijnissen, A.C., Cotofana, S., Eckstein, F., Castelein, R.M., Bijlsma, J.W., Mastbergen, S.C. und Lafeber, F.P. (2011). Tissue structure modification in knee osteoarthritis by use of joint distraction: an open 1-year pilot study. *Ann Rheum Dis*, 70 (8), 1441–1446

90. Ornish, D., Lin, J., Daubenmier, J., Weidner, G., Epel, E., Kemp, C., Magbanua, M.J., Marlin, R., Yglecias, L., Carroll, P.R. und Blackburn, E.H. (2008). Increased telomerase activity and comprehensive lifestyle changes: a pilot study. *Lancet Oncol*, 9 (11), 1048–1057.

91. Skordalakes, E. (2008). Telomerase and the benefits of healthy living. *Lancet Oncol*, 9 (11), 1023–1024.

92. Lightfoot, A.P. und Cooper, R.G. (2016). The role of myokines in muscle health and disease. *Curr Opin Rheumatol*, 28 (6), 661–666.

93. Pedersen, B.K., Akerström, T.C., Nielsen, A.R. und Fischer, C.P. (2007). Role of myokines in exercise and metabolism. *J Appl Physiol*, 103 (3), 1093–1098.

94. Nielsen, S. und Pedersen, B.K. (2008). Skeletal muscle as an immunogenic organ. *Curr Opin Pharmacol*, 8 (3), 346–351.

95. Simon, S. (2015). World Health Organisation Says Processed Meat Causes Cancer. *American Cancer Society*. Zuletzt abgerufen (am 03.07.2018 um 12:49) von: *https://www.cancer.org/latest-news/world-health-organization-says-processed-meat-causes-cancer.html*

96. Adam, O., Beringer, C., Kless, T., Lemmen, C., Adam, A., Wiseman, M., Adam, P., Klimmek, R. und Forth, W. (2003). Antiinflammatory effects of a low arachidonic acid diet and fish oil in patients with rheumatoid arthritis. *Rheumatol Int*, 23, 27–36.

97. Pattison, D.J., Symmons, D.P., Lunt, M., Welch, A., Luben, R., Bingham, S.A., Khaw, K.T., Day, N.E. und Silman, A.J. (2004). Dietary risk factors for the development of inflammatory polyarthritis. *Arthritis Rheuma,* 50, 380–412

98. Lischka, E. und Lischka, N. (2005). Lebenslust durch Fasten. Regeneration für Körper und Seele. *Dr. Lischka-Verlag*, Bad Brückenau.

99. Ganmaa, D. und Sato, A. (2005). The possible role of female sex hormones in milk from pregnant cows in the development of breast, ovarian and corpus uteri cancers. *Med Hypotheses*, 65 (6), 1028–1037.

100. Qin, L.Q., Wang, P.Y., Kaneko, T., Hoshi, K. und Sato, A. (2004). Estrogen: one of the risk factors in milk for prostate cancer. *Med Hypotheses*, 62 (1), 133–142.

101. Zur Hausen, H. und De Villiers, E.M. (2015). Dairy cattle serum and milk factors contributing to the risk of colon and breast cancers. *Int J Cancer*, 137 (4), 959–967.

102. Masley, S.C., Masley, L.V. und Gualtieri, C.T. (2012). Effect of Mercury Levels and Seafood Intake on Cognitive Function in Middle-aged Adults. *Integrative Medicine*, 11 (3), 32–40.

103. Manning, T.M., Roach, A.C., Edge, K.J. und Ferrell, D.J. (2017). Levels of PCDD/Fs and dioxin-like PCBs in seafood from Sydney Harbour, Australia. *Environ Pollut*, 224, 590–596.

104. Vogel, R.A., Corretti, M.C. und Plotnick, G.D. (1997). Effects of single high-fat meal on endothelial function in healthy subjects. *Am J Cardiol*, 79 (3), 350–354.

105. Ornish, D., Brown, S.E., Scherwitz, L.W., Billings, J.H., Armstrong, W.T., Ports, T.A., McLanahan, S.M., Kirkeeide, R.L., Brand, R.J. und Gould, K.L. (1990). Can lifestyle changes reverse coronary heart disease? The Lifestyle Heart Trial. *Lancet*, 336 (8708), 129–133.

106. Ornish, D., Scherwitz, L.W., Billings, J.H., Brown, S.E., Gould, K.L., Merritt, T.A., Sparler, S., Armstrong, W.T., Ports, T.A., Kirkeeide, R.L., Hogeboom, C. und

Brand, R.J. (1998). Intensive lifestyle changes for reversal of coronary heart disease. *JAMA*, 280 (23), 2001–2007.

107. Karjalainen, J., Martin, J.M., Knip, M., Ilonen, J., Robinson, B.H., Savilahti, E., Akerblom, H.K. und Dosch, H.M. (1992). A bovine albumin peptide as a possible trigger of insulin-dependent diabetes mellitus. *N Engl J Med*, 327 (5), 302–307.

108. Naik, R.G. und Palmer, J.P. (1999). Preservation of beta-cell function in Type 1 diabetes. *Diabetes Rev*, 7, 154–182.

109. Akerblom, H.K. und Knip, M. (1998). Putative environmental factors and Type 1 diabetes. *Diabetes Metabolism Revs*, 14, 31–67.

110. Lempainen, J., Tauriainen, S., Vaarala, O., Mäkelä, M., Honkanen, H., Marttila, J., Veijola, R., Simell, O., Hyöty, H., Knip, M. und Ilonen, J. (2012). Interaction of enterovirus infection and cow`s milk based formula nutrition in type 1 diabetes-associated autoimmunity. *Diabetes Metab Res Rev*, 28 (2), 177–185.

111. Fraser, G.E. (2009). Vegetarian diets: what do we know of their effects on common chronic diseases? *Am J Clin Nutr*, 89 (5), 1607–1612.

112. Hofe, C.R., Feng, L., Zephyr, D., Stromberg, A.J., Hennig, B. und Gaetke, L.M. (2014). Fruit and vegetable intake, as reflected by serum carotenoid concentrations, predicts reduced probability of polychlorinated biphenyl-associated risk for type 2 diabetes: National Health and Nutrition Examination Survey 2003–2004. *Nutr Res*, 34 (4), 285–293.

113. Ley, S.H., Hamdy, O., Mohan, V. und Hu, F.B. (2014). Prevention and management of type 2 diabetes: dietary components and nutritional strategies. *Lancet*, 383 (9933), 1999–2007.

114. Agranoff, B.W. und Goldberg, D. (1974). Diet and the geographical distribution of multiple sclerosis. *Lancet*, 2 (7888), 1061–1066.

115. Lauer, K. (1997). Diet and multiple sclerosis. *Neurology*, 49 (2), 55–61.

116. Malosse, D., Perron, H., Sasco, A. und Seigneurin, J.M. (1992). Correlation between milk and dairy product consumption and multiple sclerosis prevalence: a worldwide study. *Neuroepidemiology*, 11 (4–6), 304–312.

117. Rohrmann, S., Linseisen, J., Nöthlings, U., Overvad, K., Egeberg, R., Tjønneland, A., Boutron-Ruault, M. C., Clavel-Chapelon, F., Cottet, V., Pala, V., Tumino, R., Palli, D., Panico, S., Vineis, P., Boeing, H., Pischon, T., Grote, V., Teucher, B., Khaw, K.T., Wareham, N.J., Crowe, F.L., Goufa, I., Orfanos, P., Trichopoulou, A., Jeurnink, S.M., Siersema, P.D., Peeters, P.H., Brustad, M., Engeset, D., Skeie, G., Duell, E.J., Amiano, P., Barricarte, A., Molina-Montes, E., Rodríguez, L., Tormo, M.J., Sund, M., Ye, W., Lindkvist, B., Johansen, D., Ferrari, P., Jenab, M., Slimani, N., Ward, H., Riboli, E., Norat, T. und Bueno-de-Mesquita, H. B. (2013). Meat and fish consumption and risk of pancreatic cancer: results from the European Prospective Investigation into Cancer and Nutrition. *Int J Cancer*, 132 (3), 617–624.

118. De Ceglie, A., Fisher, D.A., Filiberti, R., Blanchi, S. und Conio, M. (2011). Barrett's esophagus, esophageal and esophagogastric junction adenocarcinomas: the role of diet. *Clin Res Hepatol Gastroenterol*, 35 (1), 7–16.

119. Navarro, S.A., Mayne, S.T., Risch, H., Gammon, M.D., Vaughan, T.L., Chow, W.H., Dubrow, R., Schoenberg, J.B., Stanford, J.L., West, A.B., Rotterdam, H., Blot, W.J. und Fraumeni, J.F. Jr. (2008). Food group intake and risk of subtypes of esophageal and gastric cancer. *Int J Cancer*, 123 (4), 852–860.

120. Grant, W.B. (2016). Using Multicountry Ecological and Observational Studies to Determine Dietary Risk Factors for Alzheimer's Disease. *J Am Coll Nutr*, 35 (5), 476–489.

121. Abate, G., Marziano, M., Rungratanawanich, W., Memo, M. und Uberti, D. (2017). Nutrition and AGE-ing: Focusing on Alzheimer's Disease. *Oxid Med Cell Longev*, 2017, 7039816.

122. Grant, W.B. (2014). Trends in diet and Alzheimer's disease during the nutrition transition in Japan and developing countries. *J Alzheimers Dis*, 38 (3), 611–620.

123. Solfrizzi, V., Panza, F., Frisardi, V., Seripa, D., Logroscino, G., Imbimbo, B.P. und Pilotto, A. (2011). Diet and Alzheimer's disease risk factors or prevention: the current evidence. *Expert Rev Neurother*, 11 (5), 677–708.

124. Tsigos, C., Hainer, V., Basdevant, A., Finer, N., Fried, M., Mathus-Vliegen, E., Micic, D., Maislos, M., Roman, G., Schutz, Y., Toplak, H. und Zahorska-Markiewicz, B. (2008). Management of obesity in adults: European clinical practice guidelines. *Obes Facts*, 1 (2), 106–116.

125. Sun, J., Chu, Y.F., Wu, X. und Liu, R.H. (2002). Antioxidants and antiproliferative activities of common fruits. *J Agric Food Chem*, 50 (25), 7449–7454.

126. Olson, M.E., Andersson, C.S., Oredsson, S., Berglund, R.H. und Gustavson, K.E. (2006). Antioxidants levels and inhibition of cancer cell proliferation in vitro by extracts from organically and conventionally cultivated strawberries. *J Agric Food Chem*, 54 (4), 1248–1255.

127. Wang, L.S., Burke, C.A., Hasson, H., Kuo, C.T., Molmenti, C.L., Seguin, C., Liu, P., Huang, T.H., Frankel, W.L. und Stoner, G. D. (2014). A phase Ib study of the effects of black raspberries on rectal polyps in patients with familial adenomatous polyposis. *Cancer Prev Res*, 7 (7), 666–674.

128. Chen, T., Yan, F., Qian, J., Guo, M., Zhang, H., Tang, X., Chen, F., Stoner, G.D. und Wang, X. (2012). Randomized phase II trial of lyophilized strawberries in patients with dysplastic precancerous lesions of the esophagus. *Cancer Prev Res*, 5 (1), 41–50.

129. Saidane, O., Semerano, L. und Sellam, J. (2018). Could omega-3 fatty acids prevent rheumatoid arthritis? *Joint Bone Spine*, 1297–1319X (18), 30107–6.

130. Labrousse, V.F., Leyrolle, Q., Amadieu, C., Aubert, A., Sere, A., Coutureau, E., Grégoire, S., Bretillon, L., Pallet, V., Gressens, P., Joffre, C., Nadjar, A. und Layé, S. (2018). Dietary omega-3 deficiency exacerbates inflammation and reveals spatial memory deficits in mice exposed to lipopolysaccharide during gestation. *Brain Behav Immun*, S0889–1591 (18), 30220–4.

131. Coleman, H.G., Murray, L.J., Hicks, B., Bhat, S.K., Kubo, A., Corley, D.A., Cardwell, C.R. und Cantwell, M.M. (2013). Dietary fiber and the risk of precancerous lesions and cancer of the esophagus: a systematic review and meta-analysis. *Nutr Rev*, 71 (7), 474–482.

132. Nilson, M., Johnson, R., Ye, W., Hveem, K. und Lagergren, J. (2004). Lifestyle related risk factors in the aetiology of gastro-oesophageal reflux. *Gut*, 53 (12), 1730–1735.

133. Schleip, R., Zorn, A. und Klingler, W. (2010). Biomechanical Properties of Fascial Tissues and Their Role as Pain Generators. *J Musculoskeletal Pain*, 18 (4), 393–395.

134. Bracht, P. und Liebscher-Bracht, R. (2016). FaYo. Das Faszien-Yoga. Die enorme Heilkraft des Bindegewebes nutzen. *Arkana Verlag*, München.

135. Rodgers, M.A., Bowman, J.W., Liang, Q. und Jung JU. (2014). Regulation where autophagy intersects the inflammasome. *Antioxid Redox Signal*, 20 (3), 495–506.

136. Fung, J. und Moore, J. (2016). The complete guide to fasting. Heal your body through intermittent, alternate day and extended fasting. *VB*, Las Vegas.

137. Wegman, M.P., Guo, M.H., Bennion, D.M., Shankar, M.N., Chrzanowski, S.M., Goldberg, L.A., Xu, J., Williams, T.A., Lu, X., Hsu, S.I., Anton, S.D., Leeuwenburgh, C. und Brantly, M.L. (2015). Practicality of intermittent fasting in humans and its effect on oxidative stress and genes related to aging and metabolism. *Rejuvenation Res*, 18 (2), 162–172.

138. Zhu, Y., Yan, Y., Gius, D.R. und Vassilopoulos, A. (2013). Metabolic regulation of Sirtuins upon fasting and the implication for cancer. *Curr Opin Oncol*, 25 (6), 630–636.

139. Raffaghello, L., Safdie, F., Bianchi, G., Dorff, T., Fontana, L. und Longo, V.D. (2010). Fasting and differential chemotherapy protection in patients. *Cell Cycle*, 9 (22), 4474–4476.

140. Dorff, T.B., Groshen, S., Garcia, A., Shah, M., Tsao-Wie, D., Pham, H., Cheng, C.W., Brandhorst, S., Cohen, P., Wei, M., Longo, V. und Quinn, D.I. (2016). Safety and feasibility of fasting in combination with platinum-based chemotherapy. *BMC Cancer*, 10 (16), 360.

141. Safdie, F.M., Dorff, T., Quinn, D., Fontana, L., Wei, M., Lee, C., Cohen, P. und Longo. V.D. (2009). Fasting and cancer treatment in humans: A case series report. *Aging*, 1 (12), 988–1007.

142. Raffaghello, L., Safdie, F., Bianchi, G., Dorff, T., Fontana, L. und Longo, V.D. (2010). Fasting and differential chemotherapy protection in patients. *Cell Cycle*, 9 (22), 4474–4476.

143. Leitgeb, N. (2000). Machen elektromagnetische Felder krank? Strahlen, Wellen, Felder und ihre Auswirkungen auf unsere Gesundheit. *Springer*, Wien/New York.

144. Morgan, L.L., Miller, A.B., Sasco, A. und Davis, D.L. (2015). Mobile phone radiation causes brain tumors and should be classified as a probable human carcinogen (2A) (review). *Int J Oncol*, 46 (5), 1865–1871.

145. Hardell L, Carlberg M, Söderqvist F, Mild KH. (2013). Case-control study of the association between malignant brain tumours diagnosed between 2007 and 2009 and mobile and cordless phone use. *Int J Oncol*, 43 (6), 1833–1845.

146. Hardell, L., Carlberg, M., Söderqvist, F., Mild, K.H. und Morgan, L.L. (2007). Long-term use of cellular phones and brain tumours: increased risk associated with use for > or =10 years. *Occup Environ Med,* 64 (9), 626–632.

Glossar

Als kleine Hilfe finden Sie hier die wichtigsten Fachbegriffe kurz erklärt und zusammengestellt. Dazu ein Hinweis: Diese Definitionen geben die Meinung von Liebscher & Bracht wieder. Sie unterscheiden sich deshalb oft von der medizinisch-therapeutischen Mainstream-Meinung.

Alarmschmerz: Durch Liebscher & Bracht eingeführte Bezeichnung für die Schmerzen, die durch die zu hohen Spannungen der Muskeln und Faszien entstehen. Sie sind völlig getrennt vom Zustand der Struktur (Bandscheibenvorfall, Gleitwirbel, Facettengelenksarthrose) zu sehen. Sie können zwar zeitgleich zu diesen auftreten, sind aber nicht die Ursache.

Anamnese: Erfassung der Informationen durch Arzt oder Therapeut, die den Zustand, die Schmerzen oder die Krankheit des Patienten betreffen.

Ansteuerung/Ansteuerungsprogramme: Die Ansteuerung der Muskeln durch das Gehirn. Je öfter Bewegungen trainiert oder geübt werden, desto klarer und stärker werden diese Programme. Man spricht von Autobahnen. Neue Bewegungsmuster sind zunächst Trampelpfade, die mit zunehmender Nutzung immer besser ausgebaut werden.

Axialer Druck/axiale Kraft: Er entsteht, wenn die Kraft in Richtung der Mittellinie eines Knochens verläuft. Querkräfte verlaufen im rechten Winkel dazu.

Bandscheibenvorfall und -vorwölbung: Wenn die Belastung einer Bandscheibe zu hoch ist, wird deren Seitenwand so gedehnt, dass sie sich vorwölbt oder sogar reißt. Dies kann nur bei schnell stark ansteigenden Krafteinwirkungen (z. B. ruckartiges Heben einer Last aus dem Kofferraum des Autos) passieren. Bei langsamer Krafterhöhung würde der Körper durch einen Alarmschmerz oder Kraftlosigkeit warnen und solche Schädigungen dadurch verhindern.

Chronifizierung: Für die Autoren eines der größten Missverständnisse der Medizin. Sie tritt ein, wenn Schmerzen dauerhaft werden. Sie halten so lange an, weil sie nie ursächlich behandelt werden. Die Autoren erleben es täglich, dass so genannte chronische Schmerzen schon in der ersten Behandlung mit der Therapie nach Liebscher & Bracht auf 0 bis 30 Prozent der Intensität sinken.

Computertomografie/CT: Ein bildgebendes Verfahren der Radiologie. Dabei wird ein Computer genutzt, um Schnittbilder von Gewebeschichten zu erzeugen, die durch Röntgen gewonnen werden konnten. Die Röntgenbelastung ist dabei hoch.

Facettengelenke: Sie verbinden die Wirbelkörper der Wirbelsäule miteinander. Es sind deswegen Führungsgelenke, keine tragenden Gelenke. Sie übernehmen also bei der gesunden, physiologischen Belastung der Wirbelsäule keine oder nur minimale axiale Kräfte in Richtung der Längslinie.

Facettengelenksentzündung: Im Fall der zu starken Hohlkreuzbildung werden die Facettengelenke immer mehr mit axialen Kräften belastet. Dies führt zu einer Belastung der Gelenkflächen, die nicht genetisch vorgesehen ist. Dadurch verschleißt der Gelenkknorpel. Der Körper möchte ihn reparieren, deswegen entstehend entzündliche Heilungsprozesse. Diese Reparaturen können aber meist nicht abgeschlossen werden, da die Fehlbelastung bestehen bleibt. Dadurch werden sie »chronisch«. Normalisiert man die Hohlkreuzbildung, sinkt die Fehlbelastung und die Entzündung verschwindet, das heißt, die Reparatur kann abgeschlossen werden.

Faszien: Vereinfacht gesagt, bilden Faszien das Bindegewebe. Eine Art dreidimensionales Spinnennetz, das so umfassend und alles durchdringend ist, weil es alle unserer etwa 100 Billionen Zellen miteinander verbindet. Es gibt dem Körper seine Struktur und hält alles zusammen.

Fibroblasten: Vergleichbar mit kleinen »Spinnentierchen«, die das Netz der Faszien spinnen. Die Fibroblasten erzeugen die Fäden des Netzes, verbinden sie, trennen sie, verdicken sie, kurzum: Sie bauen das Fasziennetz. Der Baumeister aber ist unsere Bewegung. Deswegen ist das Fasziennetzwerk das Abbild unserer Bewegungsgewohnheiten.

Fibromyalgie: Eine Diagnose, die bei Patienten gestellt wird, die viele Schmerzzustände im Körper haben. Die herkömmliche Medizin hält Fibromyalgie für eine Krankheit, deren Symptome gelindert, aber nicht geheilt werden können. Für die Autoren ist diese »Krankheit« ein Zustand, in dem viele Schmerzen zusammen auftreten, und dazu noch ein entgleister Stoffwechsel vorhanden ist.

Gleitwirbel: Ein Gleitwirbel im Bereich der Lendenwirbelsäule entsteht, wenn Muskeln und Faszien so starke Zugspannungen aufbauen, dass Wirbel aus ihrer normalen Position gebracht werden. Bei der Lendenwirbelsäule addieren sich dabei zwei Effekte. Einerseits zieht der verkürzte Hüftbeuger, der an der Innenseite der oberen vier Lendenwirbel angebracht ist, diese oder einzelne davon nach vorne in Richtung Bauchhöhle. Andererseits erzeugt dieser Zug nach vorne Gegenspannungen in den Rückenstreckern, die das Hohlkreuz noch verstärken. Dies erzeugt eine Keilwirkung, die die Lendenwirbelkörper zusätzlich von hinten in Richtung der Bauchhöhle drückt. Ein Gleitwirbel kann nur geheilt werden, wenn diese zu hohen Spannungen normalisiert werden. Geschieht das, kann der Gleitwirbel sich wieder reponieren, also zurück in seine Normalposition »wandern«.

Hartspann, auch Muskelhartspann: So nennt man Muskeln, die so überfordert sind, dass sie dauerkontrahieren, also permanent anspannen. Im Bereich Rücken sind das meist die Strecker, vor allem im Bereich der Lendenwirbelsäule.

Hyperkyphose: Der sogenannte Rundrücken, der dadurch entsteht, dass Muskeln und Faszien an der Vorderseite des Rumpfes zu starke Zugspannung haben, also so stark ziehen, dass die Strecker an der Rückseite nicht gegenhalten können.

Iliosakralgelenk (ISG): Das Gelenk zwischen Kreuzbein und Becken. Es lässt nur kleine Bewegungen im Vergleich zu anderen Gelenken zu, ist aber gleich aufgebaut.

Ischialgie/Ischiasnerv: Dieser Nerv, der hinten durch das Becken, durchs Gesäß und dann hinten am Bein entlang verläuft, ist deshalb so bekannt, weil er für Schmerzen im unteren Rücken, dem Gesäß, in den Beinen bis hinunter zu den Füßen verantwortlich gemacht wird. Im Unterschied zur herkömmlichen Auffassung, die davon ausgeht, dass der Ischias zum Beispiel durch einen Bandscheibenvorfall an einer seiner Wurzeln abgedrückt wird, wissen die Autoren aus Erfahrung, dass vielmehr zu hohe Muskelspannungen und zu feste Faszien meist im Bereich des Gesäßes und in der Wade zu Einklemmungen führen. Dies hat brennende Schmerzen zur Folge. Beseitigt man diese zu hohen Spannungen der Muskeln und Faszien, klingt der Schmerz sofort ab.

Light-Osteopressur: Die Osteopressur ist eine manuelle Technik nach Liebscher & Bracht zur schnellen Normalisierung der muskulär-faszialen Spannungen und dadurch zur Beseitigung von Schmerzen. Die in diesem Buch erstmals vorgestellte Light-Osteopressur ist eine für Patienten entwickelte Selbstanwendung, bei welcher der speziell dafür entwickelte »Drücker« eingesetzt wird. Drei verschiedene Formen in drei Hart-weich-Abstufungen stellen sicher, dass jeder Punkt an jedem Körpertyp gut mit Druck versehen werden kann. Da die Osteopressur den Knochen zum Ziel hat, müssen die Aufsätze weich genug sein, um Reizungen zu vermeiden.

Lordose: Das natürliche Hohlkreuz. Es ist in seiner physiologischen Krümmung nicht zu flach und nicht zu gebogen.

Lumbago: Schmerzen im Bereich der Lendenwirbelsäule, auch Hexenschuss genannt.

Lumboischialgie: Schmerzen im Bereich der Lendenwirbelsäule, die aber auch ins Gesäß und in die Beine strahlen. Herkömmlich geht man davon aus, dass die Ursache eine Einklemmung an einer der Nervenwurzeln des Ischias ist.

Magnetresonanztomografie (MRT): Ein bildgebendes Verfahren, das auch Kernspintomographie genannt wird. Es kann Schnittbilder der menschlichen Gewebe erzeugen.

Myofibroblasten: Eine Art »Super-Fibroblasten«. Sie können große Mengen Kollagen bilden und besitzen kontraktile Eigenschaften, können sich also zusammenziehen. Das Wort »Myo« steht für Muskel.

Myokine: Hormonähnliche Botenstoffe, die bei der Kontraktion, also der Muskelarbeit, gebildet werden (Muskelhormone). Seitdem sie 2007 entdeckt wurden, weiß man, dass Muskeln regelrechte Hormonfabriken sind, aber nur wenn sie benutzt werden. Mittlerweile sind über 400 bekannt, man geht aber inzwischen von einer größeren Zahl aus.

Opioide: Sie sind dem Opium ähnlich und werden als Schmerzmittel eingesetzt. Bei längerem Gebrauch machen sie süchtig.

Protrusion/inkompletter Prolaps: Vorwölbung der Seitenwand der Bandscheibe durch zu hohen Druck, ausgelöst durch zu hohe Zugspannungen von Muskeln und Faszien.

Psychosomatik: Eine ganzheitliche Betrachtungsweise von Krankheiten, in der die Psyche als Einflussfaktor berücksichtigt wird.

Rezeptoren: Die Enden von Nervenfasern oder spezielle Zellen, die Informationen aufnehmen und weiterleiten. Es sind biologische Meldeeinheiten, die dem Körper alle Informationen verfügbar machen, um sich entsprechend steuern zu können.

Schmerzgedächtnis: Eine Theorie der herkömmlichen Medizin. Sie entstand dadurch, dass man bei Schmerzpatienten Veränderungen im Gehirn feststellte. Daraus zog man den Schluss, dass dieses »Schmerzgedächtnis« sich sozusagen verselbstständigt hat und nun biologisch sinnlose Schmerzen produziert. Die Autoren sind davon überzeugt, dass sich veränderte Gehirnstrukturen wieder normalisieren, wenn die Ursachen der Schmerzen auf natürliche Art und Weise beseitigt werden.

Schmerzsee: Eine Metapher, um optisch nachvollziehbar zu machen, wie zu hohe Spannungen der Muskeln und Faszien ab einer bestimmten Intensität zu Schmerzen führen.

Schwammeffekt: Eine Metapher, um zu erklären, wie Bandscheiben oder Gelenkknorpel ernährt werden. Wird ein schmutziger Schwamm ausgedrückt, geht der Dreck hinaus. Wird er im frischen Wasser wieder losgelassen, saugt er sich voll. Ähnlich gilt es für Bandscheiben, Knorpel oder auch das Fasziengeflecht.

Skoliose: Darunter versteht man eine seitliche Abweichung der Wirbelsäule mit Verdrehung der Wirbel.

Spinalkanal/Spinalkanalstenose: Im Spinalkanal der Wirbelsäule verläuft das empfindliche Rückenmark. Eine Stenose ist eine Verengung dieses Kanals. Die herkömmliche Medizin geht davon aus, dass solche Verengungen zu Rückenschmerzen führen. Die Autoren wissen aus Erfahrung, dass das meist nicht der Fall ist. Beseitigt man die zu hohen Spannungen der Muskeln und Faszien, verschwinden die Schmerzen meist wieder. Eventuell können sich vorhandene Verengungen wieder erweitern, wenn sich Gleitwirbel reponieren, ausgetretene Gallertmasse abgebaut wird oder extreme Verkrümmungen wieder gemindert werden.

Superfoods: Darunter versteht man Lebensmittel mit besonders großen gesundheitlichen Vorteilen. Meist handelt es sich bei ihnen um Obst und Gemüse, also pflanzliche Lebensmittel.

Tensegrity-Modell: Ein erweitertes biomechanisches Modell, das davon ausgeht, dass Spannungen im Körper sich über größere Entfernungen verbreiten und vom Gesamtsystem aufgefangen werden. Bei diesem Modell spielen die faszialen Netzwerke eine große Rolle.

Triggerpunkte: Spannungsknoten in den Muskeln, die durch örtliche Überforderung entstehen.

Zwischenzellraum: Der Raum zwischen den Zellen, ausgefüllt vom Netzwerk der Faszien und der Zwischenzellflüssigkeit. In ihr werden Nährstoffe und Sauerstoff zu den Zellen transportiert und Stoffwechselabfallprodukte der Zelle aufgenommen und dann entsorgt.

Register

Unsere Leseempfehlung

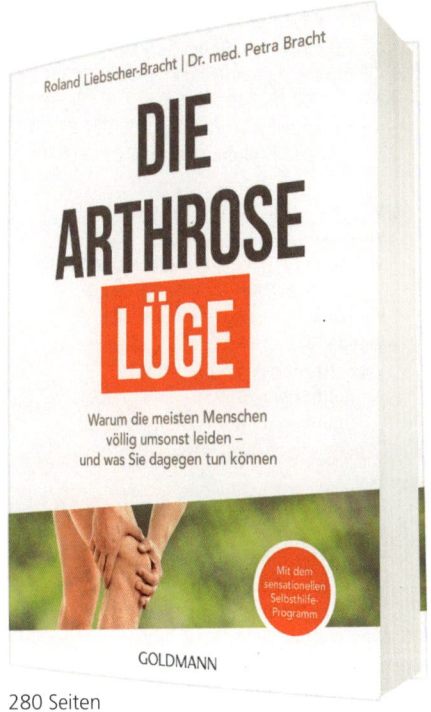

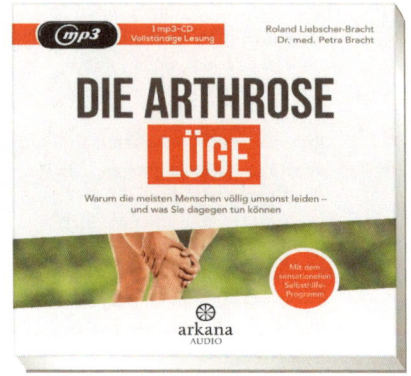

280 Seiten
Auch als E-Book erhältlich

1 MP3-CD
Auch als Download erhältlich

Arthrose ist die weltweit häufigste Gelenkerkrankung und das Schmerzthema Nr. 1. Viele meinen bis heute, Arthrose sei ein von der Genetik vorbestimmtes, nicht heilbares Schicksal. Die bekannten Schmerzspezialisten Liebscher & Bracht sind überzeugt vom Gegenteil. Dieses Buch erklärt, wie wir Arthrose wirklich umkehren können. Es bietet ein hochwirksames Regenerationsprogramm mit zahlreichen bebilderten Übungen und ausführlichen Empfehlungen zur richtigen Ernährung.

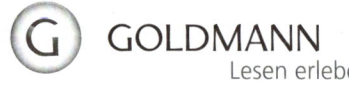